国家执业药师职业资格考试 必背采分点

中药学综合知识与技能

主编◎田 燕 张 旭

扫码加入读者圈
与作者深入交流
获取最新大纲变化资讯

全国百佳图书出版单位
中国中医药出版社
·北京·

图书在版编目（CIP）数据

中药学综合知识与技能/田燕，张旭主编. —北京：中国中医药出版社，2022.3

国家执业药师职业资格考试必背采分点

ISBN 978-7-5132-7446-3

Ⅰ.①中… Ⅱ.①田… ②张… Ⅲ.①中药学-资格考试-自学参考资料 Ⅳ.①R28

中国版本图书馆 CIP 数据核字（2022）第 033453 号

中国中医药出版社出版
北京经济技术开发区科创十三街 31 号院二区 8 号楼
邮政编码　100176
传真　010-64405721
三河市同力彩印有限公司印刷
各地新华书店经销

开本 787×1092　1/32　印张 13.75　字数 237 千字
2022 年 3 月第 1 版　2022 年 3 月第 1 次印刷
书号　ISBN 978-7-5132-7446-3

定价　49.00 元
网址　www.cptcm.com

服 务 热 线　010-64405510
购 书 热 线　010-89535836
维 权 打 假　010-64405753

微信服务号　zgzyycbs
微商城网址　https://kdt.im/LIdUGr
官 方 微 博　http://e.weibo.com/cptcm
天猫旗舰店网址　https://zgzyycbs.tmall.com

如有印装质量问题请与本社出版部联系（010-64405510）
版权专有　侵权必究

中药学综合知识与技能编委会

主　编　田　燕　张　旭
副主编　刘　明　武国宇　贾司权
编　委　刘艳君　白雅君　孙石春
　　　　　张　楠　李　东　何　影
　　　　　齐丽娜　于　涛　张家翾
　　　　　张黎黎　董　慧　付那仁图雅

前　言

国家执业药师职业资格考试属于职业准入考试，凡符合条件经过考试并成绩合格者，颁发"执业药师职业资格证书"，表明其具备执业药师的学识、技术和能力。本资格在全国范围内有效。考试分药学专业和中药学专业。由于考试重点、难点较多，广大考生在复习考试中很难适应，这对于专业基础比较薄弱、信心不足的考生来说，非常有必要借助考试辅导用书来提高自身的应试能力。

应广大考生要求，多年从事执业药师职业资格考试考前培训的权威专家团队依据最新版《国家执业药师职业资格考试大纲》，编写了这套《国家执业药师职业资格考试必背采分点》丛书。本套丛书共7本，分别为《药事管理与法规》《药学专业知识（一）》《药学专业知识（二）》《药学综合知识与技能》《中药学专业知识（一）》《中药学专业知识（二）》《中药学综合知识与技能》。丛书将考试大纲和复习指导用书融为一体，根据考试真题或常考习题，划出"必背采分点"，便于考生利用碎片时间复习；同时加入考试真题，帮助学生熟悉出题思路，使其临考不至于慌乱，并对难点和重点给予考点提示，便于考生掌握。本套丛书主要供参加国家执业药师职业资格考试的考生使用。

我们相信，只要考生们认真学习，在本套丛书的帮助下一定能够顺利通过国家执业药师职业资格考试。

《国家执业药师职业资格考试必背采分点》编委会
2020 年 12 月

编写说明

　　本书是2021年《国家执业药师职业资格考试必背采分点》丛书之一，由多年从事执业药师职业资格考试考前培训的权威专家根据最新版《国家执业药师职业资格考试大纲》及《国家执业药师职业资格考试指南》的内容要求精编而成。

　　本书将考试大纲和复习指导用书融为一体，书中内容按照章节编排，包括执业药师与中药药学服务，中医理论基础，中医诊断基础，常用医学检查指标及其临床意义，治则与治法，中医内科常见病的辨证论治，中医外科常见病的辨证论治，中医妇科常见病的辨证论治，中医儿科、五官科常见病的辨证论治，民族医药基础知识，中药调剂和贮藏养护，中药的合理应用，中药用药安全。以历年考试真题或常考习题为重点，划出"必背采分点"，非常便于记忆。同时加入考试真题，并对难点和重点给出少量的"考点提示"，复习重点突出，便于考生掌握考试脉络。本书具有很强的针对性和实用性，供参加2021年国家执业药师职业资格考试的考生使用。

本书涉及内容广，不妥之处恳请各位读者提出宝贵意见，以便再版时修订提高。

《中药学综合知识与技能》编委会
2020 年 12 月

目 录

第一章 执业药师与中药药学服务 …………………… 1
 第一节 中药药学服务模式 …………………… 1
 第二节 中药用药咨询与用药教育服务的文献
    信息 …………………… 4
 第三节 用药咨询与用药教育服务 …………………… 6

第二章 中医理论基础 …………………… 15
 第一节 中医学的基本特点 …………………… 15
 第二节 阴阳学说 …………………… 18
 第三节 五行学说 …………………… 22
 第四节 藏象 …………………… 28
 第五节 气血津液 …………………… 38
 第六节 经络 …………………… 43
 第七节 体质 …………………… 47
 第八节 病因 …………………… 51
 第九节 发病与病机 …………………… 61
 第十节 治未病与康复 …………………… 69

第三章 中医诊断基础 …………………… 73
 第一节 中医诊断学概述 …………………… 73
 第二节 四诊 …………………… 75

第三节 辨证 …………………………………… 94
第四章 常用医学检查指标及其临床意义 ………… 113
第一节 血常规检查 …………………………… 113
第二节 尿常规检查 …………………………… 115
第三节 粪常规检查 …………………………… 117
第四节 肝功能检查 …………………………… 119
第五节 肾功能检查 …………………………… 120
第六节 常用血液生化检查 …………………… 121
第七节 乙型肝炎病毒标志物检测 …………… 126

第五章 治则与治法 ………………………………… 127
第一节 治疗原则 ……………………………… 127
第二节 治法 …………………………………… 138

第六章 中医内科常见病的辨证论治 ……………… 146
第一节 感冒 …………………………………… 146
第二节 咳嗽 …………………………………… 148
第三节 喘证 …………………………………… 153
第四节 肺胀 …………………………………… 156
第五节 心悸 …………………………………… 160
第六节 胸痹 …………………………………… 164
第七节 不寐 …………………………………… 169
第八节 胃痛 …………………………………… 173
第九节 泄泻 …………………………………… 176
第十节 便秘 …………………………………… 179

第十一节	头痛	181
第十二节	眩晕	184
第十三节	胁痛	186
第十四节	中风	188
第十五节	汗证	192
第十六节	消渴	194
第十七节	淋证	197
第十八节	癃闭	198
第十九节	水肿	201
第二十节	腰痛	203
第二十一节	郁证	205
第二十二节	虚劳	206
第二十三节	痹证	208
第二十四	中暑	209
第二十五节	内伤发热	210
第二十六节	积聚	211

第七章 中医外科常见病的辨证论治 213

第一节	疖	213
第二节	乳痈	215
第三节	乳癖	216
第四节	粉刺	217
第五节	瘾疹	218
第六节	痔	220

第七节	阳痿	221
第八节	男性不育症	222
第九节	跌打损伤	224

第八章 中医妇科常见病的辨证论治 225

第一节	月经先期	225
第二节	月经后期	226
第三节	月经前后无定期	228
第四节	月经过少	229
第五节	月经过多	231
第六节	痛经	233
第七节	崩漏	235
第八节	绝经前后诸证	236
第九节	带下过多	238

第九章 中医儿科、五官科常见病的辨证论治 242

第一节	积滞	242
第二节	厌食	243
第三节	鼻渊	245
第四节	口疮	247
第五节	咽喉肿痛	248
第六节	耳鸣耳聋	249

第十章 民族医药基础知识 252

第一节	藏医药基础知识	252
第二节	蒙医药基础知识	260

目 录

第三节　维吾尔医药基础知识 ………………… 263
第十一章　中药调剂和贮藏养护 …………………… 265
　第一节　中药处方 ……………………………… 265
　第二节　处方审核 ……………………………… 268
　第三节　处方调配、复核与发药 ……………… 282
　第四节　中药煎药 ……………………………… 290
　第五节　中药临方平炮制和临方制剂加工 …… 296
　第六节　中药的质量变异 ……………………… 297
　第七节　中药的贮藏与养护 …………………… 301
第十二章　中药的合理应用 …………………………… 311
　第一节　中药合理用药概述 …………………… 311
　第二节　中药饮片的合理应用 ………………… 315
　第三节　中成药的合理应用 …………………… 321
　第四节　中西药的联合应用 …………………… 331
　第五节　特殊人群的中药应用 ………………… 364
第十三章　中药用药安全 ……………………………… 377
　第一节　中药药物警戒 ………………………… 377
　第二节　中药药物不良反应/事件 ……………… 378
　第三节　中药用药错误 ………………………… 416
　第四节　医疗用毒性中药的中毒反应和基本救治
　　　　　原则 …………………………………… 419

第一章 执业药师与中药药学服务

第一节 中药药学服务模式

必背采分点

1. 中药药学服务是指<u>中药师运用中医药专业知识提供的与用药相关、以提高患者生命质量为目的、以促进合理用药治疗为核心</u>的相关服务。

2. 中药药学服务的重点人群：①<u>用药周期长的慢性病患者，需长期或终生用药者</u>；②<u>病情和用药复杂，患有多种疾病，需同时合并应用多种药品者</u>；③特殊人群，如特殊体质者、肝肾功能不全者、过敏体质者、小儿、老年人、妊娠及哺乳期妇女、血液透析者，听障、视障人士及特殊职业者如驾驶员等；④用药效果不佳，需要重新选择药品或调整用药方案、剂量、方法者；⑤用药后易出现明显的药品不良反应者；⑥应用特殊剂型、特殊给药途径者。

3. 根据原国家卫生和计划生育委员会《关于加强药事管理转变药学服务模式的通知》(国卫办医发〔2017〕26号),药学服务从"以药品为中心"转变为"**以病人为中心**",从"以保障药品供应为中心"转变为"**在保障药品供应的基础上,以重点加强药学专业技术服务、参与临床用药为中心**"。

4. 药物重整的目的是**获取和确认患者的既往用药史,消除故意的/非故意的处方不一致,做好用药评估,预防医疗过程中的药品不良事件,避免漏服药物、重复用药、剂量错误和药物不良相互作用**等。

5. 开展中药药学信息服务是中药药学咨询服务的重要内容,包括**向患者或医护人员提供合理的用药方法宣教,介绍最新药物治疗进展、药品新品种、药物间相互作用、禁忌证、不良反应及使用注意事项**等,对促进临床合理用药具有重要意义。

6. 执业药师要合格胜任药学服务工作,必须具备特定的**知识结构和较高的实践能力**。

7. 执业药师的基本技能是指**在提供药学服务的各个环节所必须具备的专业技术方法与工作能力**。

8. 执业药师的基本技能主要包括**中药处方审核、调剂与复核、处方点评、医嘱审核、提供用药咨询和健康宣教的药学服务技能;阅读医疗文书、问诊及常规查体、辨证中医常见病证并提供用药方案、利用临床思维分析药学问题的基本临床技能；对特殊人群进行治疗药物监测，设计中医药治疗个体化给药方案的技能；中药信息检索、书写公众宣传材料和为患者提供用药安全教育的技能；收集、整理、分析并反馈中药安全信息，开展中药药物评价的技能**等。

历年考题

【A型题】关于中药药学服务的说法，错误的是（　）

A. 中药药学服务是以促进合理用药为核心的相关服务

B. 中药药学服务重点要加强中药学专业技术服务

C. 中药药学服务的内容不包括参与临床会诊

D. 提供中药药学服务的药师必须具有良好的人文道德素养

E. 提供中药药学服务的药师必须具备与药学服务相关的药事管理与法规知识

【考点提示】C。

第二节 中药用药咨询与用药教育服务的文献信息

1. 最早的一部中医典籍是<u>《黄帝内经》</u>，也是中医最重要的经典著作。

2. 《黄帝内经》分<u>《黄帝内经素问》</u>《灵枢经》两部分。

3. 《伤寒论》奠定了中医学<u>辨证论治的基础</u>，对临床各科均有指导意义。

4. 我国第一本证候学专著是<u>《巢氏诸病源候论》</u>。

5. 中医史上第一部论温疫的专著是明代吴又可所撰<u>《温疫论》</u>。

6. 最早的本草学专著是<u>《神农本草经》</u>。

7. <u>《本草纲目》</u>是明代李时珍著，可谓中药学巨著，内容广博，收罗繁富。

8. <u>《肘后备急方》</u>总结了东晋以前的中医急症治疗成就，许多记载具有很高的医学史料价值，在急症的病因、病理上时有发明。

9. 《备急千金要方》是<u>唐代孙思邈</u>撰著。

10.《太平惠民和剂局方》为宋代官府颁行,是我国第一部成药典。

11.《中华人民共和国药典》(2020年版)由一部、二部、三部、四部组成。**一部收载药材及饮片、植物油脂和提取物、成方制剂和单味制剂等;二部收载化学药品、抗生素、生化药品、放射性药品等;三部收载生物制品;四部为通则和药用辅料。**

历年考题

【A 型题】1. 开创了中医学内伤杂病辨证论治体系,对后世临床医学发展有深远影响的著作是( )

A.《黄帝内经》　　　　B.《伤寒论》

C.《金匮要略》　　　　D.《温疫论》

E.《诸病源候论》

【考点提示】C。

【A 型题】2. 系统论述医德规范,著有"大医精诚"专论的方书典籍是( )

A.《普济方》　　　　B.《千金翼方》

C.《备急千金要方》　　D.《太平圣惠方》

E.《太平惠民和剂局方》

【考点提示】C。《备急千金要方》简称《千金要方》,唐·孙思邈撰著。成书于唐永徽三年(652 年)。

全书30卷。孙氏首重医德,序例中著有"大医习业""大医精诚"两篇专论。

【A型题】3. 按药物自然属性分类的首部本草专著是(　　)

　　A.《新修草本》　　　B.《本草经集注》
　　C.《神农本草经》　　D.《本草纲目》
　　E.《重修政和本草》

【考点提示】B。《本草经集注》创立了新的编写体例:药物分类按自然属性进行区分,改进了《本经》三品分类法;所载药物内容采用朱墨、大小字体分书法,保持了引录文献的原有面貌。

第三节　用药咨询与用药教育服务

1. 咨询方式包括**面对面交流、电话咨询、网络咨询、专题讲座、其他科普资源**。

2. 用药教育是**通过收集与患者用药相关的信息,对患者进行合理用药知识的宣教和指导**,介绍药物和疾病的知识,增强患者对相关知识的认知和了解,从而提高患者的用药依从性,减少不良反应,降低用药错误的发生率。

3. 口服是中药的主要给药途径，主要包括**中药汤剂和中成药**。

4. **发汗药、泻下药**等药力峻猛者，一般得汗下或泻下为度，不必尽剂，以免耗伤正气。

5. **活血化瘀药**宜空腹服，如仲景之桃核承气汤，其强调"先时"，后世医家在应用活血化瘀之剂时亦多注明"食前"或"空心服"，体现了《神农本草经》之"病在四肢血脉者，宜空腹而在旦"的思想。

6. 补益药宜饭前服以利于吸收，如**六味地黄丸、参苓白术散**等。

7. 健胃消食药宜饭前服，如**保和丸、大山楂丸**等。

8. 病在**胸腹以下，如肝、肾等脏器**疾病宜饭前服，旨在使药力直达病所，发挥最佳效力。

9. **对胃肠道有刺激的药物及苦寒伤胃**之药宜饭后服。

10. 病在**胸膈以上，如头痛、眩晕、目疾、咽痛**等宜饭后服，使药效停留于上焦，便于发挥药效。

11. 利水蠲饮祛湿剂可于清晨服，如**通阳利湿之鸡鸣散**即宜于五更时服药，盖因水湿之邪一般多留于阳分、气分，清晨进药，既可借营卫之气行阳之际载药直达病所，又可因清晨人体阳气旺盛，增强药物温行水湿之力。

12. 凡需**借助阳气扶正祛邪**的方药，均宜清晨至午前服，此时处于阴中之阳、阳中之阳，阳气渐旺，有助于发挥最大药力，扶助正气，祛除病邪。

13. 具有**滋阴潜阳、清热解毒、重镇固摄**的中药，应在午后至夜晚服，此时为阳中之阴、阴中之阴，可助药物发挥养阴、清热、摄纳、潜藏的功效。

14. 安神药宜睡前服，如**酸枣仁汤、朱砂安神丸、天王补心丸**等。

15. **涩精止遗**药宜睡前服，以便增强治疗梦遗滑精之效。

16. 截疟药宜于**疟疾发作前2~4小时**服用；平喘药宜于**哮喘发作前两小时服用**。

17. **呕吐、惊厥、石淋、咽喉病须煎汤代茶饮**者，均可不定时服药。

18. 汤剂通常采用1日2次的服法；**年老体弱、久病体虚**患者，宜采用少量多次的服药方法，可分为3~4次服用。

19. **麦门冬汤**治疗咳逆证，因肺阴虚内热多于夜间加剧，故夜间需加服一次。

20. **奔豚汤**治疗奔豚气上冲胸，腹痛，往来寒热，发作频繁，故日三夜一服用以利于控制症状。

21. 顿服是指将一剂药量一次服完。顿服法服药量大力峻，起效较快，多用于**正气未虚的急重症**治疗，年老体虚患者慎用此法。

22. 频服指少量多次、频频服用的方法。本法多用**于病变在上焦者，如咽喉病，旨在服药时取少量多服的方法**，即少饮慢咽、多次饮用。

23. 频服的目的是**使药力能持续作用于咽喉，达到清解热邪之功**。

24. **连服**可在短时间内使体内药物浓度达到较高水平，多用于急病和危重症的治疗。

25. 温服一方面可和胃益脾，避免损伤脾阳，如补益类的汤药以及散寒的当归四逆汤等；另一方面可减轻药物对胃肠道的刺激，如**乳香、没药、瓜蒌仁**等。

26. 热服适用于**解表药、寒证药**以助药力。

27. 冷服通常适用于**解毒药、止吐药、热证药、清热祛暑药**。

28. 老人、儿童及吞咽困难的患者可将普通片剂等碾碎服用，但应注意缓控释制剂不可碾碎，以免影响药物的生物利用度，如**雷公藤缓释片**等。

29. 含服剂用药时需保持口腔湿润，其中舌下含服**速效救心丸、复方丹参滴丸、冠心丹参滴丸**等应将药物放于舌下。咽喉含片（丸）如**草珊瑚含片、金嗓子喉**

宝、清咽滴丸等是将药物含于口中,然后合并双唇,避免搅动舌头,直至药物完全溶解,在用药过程中应避免吃喝吞咽、抽烟等动作,不可咀嚼或吞咽药物。

30. 胶剂可用水或黄酒加热熔化后服用,或兑入煎好的药液中加热烊化服用,如**阿胶、鳖甲胶、鹿角胶**等。

31. 如服用乌头类中药时,应避免**大量饮酒**,减少不良反应的发生。

32. 含**马兜铃酸类**药材可导致严重肾损害,肾功能不良患者及老人、儿童应避免使用等。

33. 服用含**大黄、番泻叶**等中药的患者可能出现腹泻、腹痛的不良反应,应及时减量或停药。

34. 服用**熊胆粉、黄连**等苦寒药物可能损伤胃气,出现胃部不适、纳差等不良反应,该类药应饭后服用以减轻对胃肠道的刺激。

35. 女性月经期应暂停服用**红花、益母草**等活血化瘀药,以避免月经量过多等。

36. 对中药不良反应的预防:**辨证用药,采用合理的剂量和疗程;关注患者的过敏史;注意药物间的相互作用;关注中药的服用禁忌;需长期服药的患者要加强安全性指标的监测;遵医嘱用药,未经医生或药师的同意,不应擅自使用或停用任何药物**。

37. 老年病患者往往服用药品种类多，依从性差，故临床药师在指导老年人合理用药时重点要关注**药物的使用剂量和药物之间的相互作用**，减少药物的不良反应和药源性疾病，提高老年人用药的安全性。

38. 对妊娠期及哺乳期患者要进行用药教育，对于一天只服一次的药品，**建议晚上给药**，可延长与哺乳时间的间隔。

39. 在指导婴幼儿和儿童使用中药时，要注意小儿**为纯阳之体，具有体质柔嫩、气血未成、脏腑甚脆、伤残极易**的特点，要避免或减少使用猛药重剂，以免伤害儿童及婴幼儿。

40. 应用药品需特别提示的特殊情况之一：患者**同时使用 2 种或 2 种以上含同一成分的药品时**；合并用药较多时。

41. 应用药品需特别提示的特殊情况之二：当患者**用药后出现不良反应时**；既往有不良反应史。

42. 应用药品需特别提示的特殊情况之三：**患者依从性不好时**；患者认为疗效不理想时或剂量不足以有效时。

43. 应用药品需特别提示的特殊情况之四：病情需要，处方中配药剂量超过规定剂量时（需医师双签字）。**处方中用法用量与说明书不一致**，或非药品说明书中所指示的用法、用量、适应证时。

44. 应用药品需特别提示的特殊情况之五：**超越说明书范围的适应证或超过说明书范围的使用剂量（需医师双签字确认）**。

45. 应用药品需特别提示的特殊情况之六：**患者正在使用的药物中有配伍禁忌或配伍不当时**（如有明显配伍禁忌时应第一时间联系该医师以避免纠纷的发生）。

46. 应用药品需特别提示的特殊情况之七：**第一次使用该药的患者**。

47. 应用药品需特别提示的特殊情况之八：**近期药品说明书有修改**（如商品名、适应证、剂量、有效期、贮存条件、药品不良反应）。

48. 应用药品需特别提示的特殊情况之九：患者**所用的药品近期发现严重或罕见的不良反应**。

49. 应用药品需特别提示的特殊情况之十：**使用含有毒中药或有毒成分药品**的患者。

50. 应用药品需特别提示的特殊情况之十一：**同一种药品有多种适应证或用药剂量范围较大或剂量接近阈值时**。

51. 应用药品需特别提示的特殊情况之十二：**药品被重新分装，而包装的标识物不清晰时**。

52. 应用药品需特别提示的特殊情况之十三：**使用**

需特殊贮存条件的药品时；使用临近有效期药品时。

53. 沟通原则包括**相互尊重、相互理解、以诚相待、关爱包容**。

54. 沟通技巧包括**认真聆听、注意口头语言的表达、注意肢体语言的运用、注意书面语言的运用、注意掌握时间、关注特殊人群**。

55. 患者投诉的处理，接待时的举止行为要点：**尊重、微笑、仪态、用适当的方式和语言、证据原则（强调有形证据）**。

历年考题

【A型题】1. 执业药师需要特别提醒的特殊情况是（　　）

A. 患者购买贵重药品

B. 患者购买非处方药

C. 患者购买的药品近期发现有严重不良反应

D. 患者购买长期维持治疗的药品

E. 患者购买按疗程治疗的药品

【考点提示】C。

【X型题】2. 执业药师在咨询服务和用药指导过程中，需特别提示的情形有（　　）

A. 首次使用的药品

B. 多种药物合并应用

C. 使用含有毒成分的药品

D. 处方用法与说明书不一致

E. 使用需特殊条件贮存的药品

【考点提示】ABCDE。

【X型题】3. 执业药师在提供药学服务时,需加以提示的特殊情况有(　　)

A. 同时使用2种含同一成分的药品

B. 患者第一次使用某药品

C. 同一种药品有多种适应证

D. 药品说明书近期有修改

E. 需特殊贮存的药品

【考点提示】ABCDE。

第二章　中医理论基础

第一节　中医学的基本特点

1. 中医学理论体系的主要特点是**整体观念和辨证论治**。

2. 中医学认识人体自身及人与自然环境、社会环境之间联系性和统一性的学术思想，称为**整体观念**。

3. 人体通过经络系统的联系及精、气、血、津液的作用，构成了**心、肝、脾、肺、肾**五个生理系统。

4. 以五脏为中心的结构与功能相统一的观点，称为**"五脏一体观"**。

5. 症，指疾病的外在表现，即**症状**。

6. 病，即疾病的简称，指有特定的致病因素、发病规律和病理演变的异常病变过程，**具有特定的症状和体征**。

7. 机体在疾病发展过程中某一阶段的病理概括，称为"证"。

8. "证"包括**病变的部位、原因、性质，以及邪正关系**，能够反映出疾病发展过程中某一阶段病机变化的本质，因而它比症状能更全面、更深刻、更准确地揭示出疾病的发展过程和本质。

9. 中医学认识疾病和治疗疾病的基本原则是**辨证论治**。

10. "辨证"，是将四诊（望、闻、问、切）所收集的资料、症状和体征，通过分析、综合，辨清疾病的原因、性质、部位，以及邪正之间的关系，从而概括、判断为**某种性质的证**的过程。

11. "论治"，亦称"施治"，是根据**辨证分析的结果**，确定相应的治疗原则和治疗方法。

12. 决定治疗的前提和依据是**辨证**，治疗疾病的手段和方法是**论治**。

13. 中医治病主要不是着眼于"病"的异同，而是着眼于"证"的区别。"同病异治"或"异病同治"的依据是**"证同治亦同，证异治亦异"**。

历年考题

【A型题】1. 下列属于症的是（   ）
  A. 嗳气   B. 食积

C. 热淋　　　　　　　D. 虚劳

E. 鼻渊

【考点提示】A。症，指疾病的外在表现，即症状；病，即疾病的简称，指有特定的症状和体征；证，是机体在疾病发展过程中某一阶段的病机概括。

【A型题】2. 中医理论认为"症""证""病"含义不同，下列表述中属于"证"的是(　　)

A. 感冒　　　　　　　B. 咳嗽

C. 风寒犯肺　　　　　D. 鼻痒喷嚏

E. 恶寒发热

【考点提示】C。证包括病变部位、原因、性质，以及邪正关系。

【A型题】3. 根据中医理论，"症""证""病"含义不同，下列表述中属于"证"的是(　　)

A. 胸痹　　　　　　　B. 心悸

C. 气虚血瘀　　　　　D. 胸胁胀满

E. 胸痛彻背

【考点提示】C。

【A型题】4. 某女，38岁。自觉咽中不适，如有物梗塞，胸闷，经前乳房胀痛；舌苔白腻，脉弦滑。辨证为痰气互结证。所谓"证"是指(　　)

A. 症状表现　　　　　B. 病理概括

C. 诊断方法　　　　D. 疾病名称
E. 疾病过程

【考点提示】B。所谓"证"，是机体在疾病发展过程中某一阶段的病机概括，包括病变的部位、原因、性质及邪正关系，能够反映出疾病发展某一阶段的病机变化的本质。

第二节　阴阳学说

1. 以天地而言，则**"天为阳，地为阴"**，由于天气轻清在上故属阳，地气重浊在下故属阴。

2. 以水火而言，则**"水为阴，火为阳"**，由于水性寒而润下故属阴，火性热而炎上故属阳。

3. 以动静而言，则**"静者为阴，动者为阳"**。

4. 以物质的运动变化而言，则**"阳化气，阴成形"**，即是指当某一物质出现蒸腾气化的运动状态时则属阳的功能，出现凝聚成形的运动状态时则属阴的功能。

5. 凡是剧烈运动的、外向的、上升的、温热的、明亮的、无形的，皆属于<u>阳</u>；相对静止的、内守的、下降的、寒冷的、晦暗的、有形的，皆属于<u>阴</u>。

6. 阴和阳的相对属性引入医学领域，即把对于人体具有推动、温煦、兴奋等作用的物质和功能，统属于<u>阳</u>；对于人体具有凝聚、滋润、抑制等作用的物质和功能，统属于<u>阴</u>。

7. 阴阳属性的相对性，主要表现在<u>阴阳的可分性和阴阳的相互转化性</u>。

8. 阴阳的相互关系包括<u>对立制约、互根互用、消长平衡、相互转化</u>。

9. 人体之所以能进行正常的生命活动，就是阴与阳相互制约，取得相对的动态平衡，称之为"<u>阴平阳秘</u>"。

10. 阴阳对立，是指事物或现象中阴与阳两个方面具有阴阳相反、相互制约的关系，又称"<u>阴阳对峙</u>"。

11. 阴阳互根互用，是指事物或现象中相互对立的阴阳两个方面，具有相互依存、相互为用的关系，又称"<u>阴阳互藏</u>"。

12. 阴阳互根，即"阳根于阴，阴根于阳"，阴和阳互为根本，任何一方都不能脱离另一方而单独存在。每一方都以其相对另一方的存在为自己存在的<u>前提和条件</u>。

13. 阴阳互用，即阴阳<u>相互资生、相互促进</u>的关系。

14. 阴阳的互根互用，是阴阳转化的<u>内在根据</u>。

15. 阴阳学说认为，事物对立的双方不是处于静止和不变的状态，而是始终处于不断的运动变化之中，在一定限度、一定时间内"阴消阳长""阳消阴长"维持着相对的平衡，则为**正常**状态。

16. 阴阳的消长平衡以阴阳对立互根为基础，体现**此消彼长、此长彼消、此消彼消、此长彼长**四种基本形式。

17. **阴阳的消长（量变）和转化（质变）**是事物发展变化全过程中密不可分的两个阶段，阴阳的消长是转化的前提，而阴阳的转化则是消长发展的结果。

18. **疖、痈、丹毒、脓肿**等，表现为红、肿、热、痛等症状，属于阳性疮疡。

19. **结核性感染、肿瘤**等，表现为苍白、平塌、不热、麻木、不痛或隐痛等症状，属于阴性疮疡。

20. 在疾病治疗中阴阳学说的应用原则是**确定治疗原则、归纳药物的性能**。

21. 阴阳是八纲辨证的总纲，表证、实证、热证属于**阳证**，里证、虚证、寒证属于**阴证**。

22. 阴阳偏盛的治疗原则是"**损其有余**""**实则泻之**"。

23. 阴阳偏衰的治疗原则是"**补其不足**""**虚则补之**"。

24. 寒、热、温、凉，又称"**四气**"。

25. 五味即**辛、甘、酸、苦、咸**。

26. 辛、甘、淡属阳，酸、苦、咸属阴。

27. 大抵具有升阳、发表、祛风、散寒、涌吐、开窍等功效的药物，多上行向外，其性升浮，升浮者为阳。

28. 具有泻下、清热、利尿、重镇安神、潜阳息风、消导积滞、降逆、收敛等功效的药物，多下行向内，其性皆沉降，沉降者为阴。

历年考题

【A 型题】1. 下列药物属阳的是（　　）
A. 补中益气　　B. 清热导滞
C. 降气收敛　　D. 消积导滞
E. 降逆收敛

【考点提示】A。具有升阳、发表、祛风、散寒、涌吐、开窍等功效的药物，多上行向外，其性升浮，升浮者为阳；具有泻下、清热、利尿、重镇安神、潜阳息风、消导积滞、降逆、收敛等功效的药物，多下行向内，其性皆沉降，沉降者为阴。

【C 型题】（2～5 题共用题干）

某女，4 岁。壮热烦躁，面红，大汗出，口渴喜冷饮，尿少色黄，便秘；舌红苔黄，脉数。

2. 根据中医理论，分析其病机是（　　）
A. 阴胜则阳病　　B. 阳胜则阴病

C. 阴虚则热　　　　　D. 阳虚则寒

E. 阴虚则阳亢

3. 该患儿体温进一步升高，出现手足厥冷，脉沉伏有力。分析其病机是（　　）

A. 阴胜则寒　　　　　B. 阴盛格阳

C. 阳虚则寒　　　　　D. 阳盛格阴

E. 阳气亡失

4. 分析其病情的变化，辨证是（　　）

A. 实热　　　　　　　B. 虚热

C. 真寒假热　　　　　D. 真热假寒

E. 虚寒

5. 根据病情变化的辨证结果，宜采用的治法是（　　）

A. 以热治热　　　　　B. 以寒治热

C. 以寒治寒　　　　　D. 以热治塞

E. 用热远热

【考点提示】B、D、D、C。

第三节　五行学说

1. 五行学说，是在"**五材**"说的基础上形成的，在对木、火、土、金、水五种物质的认识基础上，进行抽象而逐渐形成的哲学概念。

2. 木的特性，具有**生长、升发、条达舒畅**等作用的事物，均归属于木。

3. 火的特性，具有**温热、升腾**等作用的事物，均归属于火。

4. 土的特性，具有**生化、承载、受纳**等作用的事物，均归属于**土**。

5. 金的特性，具有**清洁、肃降、收敛**等作用的事物，均归属于金。

6. 水的特性，具有**寒凉、滋润、向下运行**等作用的事物，均归属于水。

7. 五行归类的方法有**取象比类法、推演络绎法**。

8. 将事物的性质和作用与五行的特性相类比，推演得出事物的五行属性，称为**取象比类法**。

9. 五脏配属五行，肝主条达而归属于**木**，心阳主温煦而归属于**火**，脾主运化而归属于**土**，肺主肃降而归属于**金**，肾主水而归属于**水**。

10. 根据已知的某些事物的五行属性，推演至其他相关的事物，以得知这些事物的五行属性，称为**推演络绎法**。

11. 自然界五音包括**宫、商、角、徵、羽**。

12. 自然界五气包括风、暑、湿、燥、寒。

13. 五行相生的次序是木生火，火生土，土生金，金生水，水生木。

14. 相生与相克是不可分割的两个方面，"造化之机，不可以无生，亦不可以无制。无生则发育无由，无制则亢而无害"。

15. 五行相乘，是指五行的某一行对所胜一行克制太过，从而引起一系列的异常相克反应，也称为"过克"。

16. 五行相侮，是指由于五行的某一行对所不胜一行进行反向克制，又称"反侮"或"反克"。

17. 相乘与相侮的主要区别：相乘是按五行的相克次序发生过强的克制，从而形成五行间相克关系的异常；相侮则是与五行相克次序发生相反方向的克制现象，从而形成五行间相克关系的异常。

18. 根据相生规律确定的基本治则，包括补母或泻子两个方面，即"虚则补其母，实则泻其子"。

19. 根据相生规律确定的治法，主要有滋水涵木法、培土生金法、金水相生法、益火补土法等。

20. 滋水涵木法指通过滋补肝肾之阴，以涵敛潜制肝阳的治法，又称滋肾养肝法、滋补肝肾法。

21. 滋水涵木法适用于肾阴亏虚，不能涵养肝木，而致肝阴不足，阴不制阳，肝阳偏亢之"水不涵木"证。

22. 金水相生法，指补肺肾阴虚的治法，又称**补肺滋肾法、滋养肺肾法**。

23. **金水相生法**适用于肺阴虚不能布津以滋肾，或肾阴亏虚，不能上荣于肺，而致肺肾阴虚的病证。

24. 培土生金法，指通过补脾益气而补益肺气的治法，又称**补养脾肺法**。

25. 培土生金法适用于脾胃气虚、生化减少，而致肺气失养的**肺脾气虚证**。

26. 益火补土法，指温肾阳以补脾阳的治法，又称**温肾健脾法**。

27. 益火补土法，适用于肾阳衰微而致脾阳不振的**脾肾阳虚证**。

28. 根据相克关系确定的基本治则，包括**抑强与扶弱**两个方面，即泻其乘侮之太过，补其乘侮之不及。

29. 根据五行相克规律确定的治法，主要有**抑木扶土法、培土制水法、佐金平木法、泻南补北法**等。

30. 抑木扶土法，指疏肝健脾或平肝和胃的治法，又称疏肝健脾法、调和肝胃法，适用于**木旺乘土或土虚木乘之证**。

31. 培土制水法，指健脾利水以制约水湿停聚的治法，又称敦土利水法，适用于**脾虚不运、水湿泛溢而致水肿胀满的证候**。

32. 佐金平木法，指滋肺阴、清肝火的治法，又称滋肺清肝法，适用于**肺阴不足、肝火上逆犯肺之证**。

33. 泻南补北法，指泻心火、补肾水的治法，又称泻火补水法、滋阴降火法，适用于**肾阴不足、心火偏旺、水火未济、心肾不交之证**。

历年考题

【A型题】1. 下列根据相生规律制定的是（ ）

A. 佐金平木　　　　B. 益火补土

C. 培土制水　　　　D. 泻南补北

E. 抑木扶土

【考点提示】B。根据相生规律确定的治法，主要有滋水涵木法、培土生金法、金水相生法、益火补土法等。根据五行相克规律确定的治法，主要有抑木扶土法、培土制水法、佐金平木法、泻南补北法等。

【A型题】2. 根据五行相克关系确定的治法正确的是（ ）

A. 肝肾阴虚证临床表现为头晕目眩，采用滋水涵木法

B. 肝胃不和证临床表现为脘腹胀痛，采用抑木扶土法

C. 脾肾阳虚证临床表现为五更泄泻，采用益火

补土法

D. 肺肾阴虚证临床表现为干咳少痰,采用金水相生法

E. 肺脾两虚证临床表现为痰多清稀,采用培土生金法

【考点提示】B。

【X型题】3. 根据五行相生规律确定的治法有(　　)

A. 培土生金法　　　B. 滋水涵木法
C. 金水相生法　　　D. 益火补土法
E. 抑木扶土法

【考点提示】ABCD。根据相生规律确定的治法,主要有滋水涵木法、培土生金法、金水相生法、益火补土法等。

【X型题】4. 属于运用五行相克关系阐释疾病传变的有(　　)

A. 肝病及肾　　　B. 心病及肾
C. 肺病及肾　　　D. 脾病及肾
E. 肝病及脾

【考点提示】BDE。肝五行属木,心五行属火,脾五行属土,肺五行属金,肾五行属水。心病及肾、脾病及肾、肝病及脾属于运用五行相克关系阐释疾病传变。

第四节 藏　象

1. 藏于体内的脏腑及其表现于外的生理病变征象及与外界环境相通应的事物和现象,称为**藏象**。

2. 脏腑分为**五脏、六腑、奇恒之腑**。

3. 五脏,即**心、肺、脾、肝、肾**。

4. 六腑,即**胆、胃、小肠、大肠、膀胱、三焦**。

5. 奇恒之腑,即**脑、髓、骨、脉、胆、女子胞**。

6. 五脏主藏**精气**,以藏为主,藏而不泄。

7. 六腑**传化水谷,传化物而不藏**。

8. 藏象学说的主要特点:一是**以五脏为中心**的整体观;二是五脏与外界环境的统一性。

9. 心的生理功能主要有**主血脉,主神明**。

10. 心主血脉体现在**心有推动血液在脉管内运行的作用,对血液的生成也有一定的作用**。

11. 心主血脉的关键是**心脏正常搏动**。

12. 心主神明的生理功能正常,主要依赖于**心血、心阴对心神的滋养,以及心气、心阳的鼓动和振奋**作用。

13. 心主**神明**,又称心藏神,即心有主宰生命活动和主宰意识、思维、情志等精神活动的功能。

14. 心主神明中广义之神，指**整个人体生命活动的主宰和总体现**。

15. 心主神明中狭义之神，指**人的意识、思维、情志等精神活动**。

16. 血液是**神志活动的物质基础**，精神活动能调节和影响血液循环。

17. 心包络，简称心包，是**心脏外面的包膜**，为心脏的外围组织。

18. 心包的生理功能是具有**保护心脏的作用**。

19. 外邪侵袭于心，首先心包受病，称为**心包代心受邪**。

20. 诸脏腑中，肺位最高，故称**"华盖"**。

21. 肺叶娇嫩，不耐寒热，易被邪侵，故又称**"娇脏"**。

22. 肺的生理功能，包括**肺主气、司呼吸，主宣发肃降，通调水道，朝百脉而主治节**。

23. 肺主宣发，指肺气具有**向上、向外、升宣、发散**的生理功能。

24. 肺主肃降，指肺气具有**向下、向内、肃降、收敛**的生理功能。

25. "肺气失宣"，可见**鼻塞、喷嚏、恶寒、无汗、呼吸不畅、胸闷、喘咳**等症状。

26. "肺失肃降",可见**呼吸短促、喘息、咳痰**等症状。

27. 肺通调水道的功能,是指**肺气宣发和肃降对于体内津液代谢具有疏通和调节的作用**。

28. 肺在调节津液代谢中发挥重要作用,故又称"**肺为水之上源**"和"**肺主行水**"等。

29. 肺朝百脉,是指全身的血液都通过**经脉而汇聚于肺**,通过肺的呼吸,进行气体的交换,然后再输布到全身。

30. 肺主治节,指肺气具有**治理调节肺之呼吸及全身之气、血、津液**的功能。

31. 肺主治节的主要体现包括:**①治理调节呼吸运动;②治理调节一身之气的生成和运动;③治理调节血液的运行;④治理调节津液的输布代谢**。

32. 脾位于中焦,横膈之下。**脾为后天之本,气血生化之源**,在志为思,在体为肉,主四肢,开窍于口,其华在唇,在液为涎,与长夏之气相通应,又有"脾寄旺于四时"之说。

33. 脾的生理功能主要有**主运化,主统血**。

34. 运化水谷精微是指**脾对饮食物的消化和水谷精微的吸收、转输、布散作用**。

35. 运化水液是指**脾对水液的吸收、转输和布散**

作用。

36. 脾主统血，是指**脾能统摄、控制血液，使之正常地循行于脉内，而不逸出于脉外**。

37. 若脾失健运，统摄作用减退，称为"**脾不统血**"，可见各种虚性出血。

38. 肝，内寄相火，主升主动，易亢易逆，故称"**刚脏**"。

39. 肝的生理功能主要有**主疏泄，藏血**。

40. 肝的疏泄功能反映了**肝为刚脏、主升、主动**的生理特点，中心环节是调畅全身气机。

41. 肝主疏泄具体体现在：**①调畅情志。②协调脾胃升降。③促进胆汁生成与排泄。④调畅排精行经。⑤促进血液运行和津液代谢**。

42. 肝主藏血，是指肝具有**贮藏血液、调节血量和防止出血**的功能。

43. 肝气充足，则能固摄肝血而不致出血；肝之阴气主凝敛，肝阴充足，肝阳被涵，阴阳协调，则能发挥凝血作用而**防止出血**。

44. 肾的生理功能主要有三个方面：一是**藏精**；二是**主水**；三是**主纳气**。

45. 肾藏精的生理效应是：**主生长、发育与生殖**。

46. 肾中精气化生肾精、肾气，肾气包括**肾阴、**

肾阳。

47. 肾阳，**对机体各脏腑起着温煦和推动作用**。

48. 肾主水，是指**肾的气化功能**对于体内津液的输布和排泄、维持津液代谢平衡，起着极为重要的调节作用。

49. 肾的气化作用主要有赖于**肾阳和肾气**。

50. 肾主纳气，是指肾有**摄纳肺所吸入的清气，保持吸气的深度，防止呼吸表浅的作用**。

51. 心与肺的关系主要表现在**心主血与肺主气、心主行血与肺主呼吸之间的关系**。

52. 心肺气正常则是**血液正常循行**的必要条件。

53. 心主血，推动血液循行，方能维持肺呼吸功能的正常进行，故有**"呼出心与肺"**之说。

54. 联结心之搏动和肺之呼吸两者之间的中心环节是积于胸中的**"宗气"**。

55. 心与脾的关系主要表现在**血液的生成和运行**。

56. 心与肝的关系主要表现在**血液与神志方面的依存与协同**。

57. 心与肾的关系主要表现在**心肾阴阳水火既济与心血肾精之间的依存关系**。

58. 肺与脾的关系主要表现在**气的生成和津液的输布代谢**两个方面。

59. 组成宗气的主要物质是**肺所吸入的清气和脾运**

化而生成的水谷精气。

60. 肺与肝的关系，主要表现于**气机的调节**。

61. 若肝升太过，或肺降不及，则多致气火上逆，可出现咳逆上气，甚则咯血等病理表现，称之为"**肝火犯肺**"。

62. 肺与肾的关系主要表现于**津液代谢、呼吸运动、阴液互滋**。

63. 肺肾之阴液亦相互资生，肾阴为一身阴液之根本，对各脏腑之阴液具有**滋养**作用。

64. 肝与脾的关系主要表现在**饮食物的消化和血液生成、贮藏及运行**方面。

65. 肝与肾的关系主要表现于**精血同源、藏泄互用及阴阳互资**等方面。

66. 脾与肾的关系主要表现于**先天后天相辅相成和津液代谢**方面。

67. 情志活动由五脏精气所化生，故与五脏相配合，则为**喜、怒、思、忧、恐**五志。

68. 与五脏功能活动相关所产生的分泌液和排泄液，称为五液，即**汗、涕、涎、泪和唾液**。

69. 狭义的形体，指脉、筋、肌肉、皮肤、骨，称为**五体**。

70. 面、发、毛、爪、唇，称为**五华**。

71. 心与志、液、体、华、窍的关系体现在：①心在志为喜。②心在液为汗。③心在体合脉，其华在面。④心在窍为舌。

72. 舌为心之外候，又称"舌为心之苗"。

73. 心的功能正常，则舌体红活荣润，柔软灵活，味觉灵敏，语言流利。

74. 心的阳气不足，则舌质淡白胖嫩；心的阴血不足，则舌质红绛瘦瘪。

75. 心火上炎，则舌红，甚则生疮；心血瘀阻，则舌质暗紫，或有瘀斑。

76. 心主神志的功能异常，则舌卷、舌强、语謇或失语等。

77. 肺与志、液、体、华、窍的关系体现在：①肺在志为忧（悲）；②肺在液为涕；③肺在体合皮，其华在毛；④肺在窍于鼻，喉为肺之门户。

78. 脾与志、液、体、华、窍的关系体现在：①脾在志为思；②脾在液为涎；③脾在体合肌肉，主四肢；④脾在窍为口，其华在唇。

79. 肝与志、液、体、华、窍的关系体现在：①肝在志为怒；②肝在液为泪；③肝在体合筋，其华在爪；④肝在窍为目。

80. 爪乃筋之延续的部分，故称"爪为筋之余"。

81. 肾与志、液、体、华、窍的关系体现在：**①肾在志为恐；②肾在液为唾；③肾在体为骨，其华在发；④为耳及二阴。**

82. 胆的主要生理功能：**①贮藏和排泄胆汁，以助饮食物的消化；②胆主决断。**

83. 胃的主要生理功能是**受纳与腐熟水谷**，胃以通降为和。

84. 小肠的主要生理功能是**受盛、化物和泌别清浊**。

85. 大肠的主要生理功能是**传化糟粕，并吸收部分水液**。

86. 三焦总的生理功能为**主持诸气，总司人体的气机和气化，为元气运行的通路和水液运行的通道**。

87. 上焦，是指横膈以上的胸部，包括**心、肺**。生理功能特点为"**上焦如雾**"，即形容心肺输布营养至全身的作用。

88. 中焦，是指横膈以下至脐以上的腹部，包括**脾、胃**。生理功能特点为"**中焦如沤**"，即形容脾胃等脏腑腐熟水谷、运化精微的作用。

89. 下焦，是指脐以下的部位，包括**小肠、大肠、肾、膀胱**等脏腑。生理功能特点为"**下焦如渎**"，即形容肾、膀胱、大肠等脏腑排泄二便的作用。

90. 发生月经和孕育胎儿的器官是**女子胞**，又称

"胞宫"。

91. 影响女子胞功能的生理因素有：**肾中精气和天癸的作用、肝气肝血的作用、冲任二脉的作用**。

92. 心与小肠通过经脉相互联系，心经属**心络小肠**，小肠经属**小肠络心**。

93. 肺与大肠通过经脉的相互络属而构成**表里相合**关系。

94. 脾与胃的关系主要体现在**纳运协调、升降相因、燥湿相济**。

95. 胆附于肝，肝胆经脉**互为络属**而构成表里关系。

96. 肾与膀胱通过经脉**相互络属**，构成表里关系。

历年考题

【A 型题】1. 下列称为娇脏的是（　　）

A. 心　　　　　　B. 肝
C. 脾　　　　　　D. 肺
E. 肾

【考点提示】 D。由于肺叶娇嫩，不耐寒热，易被邪侵，故又称"娇脏"。

【A 型题】2. 根据藏象理论，在吸收水谷精微的同时，也吸收大量水液，泌别清浊，所述脏腑功能是（　　）

A. 肺通调水道　　　　B. 脾运化水液
C. 肾主水液　　　　　D. 小肠主液
E. 大肠主津

【考点提示】D。

【A型题】3. 某男，50岁。胸痛连背，背痛彻胸，气短，劳则尤甚；舌紫暗，脉沉涩。基于五脏的生理功能分析，其病变属于(　　)

A. 肺司呼吸失常　　　B. 脾主运化失常
C. 肾主藏精失常　　　D. 心主血脉失常
E. 肝主疏泄失常

【考点提示】D。心主血脉：①心有推动血液在脉管内运行的作用。心、脉和血液循行在体内构成一个相对的独立系统。心主血脉的关键是心脏正常搏动。心脏的正常搏动有赖于心气、心阳的推动和温煦作用，以及心血、心阴的营养和滋润作用，从而维持正常的心力、心率、心律，维持血液在脉内正常运行。如果心的气、血、阴、阳不足或失调，皆可影响心脏的正常搏动而出现异常现象。②心对血液的生成也有一定作用。饮食物经过脾胃的消化吸收，将精微上输于心肺，经心肺的气化作用，化赤而形成血液。因此，心脏正常搏动和血液正常运行也有赖于全身血液充盈。如果血液不足，可见心悸、脉数等症。

【B型题】(4～5题共用备选答案)

A. 肝　　　　　　　　B. 脾
C. 心　　　　　　　　D. 肺
E. 肾

4. 具有统摄血液、维持血行于脉内生理功能的脏是（　　）

5. 具有贮藏血液、调节血量、防止出血生理功能的脏是（　　）

【考点提示】B、A。

【X型题】6. 脾与志、液、体、华、窍的关系（　　）

A. 在志为悲　　　　　B. 在液为唾
C. 在体为肉　　　　　D. 其华在唇
E. 在窍为舌

【考点提示】CD。脾与志、液、体、华、窍的关系：①脾在志为思。②脾在液为涎。③脾在体合肌肉，主四肢。④脾在窍为口，其华在唇。

第五节　气血津液

1. 构成生命和维持生命活动的基本物质，也是各脏腑生理活动的主要物质基础，是**气、血、津液**。

2. 气来源于<u>父母先天之精气、后天饮食物中的水谷精微及从自然界吸入的清气</u>。

3. 气分为<u>元气、宗气、营气、卫气</u>。

4. 元气，又称"原气"，是人体最基本、最重要的气，是<u>人体生命活动的原动力</u>。

5. 元气的生理功能包括：**推动和促进人体的生长发育，温煦和激发各脏腑、经络等组织器官的生理活动**。

6. 宗气在胸中集聚之处，称作"**气海**"，又称"**膻中**"。

7. 宗气由<u>肺吸入的清气和脾胃运化产生的水谷精气</u>相互结合而生成。

8. 宗气的生理功能是<u>上走息道以行呼吸，贯注心脉以行气血</u>。

9. 营气主要来源于<u>脾胃所运化的水谷精气</u>，由水谷精气中的精华部分所化生。

10. 营气的生理功能包括**营养人体和化生血液**。

11. 卫气主要由<u>水谷精气所化生</u>，运行于<u>脉外</u>。

12. 卫气的生理功能有三个方面：**一是护卫肌表，防御外邪入侵；二是温养脏腑、肌肉、皮毛等；三是调节控制汗孔的开合和汗液的排泄，以维持体温的相对恒定**。

13. 气的功能有**推动作用、温煦作用、防御作用、**

固摄作用、气化作用。

14. 气的防御功能是通过**脏腑经络的生理功能**而体现的。

15. 人体热量的来源是**气的运动**。

16. 气运动的基本形式是**气的运行，称为"气机"，"升降出入"**。

17. 气的升降出入运动体现在**脏腑、经络、形体、官窍**的功能活动中。

18. 人体生命活动的根本是气的升降出入运动的平衡协调状态，称为**"气机调畅"**。

19. 血液化生的基础物质是**水谷精微和肾精**。

20. 血液的主要功能是对全身的营养和滋润作用，血液的主要成分是**营气和津液**。

21. 血的特性是**"喜温而恶寒"**，血液充盈及寒热变化也能影响到血的运行。

22. 气属阳，以推动、温煦功能为主；血属阴，以营养、滋润功能为主。气与血的关系概括为**气为血之帅，血为气之母**。

23. 气为血之帅体现在**气能生血、气能行血、气能摄血**。

24. 质地较清稀，流动性较大，布散于体表皮肤、肌肉和孔窍，并能渗注于血脉，起滋润作用的，称为**津**。

25. 质地较稠厚，流动性较小，灌注于骨节、脏腑、脑、髓等组织，起濡养作用的，称为**液**。

26. 津和液，同属于水液，来源于饮食，有赖于脾胃运化功能，以及**小肠主液、大肠主津的功能活动**而生成。

27. 津液的输布，依赖于**脾的"散精"和肺的"通调水道"功能**。

28. 津液的排泄主要通过汗液、尿液和呼气的形式而实现。津液在体内的升降出入，是在肾的气化蒸腾作用下，以**三焦**为通道，随着气的升降出入，布散于全身而环流不息。

29. 津液的功能包括**滋润和濡养作用、化生血液、运输代谢废料**。

历年考题

【A 型题】1. 具有调节汗孔开合作用的气是（　　）
A. 营气　　　　　　B. 宗气
C. 元气　　　　　　D. 卫气
E. 真气

【考点提示】D。卫气的生理功能有三个方面：一是护卫肌表，防御外邪入侵；二是温养脏腑、肌肉、皮毛等；三是调节汗孔的开合和汗液的排泄，以维持体温的相对恒定。

【A型题】2. 人体生命活动的原动力是(　　)

A. 营气　　　　　　　B. 宗气

C. 卫气　　　　　　　D. 元气

E. 真气

【考点提示】D。元气，又称"原气"，是人体最基本、最重要的气，是人体生命活动的原动力。

【B型题】(3~6题共用备选答案)

A. 推动作用　　　　　B. 温煦作用

C. 防御作用　　　　　D. 固摄作用

E. 气化作用

3. 血液在脉内巡行是依赖气的(　　)

4. 维持人体恒定体温是依赖气的(　　)

5. 护卫肌表是依赖气的(　　)

6. 防止血液溢出脉外的是(　　)

【考点提示】A、B、C、D。气是活动能力极强的精微物质，对人体生长发育、各脏腑组织器官的功能活动、血液的循行、津液的生成输布和排泄等，均能发挥激发和推动作用；气的运动是人体热量的来源。人体体温的恒定，依赖于气的温煦和调节。气具有防御和抵抗各种邪气的功能，主要表现在：一是护卫肌表，防止外邪侵入；二是与侵入体内的各种邪气进行斗争，固摄血液，维持血液在脉管内循行，防止逸出脉外。

第六节 经 络

1. 经络是运行全身气血、联络脏腑肢节、沟通表里上下内外、调节体内各部分功能活动的通路,是人体特有的<u>组织结构和联络系统</u>。

2. 经络系统,由<u>经脉、络脉及其他连属部分</u>组成。

3. 经脉主要有<u>正经、奇经和经别</u>三类。

4. 正经共有十二条,分为手足三阴经和手足三阳经,合称"<u>十二经脉</u>"。

5. 奇经共有八条,即督脉、任脉、冲脉、带脉、阴跷脉、阳跷脉、阴维脉、阳维脉,合称"<u>奇经八脉</u>"。

6. 奇经穿插循行于正经之间,主要起<u>统率、联络和调节十二经脉</u>的作用。

7. 经别是从十二经脉别行分出的重要支脉,又称"<u>十二经别</u>"。

8. 经别的主要功能是<u>加强十二经脉中相为表里的两经之间的联系</u>。

9. 络脉有<u>别络</u>、浮络和孙络之分。

10. 浮络是循行于人体浅表部位而常浮现的<u>络脉</u>。

11. 孙络是最细小的络脉，具有"**溢奇邪**""**通荣卫**"的作用。

12. 经筋是十二经脉之气"结、聚、散、络"于筋肉、关节的体系，是十二经脉的附属部分，故称"**十二经筋**"。

13. 经筋具有**联缀四肢百骸、主司关节运动**的作用。

14. 皮部是指十二经脉及其络脉所分布的皮肤部位，亦即在皮肤的经络分区，故称"**十二皮部**"。

15. 十二经脉即**手太阴肺经、手厥阴心包经、手少阴心经、手阳明大肠经、手少阳三焦经、手太阳小肠经、足太阴脾经、足厥阴肝经、足少阴肾经、足阳明胃经、足少阳胆经、足太阳膀胱经**。

16. 十二经脉的名称，即**结合了阴阳、手足及脏腑**等三方面要素，十二经脉又称"正经"。

17. 十二经脉的走向规律：**手三阴经均起于胸中，从胸腔走向手指末端，交手三阳经；手三阳经均起于手指，从手指末端走向头面部，交足三阳经；足三阳经均起于头面部，从头面部走向足趾末端，交足三阴经；足三阴经均起于足趾，从足趾走向腹腔、胸腔，交手三阴经**。

18. 十二经脉的交接规律：①相为表里的阴经与阳经在**指趾**交接。②同名的手、足阳经在**头面部**相接。

③手、足阴经在**胸部**交接。

19. 上肢内侧的经脉分布是手太阴肺经在**前**,手厥阴心包经在**中**,手少阴心经在**后**;上肢外侧的经脉分布是手阳明大肠经在**前**,手少阳三焦经在**中**,手太阳小肠经在**后**。

20. 下肢内侧的经脉分布是内踝上8寸以下,**足厥阴肝经**在前,**足太阴脾经**在中,**足少阴肾经**在后。

21. 手、足阳明经行于**面部、额部**,手、足太阳经行于面颊、头顶及头后部,手、足少阳经行于头侧部。

22. 手三阳经行于**肩胛部**,手三阴经均从腋下走出。

23. 循行于腹面的十二经脉,排列顺序自内向外为**足少阴肾经、足阳明胃经、足太阴脾经、足厥阴肝经**。

24. 十二经脉流注次序自手太阴肺经开始,逐经依次相传至**足厥阴肝经**,再复注于手太阴肺经,首尾相贯,如环无端,形成十二经脉的主要气血循环流注。

25. 奇经八脉的作用为**进一步密切了十二经脉之间的联系**、调节十二经脉之气血、参与人体生殖及脑髓功能的调节。

26. 督脉的基本功能是调节阳经气血,故称"**阳脉之海**"。

27. 任脉的基本功能为调节阴经气血,故称"阴脉之海",主持妊养胞胎。

28. 冲脉的基本功能是调节十二经气血,故称"十二经脉之海",冲为血海,有促进生殖之功能,并与妇女的月经有着密切的联系。

29. 带脉的基本功能包括约束纵行诸经、主司妇女带下。

30. 经络的生理功能包括沟通联络作用、运输气血作用、感应传导作用、调节作用。

历年考题

【A 型题】1. 称为"阴脉之海"的经脉是(　　)
  A. 带脉　　　　　　B. 冲脉
  C. 任脉　　　　　　D. 督脉
  E. 阴维脉

【考点提示】C。任脉的基本功能:①调节阴经气血,故称"阴脉之海"。②主持妊养胞胎。

【A 型题】2. 称为"阳脉之海"的经脉是(　　)
  A. 带脉　　　　　　B. 冲脉
  C. 任脉　　　　　　D. 督脉
  E. 阴维脉

【考点提示】D。督脉的基本功能:①调节阳经气血,故称"阳脉之海"。②与脑、髓和肾的功能有关。

【B型题】(3~4题共用备选答案)
  A. 气海　　　　　　　B. 血海
  C. 阳脉之海　　　　　D. 阴脉之海
  E. 十二经脉之海
3. 督脉为( )
4. 任脉为( )

【考点提示】C、D。督脉的基本功能为：①调节阳经的气血，为"阳脉之海"。②与脑、髓和肾的功能有关。任脉的基本功能为：①调节阴经气血，为"阴脉之海"。②任主胞胎，主持妊养胞胎。

第七节　体　质

必背采分点

1. 体质是人体在遗传性和获得性基础上表现出来的**形态结构、生理功能和心理状态方面综合的相对稳定**的固有特性。

2. 体质，在中医学上亦称为**素质、禀质、气质、禀赋**等。

3. 体质在生理上表现为**功能、代谢及对外界刺激反应**等方面的个体差异，影响着人对自然、社会环境的适应能力和对疾病的抵抗能力。

4. 体质由形态结构、生理功能和心理状态三个方面的差异性所构成，其中的**形态结构、生理功能**决定着体质的特性。

5. 体表外部形态结构，主要包括**体格、体型、体态、性征、面色、毛发、舌象、脉象**等。

6. 体质的构成要素包括**形态结构的差异性、生理功能的差异性、心理特征的差异性**。

7. 人体正常体质大致可分为**阴阳平和质、偏阳质、偏阴质**三种类型。

8. 阴阳平和质体质特征：身体强壮，胖瘦适度，体形匀称健壮；面色与肤色虽有五色之偏，但都红黄隐隐，明润含蓄，头发稠密有光泽；鼻色明润，嗅觉通利；食量适中，二便调畅；目光有神，性格开朗、随和；夜眠安和，精力充沛，反应灵活，思维敏捷，能耐寒暑，自身调节和对外适应能力强；唇色红润，**舌质淡红、润泽，苔薄白**，脉象缓匀有神。

9. 偏阳质是指具有**代谢相对亢奋、身体偏热、多动、好兴奋**等特性的体质类型。

10. 偏阳质体质特征：形体适中或偏瘦，但较结实；面色多略偏红或微苍黑，或呈油性皮肤，皮肤易生疮疖；食量较大，消化吸收功能健旺，大便易干燥，小便易黄赤;平素畏热喜冷,耐冬不耐夏,或体温略偏高;动则易出汗,口渴喜冷饮;精力旺盛,动作敏捷,反应灵敏,性欲较强,喜动好强;性格外向,易急躁;**唇、舌偏红,苔薄易黄**,脉象多数或细弦。

11. 偏阳质体质特征的人,阳气偏亢,多动少静,对风、暑、热、燥等阳邪具有易感性,外感发病后多表现为热证、实证,易从阳化热伤阴;容易发生眩晕、头痛、心悸、失眠及出血等症状。在用药上**宜凉润,忌用辛香燥热药**。

12. 偏阴质是指具有**代谢相对减退、身体偏寒、喜静少动**等特征的体质类型。

13. 偏阴质体质特征:形体适中或偏胖,但肌肉不壮;面色偏白而欠华,口唇色淡;毛发易落;食量较小,消化吸收功能一般;平时畏寒喜热,手足不温,耐夏不耐冬,或体温偏低;大便溏薄,小便清长;精力偏弱,容易疲劳,睡眠偏多;动作迟缓,反应较慢,喜静少动,性欲偏弱;性格内向,或胆小易惊;**舌质偏淡,脉多迟缓**。

14. 偏阴质体质类型的人,对寒、湿等阴邪具有易感性,受邪发病后多表现为寒证、虚证;容易发生湿滞、水肿、痰饮、瘀血等症状。在用药上**宜温,忌用苦寒药**。

15. 阳盛体质**宜凉忌热**,阴盛体质**宜温忌寒**。

16. 素体阳弱之质,多有阳虚,故**易感受寒邪**,证候多为寒证。

17. 素体阴弱之质,多由虚火,故**易感温热之邪**,证候多为热证。

历年考题

【A 型题】1. 偏阳体质者的症状为(　　)
　A. 疲劳　　　　　　B. 急躁
　C. 喜热　　　　　　D. 喜静
　E. 少动

【考点提示】B。偏阳体质症状为形体适中或偏瘦,但较结实;面色多略偏红或微苍黑,或呈油性皮肤,皮肤易生疮疖;食量较大,消化吸收功能健旺,大便易干燥,小便易黄赤;平素畏热喜冷,耐冬不耐夏,或体温略偏高;动则易出汗,口渴喜冷饮;精力旺盛,动作敏捷,反应灵敏,性欲较强,喜动好强;性格外向,易急躁;唇、舌偏红,苔薄易黄,脉象多数或细弦。

【A 型题】2. 某男,20 岁。身体偏热,多动、好兴奋,其体质类型应辨为(　　)
　A. 偏阴质　　　　　B. 偏阳质
　C. 瘀血质　　　　　D. 痰湿质
　E. 阴阳平和质

【考点提示】B。偏阳质是指具有代谢相对亢奋、身体偏热、多动、好兴奋等特性的体质类。

【A型题】3. 某女，22岁，身体偏寒，喜脉，少动，其体质类型应辨为（ ）

A. 偏阳质　　　　　　B. 气虚质
C. 偏阴质　　　　　　D. 痰湿质
E. 瘀血质

【考点提示】C。偏阴质是指具有代谢相对抑制、身体偏寒、喜静少动等特征的体质类型。

【A型题】4. 体质偏阴者，受邪发病后，多表现为（ ）

A. 寒证、虚证　　　　B. 热证、虚证
C. 里证、虚证　　　　D. 里证、实证
E. 里证、寒证

【考点提示】A。体质偏阴者，对寒、湿等阴邪具有易感性，受邪发病后多表现为寒证、虚证；容易发生湿滞、水肿、痰饮、瘀血等病证。在用药上宜温，忌用苦寒。

第八节　病　因

必背采分点

1. 导致疾病发生的主要原因有**六淫、疠气、七情内伤、饮食失宜、劳逸失当、痰饮、瘀血**等。

2. 外感病因，是指来源于自然界的致病因素。外感病因包括**六淫、疠气**等。

3. 六淫即**风、寒、暑、湿、燥、火**六种外感病邪的统称。

4. 六淫致病的共同特点是**外感性、季节性、地域性、相兼性**。

5. 外感性六淫为病，其发病途径多首先**侵犯肌表**，或从口鼻而入，或两者同时侵袭。

6. 六淫致病常有明显的季节性，与**气候变化**密切相关。

7. 六淫致病的相兼性是指六淫邪气既可**单独侵袭人体而致病**，又可**两种以上同时侵犯人体而致病**。

8. 风邪的性质及致病特点：**①风为阳邪，其性开泄，易袭阳位。②风邪善行而数变。③风为百病之长**。

9. 风邪常伤及人体的**上部（即头面）、阳经和肌表**，出现头痛、口眼㖞斜、恶风等症状。

10. **风邪**为六淫邪气的主要致病因素，凡寒、湿、燥、热诸邪，多依附于风邪而侵犯人体，如外感风寒、风热、风湿等。

11. 寒邪的性质及致病特点：**①寒为阴邪，易伤阳气。②寒性凝滞，主痛。③寒性收引**。

12. 暑邪的性质及致病特点：**①暑为阳邪，其性炎热。②暑性升散，耗气伤津。③暑多夹湿。

13. 暑多夹湿临床表现：**除发热、心烦、口渴外，还常兼见四肢困倦、胸闷恶心、大便溏泄或不爽等湿邪致病症状**。

14. 湿邪的性质及致病特点：**①湿为阴邪，易阻遏气机，损伤阳气。②湿性重浊。③湿性黏滞。④湿性趋下，易伤阴位**。

15. 湿邪黏腻停滞，主要表现在两个方面：一是指湿邪致病临床表现多**黏滞不爽**，如排出物及分泌物多滞涩而不畅；二是指湿邪为病多**缠绵难愈**，病程较长或反复发作。如湿温、湿痹、湿疹等病，皆因湿邪难以祛除而不易速愈。

16. 燥邪的性质及致病特点：**①燥性干涩，易伤津液。②燥易伤肺**。

17. 燥邪最易耗伤人体的津液，造成阴津亏虚的病变，常见**口鼻干燥、咽干口渴、皮肤干涩，甚则皲裂、毛发不荣、小便短少、大便干结**等。

18. 火邪致病，临床多表现为某些局部症状，如**肌肤局部红、肿、热、痛，或口舌生疮，或目赤肿痛**等。

19. 火热邪气的性质及致病特点：**①火热为阳邪，其性炎上。②火易伤津耗气。③火热易生风动血。④火热易发肿疡**。

20. 火热之邪侵袭人体，燔灼肝经，耗伤阴津，使筋失其滋养濡润而致运动失调，引起"肝风内动"，称为"**热极生风**"，临床表现为高热、神昏谵语、四肢抽搐、目睛上视、颈项强直、角弓反张等。

21. 疫疠邪气的性质及致病特点：**发病急骤、病情较重；一气一病、症状相似；传染性强、易于流行**。

22. 不同的情志刺激可伤及不同的内脏，即**怒伤肝、喜伤心**、思伤脾、悲忧伤肺、惊恐伤肾。

23. 情志所伤，主要的病理变化："**怒则气上**""**喜则气缓**""**悲则气消**""**恐则气下**""**惊则气乱**""**思则气结**"。

24. 七情变化对病情具有两方面影响：一是**有利于疾病康复**。二是**加重病情**。

25. 中医学认为，五味与五脏各有其一定亲和性，如酸入**肝**、苦入**心**、甘入**脾**、辛入**肺**、咸入**肾**。

26. 劳逸失常，是指**过度劳累、过度安逸**导致疾病的发生，是内伤病的致病因素之一。

27. 病理产物性病因主要包括**痰饮、瘀血、结石**等。

28. 痰饮是人体水液代谢障碍所形成的病理产物，**较稠浊**者称为痰，**较清稀**者称为饮。

29. **外感六淫、疠气、内伤七情、饮食劳逸、瘀血、结石**等是形成痰饮的初始病因。

30. 痰饮的致病特点：**阻滞气血运行；影响水液代谢；易于蒙蔽心神；致病广泛，变幻多端**。

31. 痰饮为**实**邪，可随气流行全身，或停滞于经脉，或留滞于脏腑，阻滞气机，妨碍气血运行。

32. 若痰饮流注于**经络**，则致经络气机阻滞，气血运行不畅，出现肢体麻木、屈伸不利，甚至半身不遂，或形成瘰疬痰核、阴疽流注等。

33. 痰饮阻肺，肺气失于宣降，则见**胸闷气喘，咳嗽吐痰**等。

34. 痰饮停胃，胃气失于和降，则见**恶心呕吐**等。

35. 痰浊痹阻心脉，血气运行不畅，可见**胸闷心痛**。

36. 无形之痰气结滞于咽喉，则形成"**梅核气**"，临床常见咽中梗阻如有异物，咽之不下，吐之不出，胸膈满闷，情绪低落，善太息等。

37. 痰饮本为**水液代谢**失常产生的病理产物，但是痰饮一旦形成之后，可作为一种继发性致病因素反过来作用于人体，进一步影响肺、脾、肾、三焦等脏腑的功能活动，影响水液代谢。

38. 痰湿困脾，可致**水湿不运**。

39. 痰饮阻肺，可致**宣降失职，水液不布**。

40. 痰饮停滞**下焦**，可影响肾、膀胱的蒸化功能，从而进一步导致水液停蓄。

41. 痰浊为病，随气上逆，尤易蒙蔽清窍，扰乱心神，使心神活动失常，出现**头晕目眩、精神不振**等症，或者痰浊上犯，与风、火相合，蒙蔽心窍，扰乱神明，以至出现神昏谵妄，或引起癫、狂、痫等疾病。

42. 痰饮停滞于体内，其病变可**伤阳化寒**，可**郁而化火**，可**夹风、夹热**，可**化燥伤阴**，可**上犯清窍**，可**下注足膝**，且病势缠绵，病程较长。

43. 临床常见的痰饮病证有**寒痰、热痰、燥痰、风痰、湿痰、痰饮、溢饮、支饮、悬饮**等。

44. 瘀血的形成，一是由于**气虚、气滞、血寒、血热等原因**，使血行不畅而瘀滞。二是由于内外伤，或气虚失摄，或血热妄行等原因，引起血离经脉，积存于体内而形成瘀血。

45. 瘀血瘀阻于心，可见**心悸、胸闷心痛、口唇指甲青紫**。

46. 瘀血瘀阻于肺，可见**胸痛、咯血**。

47. 瘀血瘀阻胃肠，可见**呕血、大便色黑如漆**。

48. 瘀血瘀阻于肝，可见**胁痛痞块；瘀血攻心，可致发狂**。

49. 瘀血瘀阻胞宫，可见**少腹疼痛、月经不调、痛经、闭经、经色紫暗成块，或见崩漏**。

50. 瘀血瘀阻于肢体末端，可形成**脱骨疽**。

51. 瘀血瘀阻肢体肌肤局部，可见**局部肿痛青紫**等。

52. 瘀血病证的共同特点包括：①疼痛：**多为刺痛，痛处固定不移，拒按**，夜间痛甚。②肿块：外伤肌肤局部，可见青紫肿胀；积于体内，久聚不散，则形成癥积，按之有痞块，固定不移。③出血：血色多呈紫暗色，并伴有血块。

53. 结石，指**体内某些部位形成并停滞为病的砂石样病理产物或结块**。

54. 饮食偏嗜，喜食肥甘厚味，影响**脾胃运化，蕴生湿热**，内结于胆，久则可形成胆结石。

55. 空腹食入过多的**未熟柿子、黑枣**等，可影响胃的受纳和通降，形成胃结石。

56. 长期过量服用某些药物，致使脏腑功能失调，或**药物代谢产物沉积于局部**，是形成肾或膀胱结石的原因之一。

57. 结石的致病特点：①**多发于肝、胆、肾、膀胱等脏腑**。②**病程较长，病情轻重不一**。③**阻滞气机，损伤脉络**。

58. 肾气的蒸腾气化，影响**尿液的生成和排泄**，故肝肾功能失调易生成结石。

59. 胆、膀胱等管腔性器官，结石易于停留，故结石为病，以**肝胆结石、肾膀胱结石**最为常见。

60. 结石过大，或梗阻在较狭窄的部位，则**发作频繁，症状明显，疼痛剧烈**。

61. 结石嵌滞局部，损伤脉络，可引起出血，如**肾结石、膀胱结石**可致尿血等。

62. 内生之毒来源于**饮食失宜、七情内伤、痰饮瘀血、治疗不当**等；或脏腑功能失调，毒邪郁积所致。

63. 毒邪伤及肌肤、筋骨、血脉等形体，导致**疮疡痈肿，筋伤骨坏，血脉浸淫**等。

64. 火热邪毒灼伤脉络，迫血妄行，可致**吐血，衄血，咯血**；热盛肉腐，则为疮疡痈肿等。

65. 药邪形成原因：**用药过量、炮制不当、配伍不当、用法不当**。

66. 某些含有毒性成分的药物经过适当的炮制可减轻毒性。例如，**乌头火炮或蜜制、半夏姜制、马钱子去毛去油**等。如果对此类药物炮制不规范，达不到降低毒性的目的，服药后则易致中毒。

67. 误服或过量服用有毒药物则易致中毒，且其中毒症状与药物的成分、用量有关。轻者常表现为**头晕心悸、恶心呕吐、腹痛腹泻、舌麻**等。

历年考题

【A 型题】1. 具有"生风动血"致病特点的外感病

邪是（　　）

　　A. 风邪　　　　　　　　B. 寒邪

　　C. 暑邪　　　　　　　　D. 燥邪

　　E. 火邪

【考点提示】E。火热邪气的性质及致病特点是：①火热为阳邪，其性炎上。②火易伤津耗气。③火热易生风动血。④火热易发肿疡。

【A型题】2. 根据七情内伤致病理论，思虑太过可导致（　　）

　　A. 气上　　　　　　　　B. 气结

　　C. 气消　　　　　　　　D. 气下

　　E. 气乱

【考点提示】B。情志所伤，主要影响脏腑气机，使其紊乱。其主要的病理变化是"怒则气上""喜则气缓""悲则气消""恐则气下""惊则气乱""思则气结"。思则气结是指思虑劳神过度，伤及脾，使脾不健运，运化无力，气血化生无源。若耗及心，则心血亏虚，心神失养，表现为心悸、健忘、失眠、多梦；若脾运不健，又可影响胃纳，可见食欲减退、脘腹胀满或腹泻便溏等。

【B型题】（3~5题共用备选答案）

　　A. 疼痛剧烈　　　　　　B. 肌肤不仁

C. 周身困重　　　　　　D. 迫血妄行

E. 病位游移

3. 风邪的致病特点是(　　)

4. 寒邪的致病特点是(　　)

5. 火邪的致病特点是(　　)

【考点提示】E、A、D。风邪的性质及致病特点：①风为阳邪，其性开泄，易袭阳位。②风邪善行而数变。③风为百病之长。寒邪的性质及致病特点是：①寒为阴邪，易伤阳气。②寒性凝滞，主痛。③寒性收引。火热邪气的性质及致病特点是：①火热为阳邪，其性炎上。②火易伤津耗气。③火热易生风动血。④火热易发肿疡。

【X型题】6. 根据痰饮的致病特点，其所致的病症有(　　)

A. 头目眩晕　　　　　　B. 阴疽流注

C. 身体痛重　　　　　　D. 癥积痞块

E. 癫狂痴呆

【考点提示】ABE。

第九节 发病与病机

必背采分点

1. 发病,是**研究疾病发生基本机制的理论**,与人体的体质强弱和致病邪气的性质密切相关。

2. 人体之所以会发病,主要关系到**邪气和正气**两个方面。

3. 正气,是指**存在于人体、具有抗邪愈病作用的各种物质与功能**的总称。

4. 邪气,是指**存在于外在环境中,或人体内部产生的具有致病作用的各种因素**的总称。

5. **正气不足**是发病的内在根据。

6. **邪气**是发病的重要条件,在一定条件下,甚至可能起主导作用。

7. 疾病发生、发展与变化的机制,称为**病机**。

8. 邪正盛衰、阴阳失调、气血失常、津液代谢失常属于**基本病机**。

9. **邪正盛衰的病机**,是指在疾病过程中,机体的抗病能力与致病邪气之间相互斗争所发生的盛衰变化。

10. 邪正盛衰导致的病机变化,最常见的是**虚实变**

化、虚实错杂、虚实转化、虚实真假。

11. 致病邪气的毒力和机体的抗病能力都比较强盛，或是邪气虽盛而机体的正气未衰，能积极与邪抗争，故正邪相搏，斗争剧烈，反应明显，在临床上出现一系列病变性反应比较剧烈有余的证候，即谓之**实证**。

12. 实证常见于外感六淫致病的初期和中期，或由于**痰、食、水、血**等滞留于体内而引起的病证。

13. 痰涎壅盛、食积不化、水湿泛滥、瘀血内阻等病变，以及**壮热、狂躁、声高气粗、腹痛拒按、二便不通、脉实有力**等，都属于实证。

14. 虚证多见于**素体虚弱疾病**的后期，以及多种慢性病证。

15. 大病、久病消耗精气，或大汗、吐利、大出血等耗伤人体气血津液、阴阳，均会导致**正气虚弱，出现神疲体倦、面容憔悴、心悸气短、自汗、盗汗**，或五心烦热，或畏寒肢冷、脉虚无力等正虚的临床表现。

16. 外感热病发展过程中，由于邪热炽盛，消灼津液而形成的实热伤津、气阴两伤病证，出现高热、烦渴欲饮、尿少便干等表现，就属于**实中夹虚**的病机变化。

17. 虚中夹实，是指以正虚为主，兼夹邪实的病机变化。例如，**脾阳不振，运化无权之水肿病**，即属此类。

18. 由实转虚，是指因疾病失治或治疗不当，以致病邪久留，损伤人体正气，导致疾病由实转化为虚。例如，**实热证大量耗伤阴液**，可转化为虚热证。

19. 肺肾两虚的哮证，肺卫不固，复感风寒，哮喘复发，而见**寒邪束表，痰涎壅肺**证。

20. 真实假虚，又称"**大实有羸状**"，是指病机的本质为"实"，但表现出"虚"的临床假象的病机变化。

21. 真实假虚一般是由于邪气亢盛、结聚体内、阻滞经络、气血不能外达所致。例如，热结肠胃，会出现**腹痛硬满拒按、大便秘结、潮热、谵语**等实热症状，同时因阳气被遏，不能外达，可见面色苍白、四肢逆冷、精神委顿等状似虚寒的假象。

22. 真虚假实，又称"**至虚有盛候**"，是指病机的本质为"虚"，但表现出"实"的临床假象的病机变化。

23. 真虚假实一般是由于正气虚弱、脏腑经络气血不足、功能减退、气化无力所致。例如，脾气虚弱，运化无力，可见**脘腹胀满、疼痛**等假实征象。

24. 阴阳偏盛又称"阴阳偏胜"，阴或阳的偏盛，主要是指"**邪气盛则实**"的实证。

25. 阳偏盛的病机特点多表现为**阳盛而阴未虚的实热证**。

26. 形成阳偏盛的主要原因，多由于**感受温热阳邪**；

或虽感受阴邪，但从阳化热；也可因情志内伤、五志过极而化火；或气滞、血瘀、食积等郁而化热所致。

27. 阴偏盛的病机特点多表现为**阴盛而阳未虚的实寒证**。

28. 阴偏盛多由**感受寒湿阴邪**，或过食生冷，寒滞中阻，阳不制阴而致阴寒内盛。

29. 形成阳偏衰的主要原因，多由于**先天禀赋不足，或后天饮食失养和劳倦内伤，或久病损伤阳气**所致。

30. 形成阴偏衰的主要原因，多由于**阳邪伤阴，或因五志过极、化火伤阴，或因久病耗伤阴液**所致。

31. **阴阳互损**是指阴或阳任何一方虚损到相当程度，病变发展影响及相对的一方，形成阴阳两虚的病理机制。

32. 阴盛格阳是指**阴寒之邪壅盛于内，逼迫阳气浮越于外，使阴阳之气不相顺接、相互格拒**的一种病理状态。

33. 阴盛格阳临床除可见四肢厥逆、下利清谷、脉微欲绝等症状外，又可见阳浮于外之症，如身热反不恶寒（但欲盖衣被）、面颊泛红等假热之象，应属**真寒假热之证**。

34. 阳盛格阴是指**邪热过盛，深伏于里，阳气被遏，郁闭于内，不能外透布达于肢体，从而形成阴阳格拒、排斥，而格阴于外**的一种病理状态。

35. 阳盛格阴临床除见身热、面红、气粗、烦躁等症状外，又突然出现四肢厥冷（但身热不恶寒）、脉象沉伏（但沉数有力）等假寒之象，应属**真热假寒之证**。

36. **阴阳亡失**是机体的阴液或阳气突然大量地亡失，导致生命垂危的一种病理状态。

37. **亡阳**是指机体的阳气发生突然性脱失，而致全身功能突然严重衰竭的一种病理状态。

38. 亡阳多由于**外邪过盛，正不敌邪**，阳气突然大量耗伤而脱失；或因素体阳虚，正气不足，又因疲劳过度等多种因素而诱发；或过用汗法，汗出过多，阳随津泄，阳气骤**虚**而外脱等所致；而慢性消耗性疾病之亡阳，则多由阳气严重耗散而衰竭，虚阳外越所致。

39. 亡阳临床表现多见**冷汗淋漓**、肌肤手足逆冷、精神疲惫、神情淡漠，甚则见昏迷、脉微欲绝等症状。

40. **亡阴**是指机体由于阴液发生突然性的大量消耗或丢失，而致阴精亏竭，滋养濡润功能丧失，全身功能严重衰竭的一种病理状态。

41. 亡阴多由于**外感温热，热邪炽盛**；或邪热久留，大量煎灼阴液，或大出血，或吐泻过度，而耗伤阴液，或其他疾病快速消耗阴液所致。

42. 亡阴临床表现多见**汗出不止**、汗热而黏、手足温和喘渴烦躁，或昏迷谵妄、身体干瘪、皮肤皱褶、目眶深陷、脉疾躁无力等。

43. 气失调主要指**气不足和气行失常**两个方面的病

理变化。

44. 气不足又称**"气虚"**，系指元气耗损，功能失调，脏腑功能衰退，抗病能力下降的病理状态。

45. 气行失常一般概括为**气滞、气逆、气陷、气闭和气脱**等。

46. 血不足和血行失常的病理变化是指<u>血失调</u>。

47. 血失调包括<u>血不足、出血、血瘀</u>。

48. 出血原因有<u>外伤出血、气虚失血、血热妄行</u>等。

49. 出血有<u>咯血、吐血、衄血、便血、尿血、皮下出血（紫癜）、崩漏、创伤出血</u>等。

50. 血液的循环迟缓和不流畅的病理状态是指<u>血瘀</u>。

51. 津液代谢障碍所产生的津液不足和输布排泄障碍的病理变化是指<u>津液失调</u>。

52. 津液失调包括<u>津液不足和津液的输布、排泄障碍</u>。

53. 导致津液输布排泄障碍的原因很多，主要涉及**肺的宣发和肃降**、脾的运化和散精、肝的疏泄条达、肾的蒸腾气化和三焦的水道是否通利。

历年考题

【B 型题】（1～3 题共用备选答案）

A. 血虚　　　　B. 血热
C. 血瘀　　　　D. 血寒

E. 出血

1. 血液不足,称为( )
2. 血行不畅,称为( )
3. 血溢脉外,称为( )

【考点提示】A、C、E。血失调,是指血不足(血虚)和血行失常(出血和血瘀)的病理变化。血不足又称"血虚",是指血液不足或血的濡养功能减退的病理状态。出血是指血液不循常道,流出脉外的病理状态。血瘀是指血液的循行迟缓和不流畅的病理状态。

【B型题】(4~5题共用备选答案)

A. 实寒证　　　　　B. 实热证
C. 虚寒证　　　　　D. 虚热证
E. 亡阳证

4. 阳偏盛病机表现的临床证候是( )
5. 阳偏衰病机表现的临床证候是( )

【考点提示】B、C。阳偏盛即是阳盛,其病机特点多表现为阳盛而阴未虚的实热证。阳偏衰即是阳虚,是指机体阳气虚损、功能减退或衰弱、热量不足的病理状态。其病机特点多表现为机体阳气不足,阳不制阴,阴相对亢盛的虚寒证。

【B型题】(6~7题共用备选答案)

A. 阳盛　　　　　　B. 阳虚

C. 亡阳　　　　　　　D. 阴盛
E. 阴虚

6. 某男，27岁，壮热口渴，烦躁不安，面红目赤；舌红，苔黄，脉洪大。分析该病机是(　　)

7. 某男，84岁，久病，近患感冒，因发汗过多，出现精神疲惫，肌肤手足逆冷，冷汗淋漓，脉微欲绝。分析该病机是(　　)

【考点提示】A、C。阳盛，即出现热象，所以说"阳胜则热"，如壮热、面红、目赤等，即是阳偏盛的具体表现。亡阳的临床表现多见冷汗淋漓、肌肤手足逆冷、精神疲惫、神情淡漠，甚则见昏迷、脉微欲绝等症状。

【X型题】8. 血瘀的原因(　　)
A. 气滞　　　　　　　B. 气虚
C. 外伤　　　　　　　D. 寒邪
E. 热邪

【考点提示】ABCDE。瘀血的形成：一是由于气虚、气滞、血寒、血热等原因，使血行不畅而瘀滞；二是由于内外伤，或气虚失摄，或血热妄行等原因，引起血离经脉，积存于体内而形成瘀血。

第十节　治未病与康复

1. 治未病，包括**未病先防**和**既病防变**两个方面。

2. 未病先防的原则和方法包括**扶助正气，提高抗病能力和消灭病邪，防止邪气侵害**。

3. 提高正气抗邪能力的关键是**增强体质**。

4. 增强体质、提高正气抗邪能力的主要方法有**调摄精神，修身养性；顺应自然，起居有常；劳逸适度，积精全神；锻炼身体，增强体质；饮食有节，顾护脾胃；针灸保健**等措施。

5. 消灭病邪，防止邪气侵害的主要措施有**药物杀灭病邪，讲究卫生，避免病邪侵害，防范各种外伤**。

6. 既病防变的基本措施有**早期诊治、控制疾病的传变**。

7. 在掌握疾病的发生发展及其传变规律的基础上，采取截断疾病传变途径和"先安未受邪之地"的方法，防止疾病的发展或恶化，称为**防止传变**。

8. 根据疾病的传变规律，**及时采取适当的防治措施，截断其传变途径**，是阻止病情发展的有效方法。

9. 对尚未受邪而可能即将被影响的脏腑经络，事先予以调养充实，阻止病变传至该处，即所谓"**先安未受邪之地**"。

10. **愈后防复**，指在疾病初愈、缓解或痊愈时要注意从整体上调理阴阳，维持并巩固阴阳平衡的状态，避免诱因，预防疾病复发、病情反复。

11. 治疗目的就是调整阴阳的偏盛偏衰，通过**扶弱抑强、补虚泻实、温寒清热、升降沉浮来调理气血、疏通经络、调和脏腑、固护正气**，以期达到阴阳平衡。

12. 引起疾病复发的机制是**余邪未尽，正虚未复**，同时还有诱因的作用。

13. 引起复发的诱因主要包括**外感致复、情志致复、食复、劳复、用药不当致复、环境变化致复**等。

14. 热病初愈，但还有余热未尽，蕴藏在内，脾胃虚弱，胃气未复的状况，若**食肉或多食**，则会伤及脾胃，助长热邪而复发疾病，提示当此之时，一定要注意饮食调护和禁忌，促进疾病痊愈，健康恢复。

15. 康复的原则为**形神共养，调养气血阴阳**。

16. 形神共养包括**养形重在养精血保胃气，养神重在调神护神**。

17. 调养气血阴阳包括**调养气血、调整阴阳、调理脏腑、疏通经络**。

18. 常用康复疗法：**药物康复和康复器械辅助疗法，针灸推拿气功康复法，体育娱乐康复法，自然康复法。**

19. 药物康复调养的对象多为体质偏颇较大或体弱多病者，前者则应根据患者阴阳气血的偏颇而选用有针对性的中药，后者则以**补益脾胃、肝肾**为主。

20. 推拿原理：**①纠正解剖位置异常。②调整机体生物信息。③改变系统功能。**

21. 体育娱乐康复法的要点包括：**①运动量要适度，要因人而异，做到"形劳而不倦"。②要循序渐进，运动量由小到大。③要持之以恒，方能收效。**

历年考题

【X型题】1. 既病防变的原则（　　）
  A. 人工免疫　　　　B. 早期诊治
  C. 疾病的转变　　　D. 个人卫生
  E. 康复复发

【考点提示】BC。既病防变：未病先防是最理想的积极措施，但如果疾病已经发生，则应争取早期诊断，早期治疗，或采取控制疾病传变的方法，以防止疾病的发展，即"先安未受邪之地"。经上述措施以达到早日治愈疾病的目的，就是既病防变。①早期诊治。②控制疾病的传变。

【X型题】2. 根据未病先防的原则，扶助正气，提高抗病能力的方法有（　　）

A. 讲究卫生　　　　B. 注意起居

C. 锻炼身体　　　　D. 人工免疫

E. 避免病邪

【考点提示】BCD。未病先防的原则和方法：（1）扶助正气，提高抗病能力。①重视精神调养。②加强身体锻炼。③注意生活起居。④人工免疫。（2）消灭病邪，防止邪气侵害。①药物杀灭病邪。②讲究卫生。③避免病邪侵害。④防范各种外伤。

【X型题】3. 未病先防的原则和方法有（　　）

A. 重视精神调养　　B. 加强身体锻炼

C. 控制疾病传变　　D. 注意生活起居

E. 避免病邪侵害

【考点提示】ABDE。控制疾病传变属于既病防变的基本措施。

第三章 中医诊断基础

第一节 中医诊断学概述

1. 中医诊断学的主要内容,包括**四诊、八纲、辨证、疾病诊断、症状鉴别和病案撰写**。

2. 四诊也叫诊法,是诊察疾病的四种基本方法,包括**望诊、闻诊、问诊、切诊**。

3. **望诊**,是对患者全身或局部进行有目的的观察以了解病情,测知脏腑病变。

4. **闻诊**,是通过听声音、嗅气味以辨别患者内在的病情。

5. **问诊**,是通过对患者或陪诊者的询问以了解病情及有关情况。

6. **切诊**,是诊察患者的脉候和身体其他部位,以测知体内、体外一切变化的情况。

7. 八纲指**阴阳、表里、寒热、虚实**八个辨证要点，也是辨证的纲领。

8. 寒热用以分辨疾病的属性；表里用以分辨疾病病位与病势的浅深；虚实用以分辨邪正的<u>盛衰</u>；疾病的基础是**阴阳失调**，因此，阴阳是区分疾病类别的总纲。

9. 疾病诊断简称**诊病**，是对患者所患疾病以高度概括，并给以恰当病名的诊断方法。

10. 证候诊断即辨证，是<u>**对所患疾病某一阶段中证候的判断与分析**</u>。

11. 中医诊断学基本原则包括：**①审内察外，整体统一。②四诊合参。③辨证求因，审因论治。**

12. 审因论治，是指**依据辨证所得的原因，确立治疗采用方药的基本原则**。

历年考题

【A型题】中医诊断用以分辨疾病性质的纲领是（　　）

A. 阴阳　　　　　　B. 表里
C. 寒热　　　　　　D. 虚实
E. 气血

【考点提示】C。八纲指阴阳、表里、寒热、虚实八个辨证要点，也是辨证的纲领。寒热用以分辨疾病的属性；表里用以分辨疾病病位与病势的浅深；虚实用以分辨邪正的盛衰；疾病的基础是阴阳失调，因此，阴阳是区分疾病类别的总纲。

第二节 四 诊

1. 望诊主要有<u>望神、望色、望舌、望形体和望分泌物</u>的变化等。

2. 患者两眼灵活、明亮有神、鉴识精明、神志清楚、反应灵敏、语言清晰者，称为**"有神"或"得神"**，"有神"，表示正气未伤，脏腑功能未衰，即使病情较重，预后亦多良好。

3. 在疾病过程中，如患者表现为目光晦暗、瞳仁呆滞、精神萎靡、反应迟钝、呼吸气微，甚至神识昏迷、循衣摸床、撮空理线，或猝倒而目闭口开、手撒、遗尿等，均称为**"失神"或"无神"**。表示正气已伤，病情严重，预后不好。

4. 面色为白色，<u>主虚寒证、失血证</u>。白为气血不荣之候，凡阳气虚衰，气血运行无力，或耗气失血，致使气血不充，颜面俱呈白色。若白而虚浮，多属阳气不足。

5. 面色为黄色，**主虚证、湿证**。黄为脾虚、湿蕴的征象。故脾失健运，而气血不充，或水湿不化者，面即常见黄色。

6. 面色为青色，**主寒证、痛证、瘀血证及惊风证**。青为寒凝气滞、经脉瘀阻的气色。

7. 面色为黑色，**主肾虚、水饮证、瘀血证**。黑为阴寒水盛的病色。

8. 眼睑、口唇或手指、足趾不时颤动，见于急性热病，则为**动风发痉的先兆**；见于虚损久病，则为**气血不足，经脉失养**。

9. 四肢抽搐，多见于**风病**，如痫证、破伤风、小儿急惊风、小儿慢惊风等。

10. 足或手软弱无力、行动不灵，多属于**痿证**。

11. 一侧手足举动不遂，或麻木不仁，多为**中风偏瘫**；一侧手足疼痛而肌肉萎缩，多为**风邪耗血，正虚邪留**。项背强直、角弓反张、四肢抽搐，则为**痉病**。

12. 小儿头形过大或过小，伴有智力发育不全，多属**肾精亏损**。

13. 小儿囟门下陷，多属**虚证**。

14. 小儿囟门高突，多属**热证**。

15. 小儿囟门迟闭，头项软弱不能竖立者，多为**肾**

气不足，发育不良。

16. 无论大人小儿，头摇不能自主的，皆为**风证**。

17. 发稀疏易落，或干枯不荣，多为**精血不足之证**。

18. 突然出现片状脱发，多属**血虚受风**。

19. 年少落发，**不属于肾虚，便属于血热**。

20. 青年白发，无其他病象者**不属病态**。

21. 眼胞红肿，多为**肝经风热**。

22. 目胞浮肿，如卧蚕状，多为**水肿**。

23. 眼窝下陷，多是**津液亏耗**。

24. 目眦赤烂，多属**湿热**。

25. 小儿睡眼露睛，多属**脾虚，气血不足**。

26. 瞳孔散大，是为**精气衰竭**。

27. 白睛黄染，常见于**黄疸**。

28. 目眦淡白，属**气血不足**。

29. 诸经热盛，均可见到目赤，凡开目而欲见人者，属**阳证**。

30. 闭目而不欲见人者，为**阴证**。

31. 两目上视或斜视、直视，多见于**肝风，或为动风先兆**。

32. 耳为肾之窍，属少阳经，为**宗脉所聚之处**。

33. 耳轮干枯焦黑，多是**肾精亏耗，精不上荣**所致，属危症。

34. 耳背有红络，耳根发凉，多是**麻疹先兆**。

35. 耳内流脓水，病为脓耳或聍耳，多为**肝胆湿热**所致。

36. 耳轮总以红润为佳，或黄或白或黑或青，都属病象，薄而白或黑，概为**肾精亏损**。

37. **唇为脾之外荣**。

38. 若唇色淡白，多属**气血两虚**；色青紫，常为**寒凝血瘀**；色深红，则为**热在营血**。

39. 咽喉红肿而痛，多属**肺胃积热**。

40. 咽喉红肿溃烂，有黄白腐点，为**肺胃热毒壅盛**。

41. 咽喉红肿色鲜红娇嫩，疼痛不甚，多为**阴虚火旺**。

42. 咽喉红肿色淡红，久久不愈，是为**虚火上浮**。

43. 咽喉红肿如有灰白色假膜，擦之不去，重擦出血，且随即复生者，是为白喉，**属肺热阴伤之证**。

44. 斑疹见于外感热病，多是**邪热郁于肺胃不能外泄，内迫营血所致**。其中从肌肉而出的即是斑，而从皮肤血络发出的则为疹。

45. 发病局部范围较大，红、肿、热、痛，根盘紧束的疮疡为**痈**，属阳证。

46. 若漫肿无头，部位较深，皮色不变者的疮疡为**疽**，属阴证。

47. 若范围较小、初起如粟、根角坚硬，或麻或痒或木，顶白而痛者的疮疡，**为疔**。

48. 起于浅表，形圆而红、肿、热、痛，化脓即软者的疮疡，**为疖**。

49. 望舌质，主要是**察其颜色、形态的异常**。

50. 淡白舌，虚寒证，为**阳气虚弱、气血不足之象**。阳虚血少，气血不荣，故舌色淡白，常见于阳虚、血虚的病证。

51. 红舌，主热证。热盛则气血涌甚，反映于舌质，故呈现红色。可见于**里实热证，也可见于阴虚内热**。

52. 绛舌，**主内热深重，外感热病见绛舌**，表示邪热深入营血，多见于热性病极期。内伤杂病中，绛舌常见于**久病、重病之人，多属阴虚火旺**。

53. 舌见紫色，主病有寒热之分，绛紫色深，干枯少津，多系**邪热炽盛、阴液两伤、血气壅滞不畅之象**。

54. 舌见淡紫或青紫湿润，多因**阴寒内盛、血脉瘀滞**所致。

55. 舌上有紫色斑点，称为瘀斑或瘀点，多为**血瘀之象**。

56. 胖大舌，多属**脾肾阳虚、津液不化、水饮痰湿阻滞**所致。

57. 瘦薄舌，**阴血亏虚、舌体不充之象**。

58. 舌瘦薄而色淡者，多是**气血两虚**。

59. 舌见瘦薄而色红绛且干，多是**阴虚火旺、津液耗伤**所致。

60. 裂纹舌，多由**阴液亏损不能荣润舌面所致**。

61. 舌质红绛而有裂纹，多属**热盛津伤、阴精亏损**。

62. 舌色淡白而有裂纹，常是**血虚不润**的反映。

63. 齿痕舌，多属**脾虚**。

64. 若舌质淡白而湿润，多为**脾虚而寒湿壅盛**。

65. 舌尖有芒刺，多属**心火亢盛**；舌边有芒刺，多属**肝胆火盛**；舌中有芒刺，多属**胃肠热盛**。

66. 望舌苔，包括**望苔色及苔质**两个内容。

67. 舌白苔一般常见于**表证、寒证**。

68. 舌黄苔主**热证、里证**。

69. 舌灰苔主里证，可见于**里热证**，亦可见于寒湿证。

70. 舌黑苔主里证，**主热极又主寒盛**。

71. 舌苔黑而燥裂，甚则生芒刺，多为**热极津枯**；苔黑而润滑，则多属**阳虚寒盛**。

72. 望舌时，还应注意**光线，伸舌的姿势，以及染苔**等几个方面。

73. **舌象的变化**能较客观地反映人体气血的盛衰、病邪的性质、病位的浅深、病情的进退，以及判断疾病的转归与预后。

74. 察舌质，重在**辨内脏的虚实**；察舌苔，则重在辨病邪的深浅与胃气的存亡。

75. 痰色白而清稀，多为**寒证**。

76. 痰色黄或白而黏稠者，多属**热证**。

77. 痰少极黏、难以排出者，多属**燥痰**。

78. 痰白易咳而量多者，为**湿痰**。

79. 咳吐脓血如米粥状，为热毒蕴肺，多是**肺痈证**。

80. 痰中带血，或咳吐鲜血，多为**热伤肺络**。

81. 呕吐痰涎，其质清稀者，属于**寒饮**。

82. 呕吐物清稀而夹有食物、无酸臭味者，多为**胃气虚寒**。

83. 呕吐物色黄味苦，多属**肝胆有热、胃失和降**。

84. 呕吐物秽浊酸臭，多因**胃热或食积**所致。

85. 吐血鲜红或暗红，夹有食物残渣，多因**肝火犯胃或瘀血内停**所致。

86. 呕吐脓血、味腥臭者，多为**内痈**。

87. 便如黏冻，夹有脓血，是为**痢疾**。

88. 大便色白者为病在**气分**；色赤者为病在**血分**；赤白相杂者多属**气血俱病**。

89. 先便后血，其色黑褐的是**远血**；先血后便，其色鲜红的是**近血**。

90. 小便清澈而量多者，多属**虚寒**。

91. 小便量少而黄赤者，多属**热证**。

92. 小便混浊不清，**或为湿浊下注，或为脾肾气虚**。

93. 尿血者，多是**热伤血络**。

94. 尿有砂石者为**石淋**，尿如膏脂者为**膏淋**。

95. 语声高亢洪亮、多言而躁动的，属**实证、热证**；语声低微无力、少言而沉静的，属**虚证、寒证**。

96. 呼吸困难、短促急迫，甚则鼻翼扇动，或张口抬肩不能平卧的，称为**喘**。喘气时喉中有哮鸣声的，称为**哮**。

97. **咳嗽**是肺失宣肃，肺气上逆的反映。

98. 呈阵发性、咳而气急、连声不绝、终止时作鹭鸶叫声的，称为**顿咳（百日咳）**。

99. 呃逆、嗳气都是**胃气上逆**所致。

100. 口气臭秽，多属**胃热，或消化不良，亦见于龋齿、口腔不洁**等；口气酸臭，多是**胃有宿食**；口气腐臭，多是**牙疳或有内痈**。

101. 问诊顺序为**首先要问一般情况，其次问起病，再要问既往病史与家族史，最后是问现在症状**。

102. 潮热临床分为**阴虚潮热、湿温潮热、阳明潮热**。

103. 汗出辨析包括**表证辨汗、自汗、盗汗、绝汗、战汗**。

104. 疼痛性质有**胀痛**、**重痛**、**刺痛**、**绞痛**、**灼痛**、**冷痛**、**隐痛**、**掣痛**。

105. 胀痛指疼痛伴有胀满或胀闷，多为**气滞所致**。

106. 抽掣或牵引而痛，即为掣痛，多由**筋脉失养或阻滞不通**所致，因肝主筋，故掣痛多与肝病有关。

107. 胸闷痛而痞满者，多为**痰饮**。

108. 胸胀痛而走窜，嗳气痛减者，多为**气滞**。

109. 胸痛而咳吐脓血者，多见于**肺痈**。

110. 胸痛喘促而伴有发热、咳吐铁锈色痰的，多属**肺热**。

111. 胸痛、潮热、盗汗、痰中带血者，多属**肺痨**。

112. 胸痛彻背、背痛彻胸，多属**心阳不振**。

113. 痰浊阻滞的胸痹，如有胸前憋闷、痛如针刺刀绞，甚则面色灰滞、冷汗淋漓，则为**"真心痛"**。

114. 腹痛则泻，泻后痛减者多为**伤食**，泻后痛不减者多是**肝郁脾虚**。

115. 食欲减退或不欲食，胃纳呆滞，多是**脾胃功能失常**的表现。

116. 若食少见于久病，兼有面色萎黄、形瘦、倦怠等症者，属**脾胃虚弱**；而食少伴有胸闷、腹胀、肢体困重、舌苔厚腻者，则多是**脾湿不运**。

117. **消谷善饥**，指食欲过于旺盛、食后不久即感饥饿者，由胃火炽盛、腐熟太过所致。

118. 有饥饿感，但不想吃或进食不多者，称为**饥不欲食**，多因胃阴不足、虚火上扰所致。

119. 易饥多食，但大便溏泻、倦怠乏力，属**胃强脾弱**。

120. 口苦，多见于热证，特别是常见于**肝胆实热的病变**；口甜而腻，多属**脾胃湿热**；口中泛酸，多为**肝胃蕴热**；口中酸馊，多为**食积内停**；口淡乏味，常见于**脾虚不运**。

121. 睡中不自主排尿，是为遗尿，多属**肾气不足的虚证**。

122. 阳不入阴、神不守舍的病理表现是**不寐**。

123. 失眠的致病原因有**阴血不足、阳热亢盛**，以致心神不安、难以入寐和由于痰火食积诸邪气干扰所致。

124. 临床常见头晕有**风火上扰头晕、阴虚阳亢头晕、心脾血虚头晕、中气不足头晕、肾精不足头晕和痰浊中阻头晕**等。

125. 目眩多因**肝肾阴虚、肝阳上亢、肝血不足或气血不足、目失所养**而致。

126. 经前或经期小腹胀痛者，多属**气滞血瘀**；小腹冷痛、遇暖则缓者，多属**寒凝**；行经或经后小腹隐痛、腰酸痛者，乃气血亏虚、胞脉失养所致。

127. 带下色白而清稀的，多属**虚证、寒证**；色黄或赤，稠黏臭秽的，多为**实证、热证**。

128. 现代普遍选用的切脉部位是"**寸口**"，即切按患者桡动脉腕后表浅部位。

129. "寸口"又称"气口"或"脉口"，分寸、关、尺三部。掌后高骨（桡骨茎突）的部位为"**关**"，关前（腕端）为"**寸**"，关后（肘端）为"**尺**"。

130. 寸口脉分候脏腑的划分方法是**右寸候肺，右关候脾胃，右尺候肾（命门），左寸候心，左关候肝，左尺候肾**。

131. 切脉时常运用三种不同的指力以体察脉象，轻用力按在皮肤上为浮取，名曰"**举**"；重用力按至筋骨为沉取，名曰"**按**"；不轻不重，中等度用力按到肌肉，为中取，名曰"**寻**"。

132. 寸、关、尺三部，每部有浮、中、沉三候，合称"**三部九候**"。

133. 平脉主要有三个特点，一是"**有神**"，即脉象和缓有力；二是"**有胃**"（胃气），即脉来去从容而节律一致；三是"**有根**"，在尺部沉取，仍有一种从容不迫应指有力的气象。

134. 浮脉，脉象"**举之有余，按之不足**"。轻取即得，重取稍弱。

135. 浮脉特点是<u>脉象显现部位表浅</u>。

136. 浮脉<u>主表</u>。浮而有力为表实，浮而无力为表虚。

137. 浮脉相似脉有<u>散脉、芤脉</u>。

138. 散脉，表示<u>正气耗散、脏腑精气将绝，多见于病证的危候</u>。

139. 芤脉：浮大中空，有如按葱管。多见于<u>大失血或大汗后</u>。

140. 沉脉脉象，轻取不应，重按始得。特点是<u>脉象部位深在</u>。

141. 沉脉病邪在里。<u>有力为里实，无力为里虚</u>。

142. 沉脉相似脉有<u>伏脉、牢脉</u>。

143. 伏脉，常见于<u>厥证、邪闭、痛极</u>等病证。

144. 牢脉，多见于<u>阴寒积聚的病证</u>，如癥瘕、痞块、疝气等。

145. 迟脉脉象，<u>脉来迟慢，一息不足四至</u>（相当于每分钟脉搏在 60 次以下）。

146. 迟脉<u>主寒证</u>。有力为冷积，无力为阳虚。

147. 迟脉相似脉是<u>缓脉</u>。缓脉，多见于<u>湿邪致病及脾胃虚弱证</u>。

148. 数脉脉象，<u>一息脉来五至以上（相当于每分钟脉搏在 90 次以上）</u>，"去来促急"。

149. 数脉，主<u>热证</u>。有力为实热，无力为虚热。

150. 数脉相似脉是**疾脉**。疾脉特征是**数而躁**，在热性病极期，以及劳疾病阴竭阳越时，都可见到疾脉。

151. 虚脉脉象，三部脉举按皆无力，隐隐蠕动于指下，令人有一种软而空豁的感觉，是无力脉的总称。虚脉主**气血两虚，尤多见于气虚**。

152. 实脉脉象，**脉来去俱盛**，三部举按皆较大而坚实有力，是有力脉的总称。

153. 实脉，主**实证**。邪气实而正气不虚，邪正相搏，气血壅盛之证。

154. 滑脉脉象，**"往来流利，如盘走珠"**，指下有一种圆滑感。

155. 滑脉主**痰饮、食滞、实热**等。平人脉滑而冲和，是**营卫充实之象**。妇人妊娠亦常见滑象，是血气充盛而和调的表现。

156. 滑脉相似脉是动脉。动脉，脉来滑数有力，应指跳突如豆，但搏动的部位较短小，**主惊、主痛**。

157. 涩脉脉象，**往来艰涩不畅，有如轻刀刮竹**。

158. 涩脉主**气滞、血瘀、精伤、血少**。

159. 细脉脉象，**脉来细小如线，软弱无力，但应指明显**。

160. 细脉主**气血两虚、诸虚劳损，又主湿病**。

161. 细脉相似脉有**濡脉、微脉、弱脉**。

162. 濡脉，浮而细软，轻按可以触知，重按反不明显。**虚证与湿证均常见**。

163. 微脉，"极细而软，按之欲绝，若有若无"。常见于**心肾阳衰及暴脱的患者**。

164. 弱脉，沉细而应指无力。**主气血两虚诸证**。

165. 洪脉脉象，"洪脉极大，状如洪水，来盛去衰，滔滔满指"。即**脉体阔大，充实有力，来的力量较去的力量为大**。

166. 洪脉主**邪热亢盛**。久病气虚，或虚劳、失血、久泄等病证而见洪脉，则多属邪盛正衰的危症。

167. 洪脉相似脉是大脉。大脉**大而有力，为邪热实证，大而无力多为虚损**。

168. 弦脉脉象**端直以长，如按琴弦**。

169. 弦脉主**肝胆病、痛证、痰饮**等。弦大兼滑，阳热为病；弦紧兼细，阴寒为病；虚劳内伤，中气不足，肝病乘脾，也常见弦脉；若弦而细劲，如循刀刃，便是全无胃气，病多难治。

170. 弦脉相似脉有**紧脉、革脉**。

171. 代脉脉象，**脉来缓弱而有规则地歇止，间歇时间较长**。

172. 代脉主**脏气衰微**。相似脉有**促脉、结脉**。

173. 尺肤，是指**肘内至掌后横纹处的一段皮肤**。

174. 脘部，指胸骨以下部位，又称"**心下**"。

175. 心下按之硬而痛的是**结胸，属实证**。心下满，按之濡软而不痛的，多是**痞证**。心下坚硬，大如盘，边如旋杯，为水饮。

176. 腹胀满、叩之如鼓、小便自利的属**气胀**；按之如囊裹水、小便不利的是**水鼓**。

177. 腹内有肿块、按之坚硬、推之不移且痛有定处的，**为癥为积，多属血瘀**；肿块时聚时散，或按之无形，痛无定处的，**为瘕为聚，多属气滞**。

178. 腹痛绕脐，左下腹部按之有块累累，当考虑**燥屎内结**。腹有结聚、按之硬，且可移动聚散的，多为**虫积**。

179. 右侧少腹部按之疼痛，尤以重按后突然放手而疼痛更为剧烈的，多是**肠痈**。

历年考题

【A 型题】1. 舌质与舌苔异常可以反映病情的变化。下列关于舌质、舌苔主病的说法，错误的是（　　）

A. 舌光无苔，胃阴大伤

B. 苔白积粉，气虚有湿

C. 苔灰干燥，阴虚火旺

D. 舌苔黄腻，食积内停

E. 舌苔腐腻，痰浊邪盛

【考点提示】B。

【A型题】2. 某男,9岁。咽喉疼痛,望诊可见咽部有灰白色假膜,擦之不去,重擦出血,随即复生。病属白喉,其病机是( )

A. 肺胃积热 B. 肺火炽盛
C. 肺热阴伤 D. 虚火上浮
E. 热毒壅盛

【考点提示】C。

【B型题】(3~4题共用备选答案)

A. 胀痛 B. 重痛
C. 刺痛 D. 隐痛
E. 掣痛

3. 气滞多见( )
4. 瘀血多见( )

【考点提示】A、C。胀痛,即胀且痛者,多属气滞。刺痛即疼痛如针刺,是瘀血疼痛的特点之一,以胸胁、少腹、小腹、胃脘部出现为多。

【B型题】(5~6题共用备选答案)

A. 食欲减退 B. 消谷善饥
C. 恶闻食臭 D. 饥不欲食
E. 嗜食异物

5. 伤食多见( )

6. 脾胃虚弱多见(　　)

【考点提示】C、A。厌恶食物或恶闻食臭,即为厌食,又称"恶食",多见于伤食。食少见于久病,兼有面色萎黄、形瘦、倦怠等症者,属脾胃虚弱。

【B型题】(7~9题共用备选答案)

　　A. 手足抽搐　　　　　B. 手足肿胀
　　C. 手足麻木　　　　　D. 手足软弱
　　E. 手足不遂

7. 痿证可见(　　)
8. 痉病可见(　　)
9. 惊风可见(　　)

【考点提示】D、A、A。足或手软弱无力、行动不灵,多属于痿证。项背强直、角弓反张、四肢抽搐,则为痉病。惊风可见肝热抽搐。

【B型题】(10~11题共用备选答案)

　　A. 痿软舌　　　　　　B. 瘦薄舌
　　C. 齿痕舌　　　　　　D. 裂纹舌
　　E. 芒刺舌

10. 热盛津伤可见(　　)
11. 脾虚湿盛可见(　　)

【考点提示】D、C。若舌质红绛而有裂纹,多属热盛津伤、阴精亏损。舌体的边缘见牙齿的痕迹,即为齿痕舌。多因舌体胖大而受齿缘压迫所致，故齿痕舌常与胖大舌同见，多属脾虚。若舌质淡白而湿润，多为脾虚而寒湿壅盛。

【B型题】(12~14题共用备选答案)

A. 呼吸不畅，胸闷气短
B. 呼吸有力，声高气粗
C. 呼吸困难，短促急迫
D. 呼吸困难，喉中有声
E. 呼多吸少，气不得续

12. 实热多见( )
13. 虚喘多见( )
14. 哮证多见( )

【考点提示】B、E、D。呼吸有力，声高气粗，多是热邪内盛、气道不利，属于实热证。若喘声低微息短、呼多吸少、气不得续的，属虚喘，乃肺肾气虚、出纳无力之故。喘气时喉中有哮鸣声的，称为哮。

【B型题】(15~16题共用备选答案)

A. 齿痕舌　　　　　B. 胖大舌
C. 芒刺舌　　　　　D. 痿软舌
E. 瘦薄舌

15. 根据中医望诊理论，热邪亢盛可见( )
16. 根据中医望诊理论，脾肾阳虚可见( )

【考点提示】 C、B。舌乳头增生、肥大，高起如刺，摸之棘手，称为芒刺。若芒刺干燥，多属热邪亢盛，且热愈盛则芒刺愈多。较正常舌体胖大，为胖大舌。有胖嫩与肿胀之分。若舌体胖嫩，色淡，多属脾肾阳虚、津液不化、水饮痰湿阻滞所致。

【B型题】（17~19题共用备选答案）

A. 齿稀根露　　　　B. 齿龈红肿
C. 齿龈青紫　　　　D. 齿龈淡白
E. 牙齿蛀蚀

17. 根据中医望诊理论，肾虚可见（　　）
18. 根据中医望诊理论，血虚可见（　　）
19. 根据中医望诊理论，胃火可见（　　）

【考点提示】 A、D、B。牙齿松动稀疏、齿根外露者，多属肾虚或虚火上炎。胃之经脉络于龈中，龈色淡白者，多是血虚不荣。齿龈红肿者，多属胃火上炎。

【C型题】（20~21题共用题干）

某女，32岁，平素性情急躁易怒，月经不调，因胃痛1周就诊，胃脘灼痛，痛势急迫，烧心泛酸，口苦口干，舌红苔黄，脉弦。

20. 该患者舌红提示属于（　　）

A. 虚寒证　　　　　B. 实热证

C. 虚热证　　　　　D. 瘀血证

E. 痰湿证

21. 该患者弦脉提示病位相关之脏是(　　)

A. 肝　　　　　　　B. 心

C. 脾　　　　　　　D. 肺

E. 肾

【考点提示】B、A。热证临床表现多见发热喜凉，口渴饮冷，面红目赤，烦躁不宁，小便短赤，大便燥结，舌红苔黄而干燥，脉数等症状。口苦，多见于热证，特别是常见于肝胆实热的病变。弦脉主肝胆病、痛证、痰饮等。弦大兼滑，阳热为病；弦紧兼细，阴寒为病；虚劳内伤，中气不足，肝病乘脾，也常见弦脉；若弦而细劲，如循刀刃，便是全无胃气，病多难治。

第三节　辨　证

1. 病在皮毛、肌肤，部位浅在者属**表证**；病在脏腑、血脉、骨髓，部位深在者属**里证**。

2. 表证一般指**六淫之邪从皮毛、口鼻侵入人体**而引起的外感病初起阶段。

3. 表证以**发热恶寒、苔薄白、脉浮**为主；里证以**发热不恶寒、苔黄、脉数或沉滑**为主。

4. 一般来说，阳证必见**热象**，多见身热、恶热、烦渴、脉数；阴证必见**寒象**，多见身寒肢冷、无热恶寒、精神萎靡、脉沉微无力。

5. 寒证，临床表现常见恶寒喜暖，口淡不渴，面色苍白，肢冷，小便清长，大便溏稀，舌淡苔白而润滑，**脉迟或紧**等症状。

6. 寒证以寒为主，**功能减退**为辨证要点。

7. 热证，临床表现多见发热喜凉，口渴饮冷，面红目赤，烦躁不宁，小便短赤，大便燥结，舌红苔黄而干燥，**脉数**等症状。

8. 热证以热为主，**功能活动亢进**为辨证要点。

9. 表证和里证各有寒热虚实之证，即**表寒证、表热证、表虚证、表实证，里寒证、里热证、里虚证、里实证**。

10. 在里证中还有虚寒、虚热、实寒和实热证。虚寒证即**阳虚证**，虚热证即**阴虚证**，实寒即**里寒证**，实热证即**里热证**。

11. 阴证临床常表现为无热恶寒，四肢逆冷，息短气乏，身体沉重，精神不振，但欲卧寐，呕吐，下利清谷，小便色白，爪甲色青，面白舌淡，**脉沉微**等症状。

12. 阴证以**见寒象**为辨证要点。

13. 阳证临床常表现为身热，恶热不恶寒，心烦口渴，躁动不安，气高而粗，口鼻气热，目睛了了不寐，目睛视物模糊或目赤多眵，面唇色红，指甲色红，小便红赤，大便或秘或干，舌质红绛，**脉滑数有力**等症状。

14. 阳证以**见热象**为辨证要点。

15. 阳证必见热象，多见**身热、恶热、烦渴、脉数**；阴证必见寒象，多见**身寒肢冷、无热恶寒、精神萎靡、脉沉微无力**。

16. 心病主要证候有**心气虚证与心阳虚证、心血证与心阴虚证、心血瘀阻证与心火亢盛证**证。

17. 心阳虚证与心气虚证的共有症状是**心悸，气短，自汗，活动或劳累后加重**。

18. 心气虚证以**心脏及全身功能活动衰弱**为辨证要点。心阳虚证以**在心气虚证的基础上出现虚寒症状**为辨证要点。

19. 心血虚证与心阴虚证的共同症状是**心悸，心烦，易惊，失眠，健忘**。

20. 心血虚证以**心的常见症状与血虚证共见**为辨证要点。心阴虚证**以心的常见症状与阴虚证共见**为辨证要点。

21. 心血瘀阻证的临床表现，多见心悸、心前区刺痛或闷痛，并常引臂内侧疼痛，尤以左臂痛厥为多见，一般痛势较剧，时作时止，重者并有面、唇、指甲青紫，四肢逆冷，舌质暗红，或见紫色斑点，苔少，**脉微细或涩**。

22. 心血瘀阻证一般以**胸部憋闷疼痛、痛引肩背内臂、时发时止**为辨证要点。

23. 心火亢盛证的临床表现，多见心中烦热，急躁失眠，口舌糜烂疼痛，口渴，舌红，**脉数**，甚则发生吐血、衄血。

24. 心火亢盛证以**心及舌、脉等有关组织出现实火内炽的症状**为辨证要点。

25. 肺病主要证候有**肺气虚与肺阴虚、风寒犯肺与风热犯肺、燥热犯肺与痰浊阻肺证**。

26. 以**咳喘无力、气少不足以息和全身功能活动减弱**为肺气虚证辨证要点。

27. 肺阴虚证的临床表现，常见咳嗽较重，干咳无痰，或痰少而黏，并有咽喉干痒，或声音嘶哑，身体消瘦，舌红少津，**脉细无力**。阴虚火旺还可见咳痰带血，干渴思饮，午后发热，盗汗，两颧发红，舌质红，脉细数。

28. 风寒犯肺证的临床表现，常见咳嗽或气喘，咳痰稀薄，色白而多泡沫，口不渴，常伴有鼻流清涕，或发热恶寒，头痛身酸楚，舌苔薄白，**脉浮或弦紧**。

29. 风寒犯肺证一般以**咳嗽兼见风寒表证**为辨证要点。

30. 风热犯肺证的临床表现，常见咳嗽，咳黄稠痰，不易咳出，甚则咳吐脓血稠痰，一般还伴咽喉疼痛、鼻流浊涕、口干欲饮等，舌尖红，**脉浮数**。病重者可见气喘鼻扇、烦躁不安。

31. 风热犯肺证一般以**咳嗽与风热表证共见**为辨证要点。

32. 燥热犯肺证的临床表现，常见干咳无痰，或痰少而黏，缠喉难出，鼻燥咽干，舌尖红，苔薄白少津，**脉浮细而数**。并常伴有胸痛或发热头痛、身酸楚等症状。

33. 燥热犯肺证一般以**肺系症状表现干燥少津**为辨证要点。

34. 痰浊阻肺证的临床表现常见咳嗽，痰量多，色白而黏，容易咳出，或见气喘、胸满、呕恶等症，舌苔白腻，**脉象多滑**。

35. 痰浊阻肺证一般以**咳嗽痰多质黏、色白易咳**为辨证要点。

36. 脾病的主要证候有**脾气虚与脾阳虚、寒湿困脾与脾胃湿热证**。

37. 引起脾气虚弱的原因是**素体虚弱，劳倦与饮食不节，内伤脾气**等。

38. 常见脾虚证候可分为**脾失健运、脾虚下陷、脾不统血**。

39. 脾失健运常见食纳减少，食后作胀，或肢体浮肿，小便不利，或大便溏泻，时息时发，并伴有身倦无力、气短懒言、面色萎黄、<u>舌质淡嫩、苔白、脉缓弱</u>的临床表现。

40. 脾失健运以<u>运化功能减退和气虚证共见</u>为辨证要点。

41. 脾虚下陷常见子宫脱垂，脱肛，胃下垂，慢性腹泻，并见食纳减少，食后作胀，少腹下坠，体倦少气，气短懒言，<u>面色萎黄，舌淡苔白，脉虚</u>的临床表现。

42. 脾虚下陷一般以<u>脾气虚和内脏下垂</u>为辨证要点。

43. 脾不统血常见面色苍白或萎黄，饮食减少，倦怠无力，气短，肌衄，便血以及妇女月经过多，或崩漏，<u>舌质淡，脉细弱</u>的临床表现。

44. 脾不统血一般以<u>在脾气虚的基础上出血共见</u>为辨证要点。

45. 脾阳虚证的临床表现常见在脾失健运症状的基础上，同时出现腹中冷痛，腹满时减，得温则舒，口泛清水，四肢不温，气怯形寒，<u>脉沉迟而舌淡苔白</u>。妇女则见白带清稀，小腹下坠，腰酸沉等症。

46. 脾阳虚证一般以<u>脾运失健的基础上伴有寒象</u>为辨证要点。

47. 寒湿困脾证常见脘腹胀满，头身困重，食纳减少，泛恶欲吐，口不渴，便溏稀薄，小便不利，妇女带下，**舌苔白腻或厚，脉迟缓而濡**。

48. 寒湿困脾证一般以**脾的运化功能障碍**为基础，同时又有寒湿中遏的表现为辨证要点。

49. 脾胃湿热证常见面目皮肤发黄，鲜明如橘色，脘腹胀满，不思饮食，厌恶油腻，恶心呕吐，体倦身重，发热，口苦，尿少而黄，**舌苔黄腻，脉濡数**。

50. 脾胃湿热证一般以**脾的运化功能障碍和湿热内阻的症状**为辨证要点。

51. 肝病主要证候有**肝气郁结、肝火上炎、肝阳上亢、肝风内动、肝阴虚、肝血虚、肝胆湿热、寒滞肝脉证**。

52. 肝气郁结证临床表现常见**胁肋胀痛，胸闷不舒**，善太息，神情沉默，不欲饮食，或见口苦善呕，头目眩晕，舌苔白滑，脉弦。在妇女则有月经不调、痛经或经前乳房作胀等症。

53. 肝气郁结证一般以**情志抑郁，肝经所过部位发生胀闷疼痛，在妇女则有月经不调等**作为辨证要点。

54. 肝火上炎证临床表现，常见**头痛眩晕**，耳聋耳鸣，面红目赤，口苦，尿黄，甚则咯血、吐血、衄血，舌红苔黄，脉弦数。

55. 肝火上炎证一般以**肝脉循行所过的头、目、耳、**

胁部位见到实火炽盛症状作为肝火上炎证辨证要点。

56. 肝阴虚证临床表现，常见**眩晕耳鸣**，胁痛目涩，面部烘热，五心烦热，潮热盗汗，口咽干燥，手足蠕动，舌红少津，脉弦细数。

57. 肝阴虚证一般以**肝病症状和阴虚证共见**为辨证要点。

58. 肝阳上亢证临床表现，常见头痛、头胀、眩晕，时轻时重，耳鸣耳聋，口燥咽干，两目干涩，失眠健忘，腰膝酸软，**舌红少津，脉多弦而有力**。

59. 肝阳上亢证一般以**肝阳亢于上而肾阴亏于下的症状表现**作为辨证要点。

60. 肝血虚证临床表现，常见**眩晕耳鸣，面白无华，爪甲不荣**，夜寐多梦，视力减退或雀目，或见肢体麻木，关节拘急不利，手足震颤，肌肉跳动，舌淡苔白，脉弦细。妇女常见月经量少、色淡，甚则经闭。

61. 肝血虚证一般以**筋脉、爪甲、两目、肌肤等失去血的濡养及全身血虚的表现**为辨证要点。

62. 肝风内动证症状主要以**眩晕抽搐、震颤**等为主。

63. 肝阳化风临床表现常见**眩晕欲仆**，头胀头痛，肢麻或震颤，舌体㖞斜，舌红脉弦，甚则猝然昏倒、舌强、语言不利，或半身不遂。

64. 肝阳化风一般根据**患者平素具有肝阳上亢的现**

象结合突然出现肝风内动的**症状**为辨证要点。

65. 肝风内动证包括**肝阳化风、热极生风、血虚生风**。

66. 热极生风临床表现常见**高热，肢体抽搐**，项强，两眼上翻，甚则角弓反张，神志昏迷，舌红，脉弦数。

67. 热极生风多以**高热与肝风共见**为辨证要点。

68. 血虚生风临床表现常见**头目眩晕，视物模糊**，面色萎黄，肢体麻木或震颤，手足拘急，肌肉瞤动，脉弦细，舌淡少苔。

69. 血虚筋脉失养所表现的动风，一般有筋脉、爪甲、两目、肌肤等失去血的濡养的症状，以及**全身血虚**为辨证要点。

70. 肝胆湿热证临床表现，常见**胁肋满闷疼痛**，黄疸，小便短赤，或小便黄而浑浊，或带下色黄腥臭，外阴瘙痒，或睾丸肿痛，红肿灼热，舌苔黄腻，脉弦数。

71. 肝胆湿热证一般以**胁肋胀痛、身目发黄或阴部瘙痒、带下黄臭、舌红苔黄腻**为辨证要点。

72. 寒滞肝脉的临床表现常见**少腹胀痛**，牵引睾丸，或睾丸胀大下坠，或阴囊冷缩，舌润苔白，脉多沉弦。

73. 寒滞肝脉一般以**少腹牵引阴部坠胀冷痛**为辨证要点。

74. 肾病的主要证候有**肾阳虚、肾阴虚、肾精不足、**

肾气不固、肾不纳气。

75. 肾阳虚证的临床表现，常见**形寒肢冷**，精神不振，腰膝酸软，或阳痿不举，舌淡苔白，脉沉迟或两尺无力。

76. 肾阳虚证一般以**全身功能低下伴见寒象**为辨证要点。

77. 肾阴虚证的临床表现，常见**头晕目眩**，耳鸣耳聋，牙齿松动，失眠遗精，口燥咽干，五心烦热，盗汗，腰膝酸痛，舌红，脉细数。

78. 肾阴虚证一般以**肾病的主要症状和阴虚内热症状同见**为辨证要点。

79. 肾气不固证，临床表现常见**滑精早泄**，尿后余沥，小便频数而清，甚则不禁，腰脊酸软，面色淡白，听力减退，舌淡苔白，脉细弱。

80. 肾气不固证一般以**肾及膀胱不能固摄表现的症状**为辨证要点。

81. 肾不纳气证，临床表现常见**气虚喘促**，呼多吸少，动则喘甚，汗出，四肢不温，恶风寒，面部虚浮，脉虚浮，舌质淡。

82. 肾不纳气证一般以**久病咳喘、呼多吸少、气不得续、动则加重为主，伴见肺肾气虚表现**为辨证要点。

83. 六腑病变的主要证候有**胃寒、胃热（火）、食**

滞胃脘、胃阴虚、大肠湿热、大肠津亏、膀胱湿热证。

84. 胃寒证的临床表现，常见**胃脘疼痛**，轻则绵绵不已，重则拘急剧痛，阵阵发作，遇寒则重，得热则缓，呕吐清水，舌苔白滑，脉沉迟或沉弦。

85. 胃寒证一般以**胃脘疼痛和寒象同见**为辨证要点。

86. 胃热证的临床表现，常见**胃脘灼热而疼痛**，烦渴多饮或渴欲冷饮，消谷善饥，牙龈肿痛，口臭，泛酸嘈杂，舌红苔黄，脉滑数。

87. 胃热证一般以**胃病常见症状和热象**共见为辨证要点。

88. 食滞胃脘证的临床表现有**脘腹胀满**，呕吐酸腐，嗳气反酸，或矢气酸臭，不思饮食，大便泄泻或秘结，舌苔厚腻，脉滑。

89. 食滞胃脘证以**胃脘胀闷疼痛、嗳腐吞酸**为辨证要点。

90. 胃阴虚证的临床表现，常见**口咽发干**，多以睡后明显，不思饮食，或知饥不食，并有心烦、低热、大便不调、干呕作呃，舌红少苔或无苔，脉细数。

91. 胃阴虚证一般以**胃病常见症状伴见阴虚**为辨证要点。

92. 膀胱湿热证临床常见**小便不畅**，尿频尿急，尿痛或小便淋沥，尿色浑浊，或有脓血，或有砂石，舌苔黄腻，脉数。

93. 膀胱湿热证以**尿频、尿急、尿痛、尿黄**为辨证要点。

94. 脏腑兼病主要的证候有**心肺两虚、心脾两虚、心肾不交、肺脾两虚、肝火犯肺、肺肾阴虚、肝脾不调、肝胃不和、脾肾阳虚与肝肾阴虚证**。

95. 心肺两虚证临床常见**久咳不已，气短心悸，面色㿠白，甚者可见口唇青紫，舌淡，脉细弱**。

96. 心肺两虚证一般以**心悸咳喘与气虚证共见**为辨证要点。

97. 心脾两虚证临床常见**心悸怔忡**，失眠多梦，健忘，食纳减少，腹胀，大便溏泻，倦怠乏力，舌质淡嫩，脉细弱。

98. 心肾不交证临床常见**虚烦失眠**，心悸健忘，头晕耳鸣，咽干，腰膝酸软，多梦遗精，潮热盗汗，小便短赤，舌红无苔，脉细数。

99. 肺脾两虚证临床常见**久咳不已**，短气乏力，痰多清稀，食纳减少，腹胀便溏，甚则足面浮肿，舌淡苔白，脉细弱。

100. 肺脾两虚证以**咳喘、纳少、腹胀便溏为主，伴见气虚症状**为辨证要点。

101. 肝火犯肺证临床常见**胸胁窜痛**，咳嗽阵作，甚则咳吐鲜血，性急善怒，烦热口苦，头眩目赤，舌苔薄，舌质红，脉弦数。

102. 肝火犯肺证以**胸胁灼痛、急躁易怒、目赤口苦、咳嗽**为辨证要点。

103. 肺肾阴虚证临床常见**咳嗽痰少**，动则气促，间或咯血，腰膝酸软，消瘦，骨蒸潮热，盗汗遗精，颧红，舌红苔少，脉细数。

104. 肺肾阴虚证以**久咳痰血、腰膝酸软、遗精等症与阴虚症状同见**为辨证要点。

105. 肝脾不调证临床常见**胸胁胀痛**，善太息，腹部胀满，肠鸣，大便稀薄，矢气多，精神抑郁，性情急躁，食纳减少，舌苔白，脉弦数。

106. 肝脾不调证以**胸胁胀满窜痛、易怒、纳呆、腹胀、便溏**为辨证要点。

107. 肝胃不和证临床常见**胸胁胀满**，善太息，胃脘胀满作痛，嗳气吞酸，嘈杂或呕恶，苔薄黄，脉弦。

108. 肝胃不和证以**脘胁胀痛、吞酸嘈杂**为辨证要点。

109. 脾肾阳虚证临床常见**畏寒肢冷**，气短懒言，身体倦怠，大便溏泻或五更泄泻，或见浮肿，甚则腹满膨胀，舌质淡，苔白润，脉细弱。

110. 脾肾阳虚证以**腰膝、下腹冷痛，久泻不止，浮**

肿等与寒证并见为辨证要点。

111. 肝肾阴虚证临床常见**头晕目眩**，耳鸣，胁痛，腰膝酸软，咽干，颧红，盗汗，五心烦热，男子或见遗精，女子或见月经不调，舌红无苔，脉细数。

112. 肝肾阴虚证以**胁痛、腰膝酸软、耳鸣、遗精与阴虚内热症状同见**为辨证要点。

113. 腰为肾之府，肾主骨，肝主筋，膝为筋之府，肝肾阴虚，故**腰膝酸软**。

114. 气的病变一般可概括为**气虚、气陷、气滞、气逆**四种。

115. 气虚证临床常见**头晕目眩**，少气懒言，疲倦乏力，自汗，活动时诸症加剧，舌淡，脉虚无力。

116. 气虚证一般以**全身功能活动低下**为辨证要点。

117. 气陷证临床常见**头目昏花**，少气倦怠，腹部有坠胀感，脱肛或子宫脱垂等，舌淡苔白，脉弱。

118. 气陷证一般以**内脏下垂**为主要诊断要点。

119. 气滞证临床常见**胀闷疼痛，妇女乳房胀痛**。

120. 气滞证一般以**胀闷疼痛**为辨证要点。

121. **肺气上逆**可见咳嗽喘息；**胃气上逆**，则见呃逆、嗳气、恶心呕吐；**肝气升发太过**，则见头痛、眩晕、昏厥、呕血等。

122. 血的病证概括起来主要有**血虚、血瘀、血热、**

血寒四个方面。

123. 血虚证临床常见**面色苍白或萎黄**，唇色淡白，头晕眼花，心悸失眠，手足发麻，妇女经行量少，愆期甚或经闭，舌质淡，脉细无力。

124. 血虚证一般以**面色、口唇、爪甲失其血色及全身虚弱**为辨证要点。

125. 血瘀证临床常见**局部肿胀疼痛**，痛如针刺，拒按，痛处固定不移，且常在夜间加重，一般伴有面色晦暗、口唇色紫、舌有瘀斑、口干但欲漱水不欲咽等症状。

126. 血瘀证一般以**痛如针刺、痛有定处、拒按、肿块、唇舌爪甲紫暗、脉涩**等为辨证要点。

127. 血热证临床常见**心烦**，或躁扰发狂，口干不喜饮，身热，以夜间为甚，脉细数，舌红绛，或见各种出血证，妇女月经前期、量多等。

128. 血热证一般以**出血和全身热象**为辨证要点。

129. 血寒证临床常见**疼痛喜暖**，得暖痛减，形寒肢冷，舌淡而暗，脉沉迟涩。妇女常见少腹冷痛，畏寒肢冷，月经愆期，色暗淡有血块等。

130. 血寒证一般以**手足、腹部等局部冷痛，肤色紫暗**为辨证要点。

131. 气为阳，血为阴。气血同病证候，常见**气滞血瘀、气血两虚、气不摄血、气随血脱证等**。

132. 气血两虚证临床常见**少气懒言**,乏力自汗,面色苍白或萎黄,心悸失眠,舌淡而嫩,脉细弱等。

133. 气不摄血证临床常见**出血的同时,见有气短,倦怠乏力,面色苍白,脉软弱细微,舌淡**等气虚的症状。

134. 气随血脱证临床常见**大量出血的同时,见面色㿠白,四肢厥冷,大汗淋漓,甚至晕厥,脉微细或弱**等症。多以大量出血时,随即出现气脱的症状为辨证要点。

历年考题

【A 型题】1. 腰脊酸软,滑精早泄属于(　　)
  A. 肾阳虚证　　　　B. 肾阴虚证
  C. 肾精不足证　　　D. 肾气不固证
  E. 肾不纳气证

【考点提示】D。肾气不固证临床常见滑精早泄,尿后余沥,小便频数而清,甚则不禁,腰脊酸软,面色淡白,听力减退,舌淡苔白,脉细弱。一般以肾及膀胱不能固摄表现的症状为辨证要点。

【A 型题】2. 中医诊断用以分辨邪正盛衰的纲领是(　　)
  A. 阴阳　　　　　　B. 表里
  C. 寒热　　　　　　D. 虚实
  E. 气血

【考点提示】D。关于邪正盛衰,邪气盛者为实证,正气衰者为虚证。

【B型题】(3~5题共用备选答案)

  A. 肝阳化风   B. 血虚生风
  C. 热极生风   D. 阴虚风动
  E. 血燥生风

3. 某男,73岁。平素头昏头痛,午后颧红,口渴咽干。因操劳过度,突然发病,肢麻震颤,舌体歪斜,来院急诊。中医辨证为(　　)

4. 患儿,5岁。咽部红肿疼痛3日,体温39.9℃,突然肢体抽搐,两眼上翻,来院急诊。中医辨证为(　　)

5. 某女,30岁。难产,分娩后头晕目眩,视物模糊,肌肉𥆧动,手足拘急,面色无华,口唇色淡。中医辨证为(　　)

【考点提示】A、C、B。肝阳化风临床表现常见眩晕欲仆,头胀头痛,肢麻或震颤,舌体歪斜,舌红脉弦,甚则猝然昏倒、舌强、语言不利,或半身不遂。一般根据患者平素具有肝阳上亢的现象结合突然出现肝风内动的症状为辨证要点。热极生风临床表现常见高热,肢体抽搐,项强,两眼上翻,甚则角弓反张,神志昏迷,舌红脉弦数。多以高热与肝风共见为辨证要点。血虚生风临床表现常见头目眩晕,视物模糊,面色萎黄,肢体麻木或震颤，手足拘急，肌肉眲动，脉弦细，舌淡少苔。血虚筋脉失养所表现的动风，一般有筋脉、爪甲、两目、肌肤等失去血的濡养的症状，以及全身血虚为辨证要点。

【C型题】（6~8题共用题干）

某女，29岁。咳嗽2月余，干咳无痰，咽喉干痒，时有声音嘶哑。舌红少苔，脉细数。

6. 根据八纲辨证，该证属于（　　）
   A. 实证　　　　　　B. 虚证
   C. 表证　　　　　　D. 阳证
   E. 寒证

7. 根据脏腑辨证，该证属于（　　）
   A. 肺气虚　　　　　B. 风寒袭肺
   C. 肺阴虚　　　　　D. 风热袭肺
   E. 肝火犯肺

8. 根据辨证结果，应采取的治法是（　　）
   A. 滋阴润肺　　　　B. 补气益肺
   C. 辛凉清润　　　　D. 宣肺散寒
   E. 清肝滋肺

【考点提示】B、C、A。虚证表现常有面色苍白或萎黄，精神萎靡，身疲乏力，心悸气短，形寒肢冷或五心烦热，自汗盗汗，大便滑脱，小便失禁，舌上少苔无苔，脉虚无力等。以症状表现不足、虚弱为辨证要点。肺阴虚证的临床表现，常见咳嗽较重，干咳无痰，或痰少而黏，并有咽喉干痒，或声音嘶哑，身体消瘦，舌红少津，脉细无力。肺肾阴虚［症状］干咳少痰，或痰中带血，午后咳甚，或伴五心烦热，颧红，耳鸣。舌红少苔，脉细数。［治法］滋阴润肺，止咳化痰。

【C型题】（9~10题共用题干）

某女，32岁，口舌生疮，烦躁焦虑，口干舌燥，小便短赤。舌尖红，苔薄黄，脉数。

9. 口舌生疮，舌尖红，病位在（　　）

A. 心　　　　　　　B. 肝
C. 胃　　　　　　　D. 肺
E. 肾

10. 脉数主病是（　　）

A. 虚证　　　　　　B. 热证
C. 阴证　　　　　　D. 寒证
E. 表证

【考点提示】A、B。心火炽盛症状：不寐，心烦，口干，舌燥，口舌生疮，小便短赤，舌尖红，苔薄白，脉数有力或细数。热证临床表现多见发热喜凉，口渴饮冷，面红目赤，烦躁不宁，小便短赤，大便燥结，舌红苔黄而干燥，脉数等症状。

第四章 常用医学检查指标及其临床意义

第一节 血常规检查

必背采分点

1. 白细胞计数的参考值：①成人：**(4~10)×10⁹/10L**；②6个月至2岁：**(11~12)×10⁹/10L**；③新生儿：**(15~20)×10⁹/10L**。

2. 生理性白细胞增多主要见于月经前、妊娠、分娩、哺乳期妇女和剧烈运动、兴奋激动、饮酒、餐后等；**新生儿和婴儿高于成人**。

3. 白细胞减少主要见于<u>流行性感冒</u>、<u>再生障碍性贫血</u>、<u>白血病</u>等。

4. 白细胞分类计数的参考值：①中性粒细胞绝对值：(2.0~7.0)×10⁹/10L，百分数50%~70%；②嗜酸性粒细胞绝对值：**(0.05~0.5)×10⁹/10L**，百分数

0.5%~5%；③嗜碱性粒细胞绝对值：<0.1×10⁹/10L，百分数0%~1%；④淋巴细胞绝对值：(0.8~4.0)×10⁹/10L，百分数20%~40%；⑤单核细胞绝对值：(0.12~0.8)×10⁹/10L，百分数3%~8%。

5. 嗜酸性粒细胞增多见于<u>过敏性疾病、皮肤病与寄生虫病、血液病</u>。

6. 红细胞是血液中数量最多的有形成分，其作为呼吸载体，能在携带和释放氧气至全身各个组织的同时，运输二氧化碳，<u>协同调节维持酸碱平衡和免疫黏附作用</u>。

7. 血红蛋白（Hb）参考值：<u>①**男性：120~160g/L**。②**女性：110~150g/L**。③**新生儿：170~200g/L**</u>。

8. <u>血红蛋白量减少</u>是诊断贫血的重要指标，但不能确定贫血的类型。

9. 血小板在一日内的不同时间可相差**6%~10%**。

10. 红细胞沉降率生理性增快见于<u>女性月经期、妊娠3个月以上（至分娩后3周内）</u>。

历年考题

【A型题】血小板计数正常值参考范围是（　　）

A. (10~50)×10⁹/L

B. (50~100)×10⁹/L

C. (100~300)×10⁹/L

D.（300~500）×10⁹/L

E.（500~700）×10⁹/L

【考点提示】C。血小板计数的参考值是（100~300）×10⁹/L。

第二节 尿常规检查

1. 新鲜尿液多呈弱碱性,随机尿 pH **4.5~8.0**,晨尿 pH 值 6.5。

2. 尿比重系指在**4℃时**尿液与同体积纯水的重量之比。

3. 尿比重（SG）参考值：①成人：**1.015~1.05,晨尿最高,一般大于1.020**；②婴幼儿尿液比重偏低。

4. 尿蛋白浓度**大于100mg/L 或 150mg/24h**,蛋白定性检查呈阳性的尿液,称为蛋白尿。

5. 尿液中出现葡萄糖取决于：<u>血糖水平、肾小球滤过葡萄糖速度、近端肾小管重吸收葡萄糖速度和尿流量</u>。

6. 尿葡萄糖（GLU）参考值：①定性：阴性；②定量：**0.56~5.0mmol/24h**。

7. 尿胆红素（BIL）参考值：①定性：阴性；②定量：<u>≤2mg/L</u>。

8. 尿胆红素阳性多见于<u>肝细胞性黄疸，阻塞性黄疸</u>。

9. <u>尿隐血</u>即反映尿液中的血红蛋白（Hb）。

10. 当游离 Hb 超过 <u>1.00～1.35g/L</u> 时，Hb 可随尿液排出，即为血红蛋白尿。

11. 尿液中出现管型是<u>肾实质性病变</u>的证据，常见的管型种类包括透明管型、细胞管型（白细胞、红细胞、上皮细胞）、颗粒管型、蜡样管型、脂肪管型和细菌管型。

12. 磷酸盐结晶常见于<u>pH 碱性的感染尿液</u>。

13. 尿酸盐结晶常见于<u>痛风</u>。

14. 大量的草酸盐结晶提示严重的<u>慢性肾病，或乙二醇、甲氧氟烷中毒</u>。

15. 糖尿病酮尿见于糖尿病酮症酸中毒，尿液中酮体常早于血液中酮体的升高，严重糖尿病酮症时，尿液中酮体可达<u>6g/d</u>。

16. 尿淀粉酶减少主要见于<u>重症肝炎、肝硬化、糖尿病</u>等。

历年考题

【A 型题】1. 血清淀粉酶（AMS）活性增高最常见

于( )

A. 急性胃肠炎 B. 病毒性肝炎
C. 慢性胆囊炎 D. 急性胰腺炎
E. 病毒性心肌炎

【考点提示】D。急性胰腺炎发作期尿淀粉酶活性上升稍晚于血清淀粉酶(发病后 12～24 小时开始升高),且维持时间稍长。

【X 型题】2. 尿白细胞升高的临床意义( )

A. 泌尿系统感染 B. 挤压伤
C. 慢性肾虚肾炎 D. 膀胱炎
E. 前列腺炎

【考点提示】ACDE。尿白细胞升高见于泌尿系统感染、慢性肾盂肾炎、膀胱炎、前列腺炎等。女性白带混入尿液时,也可发现较多的白细胞。

第三节 粪常规检查

1. 正常人的粪便色泽为**黄褐色的柱状软便**。
2. 米泔水样便,由肠道受刺激,大量分泌水分所致,常见于**霍乱、副霍乱**等。

3. 胨状便主要见于**过敏性肠炎、慢性菌痢**等。

4. 脓血便主要见于**细菌性痢疾、溃疡性结肠炎、直肠或结肠癌、阿米巴痢疾（以血为主，呈暗红果酱色）**等。

5. 乳凝便常见于**儿童消化不良**等。

6. 鲜血便主要见于**痔疮、肛裂、息肉等下消化道出血**等。

7. 柏油便粪便黑色有光泽，为上消化道出血（大于50mL）后，**红细胞被胃肠液消化所致**。

8. 白陶土便常见于**阻塞性黄疸**等。

9. 细条便为**直肠狭窄的表现**，主要见于直肠癌等。

10. 对老年人进行粪隐血试验有助于**早期发现消化道恶性肿瘤**。

11. 胃、十二指肠溃疡者的隐血阳性率可达**40%~70%**，可呈间歇性阳性。

12. 粪胆原在**溶血性黄疸**时明显增加；也可见于阵发性睡眠性血红蛋白尿症。

13. 粪胆原在**阻塞性黄疸**时明显减少。

14. 正常粪便中无红细胞，出现红细胞可见于**痢疾、溃疡性结肠炎、结肠癌**等。

15. **上皮细胞**为肠壁炎症的特征，见于结肠炎、伪膜性肠炎等。

第四节 肝功能检查

1. 血清丙氨酸氨基转移酶增高的程度与肝细胞被破坏的程度呈<u>正比</u>。

2. 血清丙氨酸氨基转移酶（ALT）参考值：速率法：<u>成人 5~40U/L</u>。

3. 血清天门冬氨酸氨基转移酶（AST）参考值：速率法：<u>成人 8~40U/L</u>。

4. 急性心肌梗死在发病后 6~8 小时 AST 开始上升，<u>18~24 小时</u>达高峰。

5. 血清 γ-谷氨酰转移酶（GGT）参考值：γ-谷酰胺-3-羧基-对硝基苯胺法：<u>男性 11~50U/L；女性 7~12U/L</u>。

6. 血清碱性磷酸酶（ALP）参考值：（1）男性：<u>45~125U/L</u>。（2）女性：①<u>20~49 岁，11~50U/L</u>；②<u>50~79 岁，50~135U/L</u>。

7. 白蛋白浓度增高见于<u>严重失水而致的血浆浓缩</u>。

8. 溶血性黄疸时，红细胞破坏过多，血中<u>非结合胆红素（UCB）</u>增加；阻塞性黄疸时，肝脏中结合胆红素

(CB)反流进血中,血中CB增加;肝细胞黄疸时,肝脏代谢UCB的能力下降及肝细胞损害,肝脏血循环异常,CB反流入血,使血中CB和UCB均增加。

9. 血清总胆红素(STB)17.1～34.2μmol/L为**隐性黄疸**;34.2～171μmol/L为**轻度黄疸**;171～342μmol/L为**中度黄疸**;>342μmol/L为**重度黄疸**。

10. 血清总胆红素(STB)<85.5μmol/L考虑**溶血性黄疸**;17.1～171μmol/L考虑**肝细胞性黄疸**;171～342μmol/L考虑**不完全梗阻性黄疸**;>342μmol/L考虑**完全性梗阻性黄疸**。

11. 结合胆红素(CB)/血清总胆红素(STB)<0.2,为**溶血性黄疸**。

12. 结合胆红素(CB)/血清总胆红素(STB)0.2～0.5,为**肝细胞性黄疸**。

13. 结合胆红素(CB)/血清总胆红素(STB)>0.5,为**阻塞性黄疸**。

第五节 肾功能检查

1. 肾脏的功能主要有:**分泌和排泄尿液、废物、毒**

物和药物；调节和维持体液容量和成分（**水分和渗透压、电解质、酸碱**）；维持机体内环境（**血压、内分泌**）**的平衡**。

2. 当肾实质受损害时，**肾小球滤过率降低**，致使血液中血清尿素氮（BUN）浓度增加，因此通过测定尿素氮，可了解肾小球的滤过功能。

3. 血清尿素氮参考值：**成人：3.2~7.1mmol/L；婴儿、儿童：1.8~6.5mmol/L**。

4. 血清Cr的浓度取决于**人体产生和摄入能力与肾脏的排泄能力**，血清Cr基本不受饮食、高分子代谢等肾外因素的影响。

5. 人体肾功能正常时，Cr排出率恒定；当肾实质受到损害时，**肾小球滤过率（CFR）就会降低**，当CFR降低到一定程度后，血清Cr浓度就会明显上升。

6. 血清肌酐（Cr）参考值：**男性：53~106μmol/L，女性：44~97μmol/L**。

第六节 常用血液生化检查

1. 淀粉酶（AMY）主要来自**胰腺和腮腺**。

2. 来自胰腺的为**淀粉酶同工酶 P (P－AMY)**,来自腮腺的为**淀粉酶同工酶 S (S－AMY)**,其他少量的 AMS 来自心脏、肝脏等。

3. 淀粉酶(AMY)主要用于**急性胰腺炎**的诊断和鉴别诊断,活性增高或降低均有临床意义。

4. 淀粉酶(AMY)参考值:**35～135U/L**。

5. 血清肌酸激酶及其同工酶参考值:①血清 CK(肌酸激酶)活性:男性**50～310U/L**;女性**40～200U/L**。②血清 CK 同工酶活性:**CK－MM94%～96%;CK－MB<5%;CK－BB 极少或无**。

6. **肌酸激酶(CK)** 为早期诊断急性心肌梗死(AMI)的灵敏指标之一。

7. 诊断心肌坏死最特异和敏感的首选标志物是**肌钙蛋白(cTn)**,cTnI 是其中之一,其生理作用是抑制肌动蛋白中的 ATP 酶活性,使肌肉松弛,防止肌血清肌纤维收缩。

8. 当心肌损伤时,心肌肌钙蛋白 I (cTnI)可以释放入血,血清 cTnI 浓度变化可以反映**心肌损伤的程度**。

9. 心肌肌钙蛋白 I (cTn I)的参考值:<0.2μg/L;**>1.5μg/L**为临界值。

10. AMI 发病后 3～6 小时 cTn I 即可升高,**14～20**小时可达到峰值,5～77 天恢复正常。

11. 不稳定型心绞痛患者出现 cTnI 升高,表示**心肌**

微小损伤。

12. 常用的糖代谢检查项目有：**空腹全血血糖（FBG）、口服葡萄糖耐量试验（OGTT）和糖化血红蛋白（与葡萄糖结合的 HbA_1c）**。

13. 诊断糖代谢紊乱的最常用和最可靠的指标是**空腹全血血糖（FBG）**。

14. 空腹血糖（FBG）参考值：**3.9~6.1mmol/L**。

15. 口服葡萄糖耐量试验（OGTT）的参考值：FBG3.9~6.1mmol/L；服糖后2小时血糖≤**7.8mmol/L**；服糖后0.5~1小时达峰，血糖峰值<**11.1mmol/L**。全部尿糖定性均为阴性。

16. 空腹血糖（FBG）≥**7.0mmol/L** 为血糖增高；6.1mmol/L＜FBG＜7.0mmol/L 为空腹血糖受损（IFG）。

17. 空腹血糖 FBG＜**3.9mmol/L** 为血糖减低；FBG＜2.8mmol/L 为低血糖症。

18. 糖尿病诊断标准为 **FBG≥7.0mmol/L**；或 OGTT2 小时血糖≥11.1mmol/L；或任何时间血糖（随机血糖）≥11.1mmol/L。

19. 糖化血红蛋白（HbA_1c）参考值**4%~6%**。

20. 总胆固醇（TC）参考值：合适水平：＜**5.20mmol/L**；边缘水平：**5.18~6.20mmol/L**；升高：＞**6.20mmol/L**。

21. 总胆固醇（TC）降低见于**甲状腺功能亢进症、严重贫血、剂型感染及消耗性疾病**等。

22. **血清三酰甘油（TG）**是动脉粥样硬化（AS）的独立危险因素和导致脂肪肝的主要原因。

23. 三酰甘油（TG）参考值：合适水平：**0.56~1.70mmol/L**；边缘水平：**1.70~2.30mmol/L**；升高：**>2.30mmol/L**。

24. 高密度脂蛋白（HDL）参考值：**1.03~2.07mmol/L**；合适水平：**>1.04mmol/L**；减低：**≤1.00mmol/L**。

25. **饮酒或长期足量运动**可使高密度脂蛋白（HDL）升高。

26. **低密度脂蛋白（LDL）**是致动脉粥样硬化的基本因素。

27. 低密度脂蛋白（LDL）参考值：合适水平：**≤3.4mmol/L**；边缘水平：**3.4~4.1mmol/L**；升高：**>4.1mmol/L**。

28. 低密度脂蛋白（LDL）降低见于**甲状腺功能亢进症、肝硬化、低脂饮食或吸收不良**等。

历年考题

【A型题】1. 引起血清肌酸激酶（CK）增高的疾病是（　　）

A. 早期急性心肌梗死　　B. 甲状腺功能亢进
C. 急性颅脑损伤　　　　D. 成人脑膜炎
E. 癫痫大发作

【考点提示】A。CK 为早期诊断急性心肌梗死（AMI）的灵敏指标之一：AMI 后 4~10 小时内，CK 活性急剧上升，12~36 小时达高峰，峰值可高达正常水平 10~12 倍，72~96 小时恢复正常。

【A 型题】2. 诊断心肌坏死最敏感的首选标志物是（　　）

A. 血清 CK-BB　　　　B. 血清 CK-MB
C. 血清肌钙蛋白 I　　　D. 血清 CK-MM
E. 血清脱酸激酶

【考点提示】C。诊断心肌坏死最特异和敏感的首选标志物是肌钙蛋白 I（cTn）。

【A 型题】3. 某男，40 岁。嗜食肥甘厚味，喜好饮酒，形体肥胖，检查结果：总胆固醇 8.22mmol/L，引起该指标升高的疾病不包括（　　）

A. 高脂血症　　　　　　B. 消耗性疾病
C. 阻塞性黄疸　　　　　D. 肾病综合征
E. 甲状腺功能减退症

【考点提示】B。

第七节 乙型肝炎病毒标志物检测

1. HBV 感染最早期（1~2 个月）血清里出现的一种特异性标志物是 **HBsAg**，可维持数周至数年，甚至终身。

2. 抗 – HBs 是人体针对 HBsAg 产生的中和抗体，一般在感染后 **3~6 个月才出现**，是一种保护性抗体，表明人体对 HBV 具有一定的免疫力。

3. 抗 – HBc 不是中和抗体，而是反映肝细胞受到 HBV 侵害的可靠指标，主要有 IgM 和 IgG 两型：抗 – HBc – IgM 是机体感染 HBV 后在血液中最早出现的特异性抗体，故常**作为急性 HBV 感染的指标**；抗 – HBc – IgG 出现较晚，其阳性可持续多年，甚至终身，具有流行病学意义。

4. **HBsAg 阳性**是感染 HBV 的标志。

5. 在乙型病毒性肝炎患者检出 HBsAg（+）、HBeAg（+）、抗 – HBc：（+）即为**"大三阳"**。

6. 在乙型病毒性肝炎患者检出 HBsAg（+）、抗 – HBe（+）、抗 HBc（+）即为**"小三阳"**。

7. **乙型肝炎病毒 DNA（HBV – DNA）**是诊断乙型肝炎的直接证据，比血清免疫学检查更灵敏，特异性更强。

第五章 治则与治法

第一节 治疗原则

必背采分点

1. 治则是<u>针对疾病所表现出的基本病机</u>而确立的。

2. 疾病之基本病机,可概括为<u>邪正盛衰、阴阳失调、精气血津液失常、脏腑失调</u>等,因而扶正祛邪、正治反治、标本缓急、调整阴阳、调和脏腑、调理气血津液、三因制宜等,均属于基本治则。

3. 所谓扶正,即<u>扶助正气、增强体质、提高机体抗邪能力</u>。

4. 祛邪多用<u>泻实</u>之法,不同的邪气、不同的部位,其治法亦不一样。

5. 运用扶正祛邪治则时,要认真细致地观察和分析正邪两方消长盛衰的情况,并根据<u>正邪在矛盾斗争中的地位</u>,决定扶正与祛邪的主次和先后。

6. 扶正适用于**以正气虚为主要矛盾**，而邪气也不盛的虚性病证。

7. 补法，包括**补气、助阳、滋阴、养血**等，为扶正治则指导下的具体治法。

8. 祛邪适用于**以邪实为主要矛盾**，而正气未衰的实性病证。

9. **汗法、吐法、下法、清法、消法**等，皆属祛邪治则指导下的具体治法。

10. 扶正与祛邪兼用亦称"攻补兼施"，适用于**正虚邪实**病证，两者同时兼用，则扶正不留邪，祛邪又不会伤正。

11. 正虚较急重的，应**以扶正为主，兼顾祛邪**；而邪实较急重的，则**以祛邪为主，兼顾扶正**。

12. 如瘀血所致的崩漏证，瘀血不去，则崩漏难止，故**应先用活血祛瘀法，然后补血**。

13. 先扶正后祛邪适用于**正虚邪实，以正虚为主**的病证。

14. 某些虫积患者，因正气太虚弱，不宜驱虫，应**先健脾以扶正**，使正气得到一定恢复之时，然后**再驱虫消积**。

15. 正治是指采用与疾病的证候性质相反的方药以治疗的一种常用治疗法则，又称**逆治**。

16. 正治法适用于**疾病的征象与本质相一致**的病证。

17. 表寒证用**辛温解表方药**，里寒证用**辛热温里方药**治疗。

18. 表热证用**辛凉解表方药**，里热证用**苦寒清里方药**治疗。

19. 阳虚用**温阳的方药**；阴虚用**滋阴的方药**；气虚用**补气的方药**；血虚用**补血的方药**。

20. 水饮停留用**逐水的方药**；食滞胃脘用**消食导滞的方药**；瘀血用**活血化瘀的方药**；气滞用**理气行滞的方药**。

21. 反治主要包括**"热因热用""寒因寒用""塞因塞用""通因通用"**。

22. 热因热用适用于阴寒内盛、格阳于外，反见热象的**真寒假热证**。

23. 寒因寒用适用于里热盛极、阳盛格阴，反见寒象的**真热假寒证**。

24. 塞因塞用是以补开塞，即用补虚药治疗**具有闭塞不通症状**的病证。

25. 塞因塞用适用于**因虚而闭阻的真虚假实证**。

26. 通因通用适用于实性通利的**真实假虚证**。

27. **标本缓急**，是指针对疾病过程中各种矛盾的主次关系、轻重缓急的复杂病变，采取不同的治疗法则。

28. **急则治标**，指在疾病过程中出现某些急重症状，病情严重，不及时救治可能危及生命，必须要采取紧急措施，针对症状治疗的治疗法则。

29. 鼓胀患者，针对**腹水大量增加，腹部胀满，呼吸喘促，大小便不利**等紧急情况，应先利水、逐水以改善症状，待腹水减轻，病情稳定后，再调理肝脾，治其本病。

30. **缓则治本**，指在病情缓和、病势迁延、暂无急重症状的情况下，抓住疾病的本质进行治疗。

31. 如肺痨咳嗽，其本多为肺肾阴虚，应**滋养肺肾之阴以治其本**。

32. 治疗热病后期，阴伤液亏，应**养胃滋肾**进行治疗。

33. **标本兼治**，指在标本俱急或标本俱缓时，当标本同时进行治疗。

34. 身热、腹硬满痛、大便燥结、口干渴、舌燥苔焦黄等，此属邪热里结为标，阴液受伤为本，标本俱急，治当**标本兼顾**，可用**增液承气汤**治之。

35. 如虚人感冒，素体气虚，反复外感，治宜益气解表，**益气**为治本，**解表**为治标。

36. 疾病的发生，其根本即**阴阳的相对平衡遭到破坏**，出现偏盛偏衰的结果。

37. 对于阴阳偏盛，即阴邪或阳邪过盛有余的病证，应采用"**损其有余**""**实则泻之**"之法，如阳热亢盛的实热证，应采用"**热者寒之**"之法，以清泻其阳热；阴寒内盛的实寒证，应采用"**寒者热之**"之法，以温散其阴寒。

38. 在阴阳偏盛的病变中，一方的偏盛，可导致另一方的不足。阴寒偏盛易于损伤阳气，阳热亢盛易于耗伤阴液，即所谓"**阴胜则阳病，阳胜则阴病**"。

39. 对于阴阳偏衰，即阴液或阳气的一方虚损不足的病证，如阴虚、阳虚或阴阳两虚等，治当采用"**补其不足**""**虚者补之**"之法。

40. 根据阴阳对立互制的理论，采用**阴病治阳、阳病治阴**之法；根据阴阳互根互济的理论，采用**阴中求阳、阳中求阴**之法。

41. 针对阳虚而阳不制阴，阴气偏亢的虚寒证，应采用助阳以抑阴的治法，又称为"**益火之源，以消阴翳**"。

42. 针对阴虚而阴不制阳，阳气偏亢的虚热证，应采用**滋阴以制阳**的治法，又称为"壮水之主，以制阳光"。

43. 对阴阳两虚证，则采用阴阳并补治法。但须分清主次而用，阳损及阴者，以阳虚为主，则应**在补阳的**

基础上辅以滋阴之品；阴损及阳者，以阴虚为主，则应**在滋阴的基础上辅以补阳之品**。

44. 治脾常宜**甘温、辛散**之剂以助其升运，而慎用阴寒之品以免助湿伤阳。

45. 治胃常用**甘寒**之剂以生津润燥，降气和胃之剂以助其通降，而慎用温燥之品以免伤其阴。

46. 根据脏腑生理特性，六腑传化物而不藏，以通为用，以降为和，五脏藏精气而不泻，以藏为贵，故有"**实则泻腑，虚则补脏**"之治。

47. 六腑之实自当**泻腑以逐邪**，如阳明腑实证之胃肠热结，用**承气汤以荡涤胃肠之实热**；而五脏之实亦可**泻腑以祛邪**，如肝经湿热，可借**清泄肠道**，渗利小便，使湿热从二便而出。

48. 五脏之虚自当补虚以扶正，如脾气虚证以**四君子汤**补脾益气，肾阳虚证以金匮肾气丸温阳补肾等。

49. 六腑之虚亦可借补脏以扶正，如膀胱气化无权而小便频多，甚则遗溺，多从**补肾固摄**而治，小肠泌别清浊功能低下，多从脾肾治之等。

50. **调理脏腑阴阳气血**是调理脏腑的基本原则。

51. 应根据脏腑病机变化，**虚则补之，实则泻之，寒者热之，热者寒之**。

52. 治疗肝病重在**调气、补血、和血**，结合病因予以清肝、滋肝、平肝等。

53. **从整体入手调整各脏腑之间的关系，使之重新恢复平衡状态**，是调理脏腑的基本原则。

54. 运用五行相生、相克规律确立治则包括**补母泻子、抑强扶弱**。

55. 根据五行相生规律确立的治法，包括**滋水涵木法、益火补土法、培土生金法、金水相生法**。

56. 依据五行相克规律确立的治法，包括**抑木扶土法、培土制水法、佐金平木法、泻南补北法**。

57. 肺主一身之气，脾为气血生化之源，故补气主要是补脾肺之气，而尤以**培补中气**为重。

58. 人体气机升降出入，多与**肝主疏泄、肺主宣降、脾主升清、胃主降浊**有关，故气滞多与肺、肝、脾、胃等脏腑功能失调有关。

59. 气陷宜用升提之法，所谓"下者举之"。适用于**中气下陷而见囟陷、胞睑下垂、脱肛，以及冲任不固所致崩漏、带下、阴挺、胎动不安**等。

60. 气逆宜用降气之法。降气法，适于**气逆实证**，且宜暂用，不可久图。若因虚而逆者，补其虚而气自降，不得用降气之品。

61. 暴脱者，应**回阳敛阴**，使阴固阳潜。

62. 虚脱者，每于补气固本之中加入**收涩**之品，以补而涩之。

63. 气闭多有清窍闭塞而昏厥，故又称开窍通闭。开窍有**温开、凉开**之分。

64. 血虚多与心、肝、脾、肾有密切关系，故补血多结合**补脏**治疗。

65. 气为阳，血为阴，气能生血，血能载气，故补血方内常加入**补气**药物，可收补气生血之效。

66. 血瘀有寒、热、虚、实之分，又当**寒者热之、热者寒之、虚则补之、实则泻之**。

67. 血寒宜温是指血寒治以温经散寒为主，由于血寒多致血瘀，故常配伍**通经活络、和血行血**之法。

68. 血热治以**清热凉血**为主。

69. 血热可致血不循经而出血，故又用**凉血止血**之法。

70. 应用清热凉血和凉血止血等寒凉药物，要**中病即止，不可过剂**。

71. 正确地运用止血法，必须分清出血的**原因、性质和部位而辨证施治**，切勿一味止血，即"见血休治血"之谓。

72. 滋养津液适用于津液不足而致的**肺燥、胃燥、肠燥**等。

73. 滋养津液的调治方法，一是**摄入足量的水液**，二是**用滋阴润燥的药物**。若为实热伤津者，治宜清热生津。

74. 祛除水湿痰饮适用于**水湿痰饮证**。

75. 湿盛者宜**祛湿、化湿或利湿**；水肿或水臌者，宜**利水消肿**；痰饮为患者，宜**化痰逐饮**。

76. 调理精气血津液的关系包括**气病治血；血病治气；补气生津、行津、摄津；行气利水、祛痰**。

77. 气虚宜**顾其血弱**，气郁宜**顾其血滞**，气逆宜**顾其血乱**，而求于气血冲和。

78. 治血必调气，气和则血宁。血虚者，**补其气而血自生**。血滞者，**行其气而血自调**。出血者，**调其气而血自止**。

79. 气虚而致津液化生不足者，宜**补气生津**。

80. 气不行津而成水湿痰饮者，宜**补气、行气以行津**。

81. 三因制宜，即**因时、因地、因人制宜**，是指治疗疾病要根据季节、地域及人体的体质、性别、年龄等不同而制定适宜的治疗方法。

82. 春季，气候由温渐热，阳气升发，人体腠理疏松开泄，即使患外感风寒，也不宜**过用辛温发散药物**，以免开泄太过，耗伤气阴。

83. 冬季，气候由凉变寒，阴盛阳衰，阳气内敛，避免用**寒凉药物**,以防伤阳。

84. 外感风寒证,西北严寒地区,用辛温解表药量较重,常用**麻桂**;东南温热地区,用辛温解表药量较轻,多用**荆防**。

85. 治小儿病,**忌投峻攻**,少用补益,用药量宜轻。

86. 在妊娠期,对峻下、破血、滑利、走窜伤胎或有毒药物,当**禁用或慎用**。

87. 阳盛或阴虚之体,慎用**温热之剂**;阳虚或阴盛之体,慎用**寒凉伤阳之药**。

历年考题

【A型题】1. 缓则治其本治则适用(　　)
A. 腹水鼓胀　　　　B. 肠热便秘
C. 虚人感冒　　　　D. 肺痨咳嗽
E. 湿热泄泻

【考点提示】D。肺痨咳嗽,其本多为肺肾阴虚,故治疗不应用一般的治咳法治其标,而应滋养肺肾之阴以治其本。

【A型题】2. 属于反治的是(　　)
A. 热者寒之　　　　B. 寒者热之
C. 塞因塞用　　　　D. 虚则补之
E. 实则泻之

【考点提示】C。反治主要有"热因热用""寒因寒用""塞因塞用""通因通用"。

【X型题】3. 用药因人制宜的原则包括(　　)

A. 年龄　　　　　　　B. 性别

C. 体质　　　　　　　D. 地域

E. 职业

【考点提示】ABC。根据患者年龄、性别、体质、生活习惯等不同特点,来考虑治疗用药的原则,叫作"因人制宜"。

【X型题】4. 根据中医理论,属于反治法的有(　　)

A. 寒因寒用　　　　　B. 寒者热之

C. 通因通用　　　　　D. 热者寒之

E. 热因热用

【考点提示】ACE。根据中医理论,属于反治法的主要有"热因热用""寒因寒用""塞因塞用""通因通用"。

【X型题】5. 在治疗疾病时,因人制宜需考虑的因素包括(　　)

A. 年龄　　　　　　　B. 性别

C. 体质　　　　　　　D. 季节

E. 生活习惯

【考点提示】ABCE。根据患者年龄、性别、体质、生活习惯等不同特点,来考虑治疗用药的原则,叫因人制宜。

【X型题】6. 在疾病发展过程中,病变有本质和征象一致者,有本质和征象不一致者。因此,临床治疗有正治与反治的不同。下列属于正治的有(　　)

A. 寒者热之
B. 寒因寒用
C. 热者寒之
D. 热因热用
E. 虚则补之

【考点提示】ACE。正治主要包括:①寒者热之。②热者寒之。③虚则补之。④实则泻之。

第二节　治　法

必背采分点

1. 治法有不同层次:基本治法是治法中的较高层次,清代程钟龄《医学心悟·医门八法》归纳为**汗、吐、下、和、温、清、消、补"八法"**,适应范围相对较广,对具体治法及治疗措施有一定指导作用。

2. **具体治法**,是在基本治法限定范围之内,针对某一具体证候所确立的具体治疗方法,如辛温解表、镇肝息风、健脾利湿等,可以决定选择何种治疗措施。

3. 汗法,又称"解表法",是针对**外邪袭表、邪在**

肺卫病机拟定的治法。

4. 汗法主要适用于表证，通过**发汗解表以祛邪**；"**汗之**"还有和阴阳、通表里、调脏腑的作用。

5. 由于感受外邪有风寒、风热等不同，以及体质的差异，汗法可分为**辛温解表法、辛凉解表法、透疹解表法、扶正解表法**等。

6. 辛温解表法适用于**外感风寒表证**。症见恶寒重，发热轻，无汗，头痛身疼，鼻塞，流清涕，咳嗽，痰白清稀。舌苔薄白，脉浮紧。

7. 辛凉解表法适用于**外感风热表证**。症见发热重，恶寒轻，咽干，口渴，鼻塞，流黄涕，咳嗽，痰黏或黄。舌苔薄黄，脉浮数。

8. 透疹解表法适用于**表邪外束，疹毒内陷，麻疹不透**之证。症见发热恶风，麻疹透发不出，或出而不畅。舌苔薄黄，脉浮数。

9. 扶正解表法适用于**体虚外感表证**。体虚随气虚、血虚、阴虚、阳虚的不同，又分为**益气解表法、养血解表法、滋阴解表法、助阳解表法**四种。

10. 益气解表法适用于**气虚外感表证**。

11. 养血解表法适用于**血虚外感表证**。

12. 滋阴解表法适用于**阴虚外感表证**。

13. 助阳解表法适用于**阳虚外感表证**。

14. 汗法多选用辛散轻扬的药物，不宜<u>过煮</u>，以免药性挥发。

15. 应用汗法，以<u>汗出邪去</u>为度，以免损伤津液，耗散元气。

16. 发汗之时，腠理开疏，应<u>避风寒</u>，并<u>忌食油腻厚味及辛辣食物</u>。

17. 对于<u>表邪已解、麻疹已透、疮疡已溃</u>，不宜再汗。

18. <u>半表半里证、里证、虚证</u>等，不宜使用汗法。

19. <u>自汗、盗汗、失血、吐泻、热病后期津亏、妇女月经期</u>，不宜使用汗法。

20. 体质虚弱而感受外邪，确需发汗解表时，应配合<u>益气、养血、滋阴、助阳</u>等药同用。

21. 吐法，又称"涌吐法"，是针对<u>停蓄在咽喉、胸膈、胃脘的痰涎、宿食、毒物</u>而拟定的治法。

22. 吐法适用于<u>中风、癫狂、喉痹之痰涎壅盛、阻塞咽喉；或宿食停滞胃脘；或误食毒物，为时不久，毒物尚留胃中者</u>等。

23. 吐法根据体质强弱、病情轻重等情况，可分为<u>峻吐法、缓吐法</u>等。

24. 峻吐法适用于<u>体壮邪实，痰食停蓄在咽喉、胸膈、胃脘</u>的病证。

25. 缓吐法适用于**虚证催吐**。

26. 使用吐法，**多饮温水并以鹅翎或手指**探吐、催吐，迅速达到吐法之目的。

27. 若呕吐不止，可用**生姜汁或冷粥、冷开水**止吐，或用其他方法止吐。呕吐之后，胃气受伤，要注意调养胃气，用稀粥调养，忌食不易消化的食物。

28. 吐法作用较为峻猛，对**病势危笃、年老体弱、气血不足者及孕妇、产后、幼儿以及各种血证、喘证、脾胃虚弱、阴液不足**等病证，不宜使用吐法。

29. 下法适用于**胃肠实热内结或寒积，宿食积滞，水饮、痰湿、瘀血**等停留体内的里实证。

30. 寒下法适用于**热结便秘证**。症见高热谵语，大便秘结，腹胀腹痛，口舌干燥。舌红，苔黄或黄燥，脉滑数。

31. 温下法适用于**寒积便秘证**。症见大便秘结，脘腹冷痛，喜温拒按，畏寒肢冷，甚或手足厥逆。舌淡，苔白滑或白腻，脉沉紧或沉弦。

32. 润下法适用于**血虚津枯、肠燥便秘证**。症见大便秘结，脘腹痞满，不思饮食，口唇干燥，面色无华。舌红，少苔，脉细涩。

33. 攻补兼施法适用于**里实积滞、邪实正虚之便秘证**。

34. 下法又有缓急之分，峻下适用于**病势急迫、体质尚强者**；缓下适用于**病势轻缓、体质较弱者**。

35. 对于**高龄津枯便秘，或素体虚弱、阳气衰微者**，以及新产后营血不足而大便难下者，皆不宜用峻下法。

36. 妇人**行经期、妊娠期及脾胃虚弱**者，均应慎用或禁用下法。

37. 和法原为和解少阳而设，适用于**病在半表半里的少阳证**。

38. 调和肝脾法适用于**肝气郁结，横犯脾胃，或脾虚不运，肝失疏泄，肝脾不和**之证。

39. 调和肠胃法适用于**肠胃不和证**。症见心下痞硬，满闷不舒，欲呕不食，或肠鸣下利等。

40. 温里法适用于**里寒证**。

41. 由于里寒证病情的不同，温里法又分为**温中祛寒法、回阳救逆法、温经散寒法**三种。

42. 温中祛寒法适用于**中焦虚寒证**。症见脘腹冷痛，肢体倦怠，手足不温，恶心呕吐，腹痛泄泻，口淡不渴。舌苔白滑，脉沉迟。

43. 回阳救逆法适用于**阳气衰微、阴寒内盛**之证。症见四肢厥逆，恶寒蜷卧，吐利腹痛，下利清谷。脉沉细或沉微。

44. 温经散寒法适用于**寒滞经脉**之证。症见腰、腿、足等部位疼痛，手足不温。舌淡，苔白，脉沉细。

45. 温热之药，性多燥烈，久用或用量较大时，应避免**耗血伤津**。

46. **内热火炽，阴虚火旺，夹热下痢，神昏液脱，以及热盛于里而见手足厥冷**的真热假寒证，均不宜使用温法。孕产妇应慎用温法。

47. 由于热邪有虚实、病位及间夹他邪的不同，清热法又分为**清热泻火法、清热凉血法、清热燥湿法、清热解毒法、清虚热法**等。

48. 清热泻火法适用于**气分实热证**。症见壮热面赤，烦躁，口渴，汗出。舌红，苔黄，脉洪大有力。

49. 清热燥湿法适用于**湿热内蕴之证**。

50. 清热解毒法适用于**热毒壅盛之证**。

51. 清虚热法适用于**阴虚发热证**。症见午后或夜间发热，手足心热，或骨蒸潮热，心烦少寐，颧红，盗汗，口干咽燥。舌红，少苔，脉细数。

52. 凡体质阳虚、脏腑本寒者，表邪未解、阳气被郁而发热者，气虚或血虚导致虚热者，以及**阴寒内盛、格阳于外的真寒假热证**，均不宜使用清法。

53. 由于致病原因和病情的不同，消法主要分为**消食导滞、消痞散积、软坚散结**等。

54. 消食导滞法适用于**食积停滞证**。症见脘腹痞满，恶心呕吐，嗳腐吞酸，厌食纳呆，大便泄泻。舌苔厚腻，脉滑。

55. 消痞散积法适用于**气滞血瘀痰凝等所致的癥积痞块证**。症见两胁癥积，脘腹癥结，攻撑作痛，饮食少进，肌肉消瘦等。

56. 对于虚实夹杂证，如正气虚而邪实者，应**补法与消法同时应用**。

57. 补法适用于**脏腑、气血、阴阳**等各种虚证。

58. 补气法适用于**气虚证**。脾气虚证，症见食欲不振，脘腹虚胀，大便溏薄，体倦神疲，面色萎黄，消瘦等；肺气虚证，症见气少喘促，动则益甚，咳嗽无力，声音低怯，甚或喘促等；心气虚证，症见心悸怔忡，胸闷气短，活动后加重；肾气虚证，症见腰膝酸软，头晕耳鸣，神疲乏力等。

59. 补血法适用于**血虚证**。症见面色苍白或萎黄，唇爪苍白，眩晕耳鸣，心悸怔忡，失眠健忘，或月经量少色淡，甚则闭经。舌淡，脉细等。

60. 补阴法适用于**阴虚证**。心阴虚证，症见心悸心烦，五心烦热，潮热盗汗等；肺阴虚证，症见干咳无痰，或痰少而黏，口燥咽干，形体消瘦，潮热盗汗，声音嘶哑等。

61. 补阳法适用于**阳虚证**。症见畏寒肢冷，腰膝酸软，性欲淡漠，阳痿早泄，宫寒不孕，五更泄泻等。

62. 补法又有**平补、峻补**等快慢急缓的不同，必须因人、因地、因时、因病、因证而异，针对病情轻重缓急、体质强弱而采取不同的进补方法。

第六章　中医内科常见病的辨证论治

第一节　感　冒

必背采分点

1. 感冒是感受触冒风邪，邪犯卫表而导致的常见**外感疾病**，临床以鼻塞、流涕、喷嚏、咳嗽、头痛、恶寒、发热、全身不适、脉浮为特征。

2. 感冒邪在肺卫，辨证表证，临床常见**风寒感冒、风热感冒、暑湿感冒、时行感冒、体虚感冒**等。

3. 风热感冒的治法宜选**辛凉解表，宣肺清热**。

4. 治疗风热感冒的中成药宜选**银翘解毒丸、桑菊感冒片、双黄连口服液、感冒清胶囊、柴银口服液**。

5. 风寒感冒治法宜选**辛温解表，宣肺散寒**。

6. 治疗风寒感冒的中成药常用**感冒清热颗粒、荆防颗粒、感冒软胶囊、九味羌活丸、葛根汤颗粒**。

7. 时行感冒治法宜选**清热解毒、凉血泻火**。

8. 治疗时行感冒常用中成药有**清瘟解毒片**、**连花清瘟胶囊**、**维C银翘片**、**银翘伤风胶囊**。

9. 气虚感冒治法宜选**益气解表**。

10. 治疗气虚感冒的中成药宜选用**参苏丸**、**败毒散**。

11. **孕妇及风热感冒者**慎用参苏丸。

12. 感冒服药期间应忌**辛辣**、**生冷**、**油腻**，以免影响药物吸收和药物的发挥。

历年考题

【A型题】1. 某男，28岁。突然发热，高热不退，周身酸痛，咽喉疼痛，舌红，苔黄，脉浮数。自诉有多位同事出现类似症状。中医诊断是（　　）

　A. 风寒感冒　　　　　B. 风热感冒
　C. 暑湿感冒　　　　　D. 体虚感冒
　E. 时行感冒

【考点提示】E。时行感冒：[症状] 突然发热，高热不退，甚则寒战，周身酸痛，无汗，咳嗽，口干，咽喉疼痛，伴明显全身症状，呈现流行性发作。舌红，苔黄，脉浮数。

【B型题】(2~4题共用备选答案)

　A. 连花清瘟胶囊　　　B. 柴银口服液
　C. 桑菊感冒片　　　　D. 感冒清热颗粒

E. 参苏丸

2. 某女，18岁。流感流行时期，与同学一起去看电影，次日发热，体温38.3℃。症见恶寒，肌肉酸痛，咳嗽，头痛。舌偏红，苔黄，脉浮。宜选用的中成药是（ ）

3. 某女，40岁。初春，衣着较少，自觉恶寒，体温37.6℃。症见头痛，恶寒身痛，鼻流清涕，咳嗽，咽干。舌红，苔薄白，脉浮。宜选用的中成药是（ ）

4. 某男，73岁。元旦与家人一起游园，次日发热，体温37.5℃。症见头痛鼻塞，咳嗽痰多，胸闷，呕逆，乏力，气短。舌胖淡，苔薄白，脉虚。宜选用的中成药是（ ）

【考点提示】A、D、E。

第二节 咳 嗽

必背采分点

1. 外感咳嗽多为新病，起病急，病程短，常有肺卫表证，一般属邪实，包括<u>风寒袭肺证、风热犯表证、风燥伤肺证</u>等。

2. 内伤咳嗽多为久病，常反复发作，可见脏腑功能失调的表现，多为虚实夹杂，包括**痰湿蕴肺证、痰热郁肺证、肺阴亏耗证**，临床可见肝火犯肺证。

3. 咳嗽风寒袭肺证治法宜选**疏风散寒，宣肺止咳**。

4. 治疗咳嗽风寒袭肺证宜选用的中成药是**通宣理肺丸、风寒咳嗽丸、三拗片、杏苏止咳糖浆**。

5. 治疗风寒袭肺型咳嗽基础方剂为**三拗汤**。

6. 三拗汤含有麻黄，**运动员**禁用，**心脏病、高血压**患者慎用，**表虚自汗、阴虚盗汗及肾虚咳喘**患者忌服。

7. 治疗风寒袭肺型咳嗽时，孕妇慎用**通宣理肺丸、风寒咳嗽丸**。

8. 治疗风寒袭肺型咳嗽时，儿童、年老体弱者及过敏体质者慎用**三拗片**。

9. 治疗风寒袭肺型咳嗽时，心脏病、青光眼患者慎用**通宣理肺丸、风寒咳嗽丸、三拗片**。

10. **风热或痰热咳嗽、阴虚干咳**者均当慎用**通宣理肺丸、风寒咳嗽丸、杏苏止咳糖浆**。

11. 风热犯肺型咳嗽治法为**疏风清热、宣肺止咳**。

12. 治疗咳嗽风热犯肺证的方剂宜选**桑菊饮**（桑叶、杏仁、芦根、菊花、栀子、连翘、薄荷、桔梗）加减。

13. 桑菊饮中桑叶用量最大。苦杏仁有小毒，用量不宜过大，常规使用剂量为**5~10g**。

14. 桑菊饮水煎温服，每日2~3次，餐后服用。薄荷宜**后下**。杏仁宜**捣碎，后下**。

15. 咳嗽风热犯肺证常用中成药有**桑菊感冒片、急支糖浆、羚羊清肺颗粒、风热咳嗽胶囊**。

16. 急支糖浆适用于**外感风热或痰热壅肺所致咳嗽**，症见发热恶寒，咳嗽，痰黄，口渴，咽痛；舌边尖红，苔黄白，脉浮数。

17. 治疗咳嗽风热犯肺证时，**运动员**禁用急支糖浆。

18. 治疗咳嗽风热犯肺证时，**孕妇及心脏病、高血压患者**慎用急支糖浆。

19. 外感风寒或寒痰咳嗽者慎用**桑菊感冒片、急支糖浆、羚羊清肺颗粒、风热咳嗽胶囊**。

20. 咳嗽风燥伤肺证治法为**疏风清肺、润燥止咳**。

21. 治疗咳嗽风燥伤肺证的方剂宜选**桑杏汤**（桑叶、杏仁、沙参、象贝、香豉、栀子、梨皮）加减。

22. 治疗咳嗽风燥伤肺证的中成药宜选**二母宁嗽丸、蜜炼川贝枇杷露、雪梨止咳糖浆**。

23. 使用桑杏汤治疗咳嗽风燥伤肺证时，生栀子，长于清热泻火，凉血解毒，但因苦寒较甚，易伤中气；若患者平素脾胃较弱，可使用**炒栀子**除此弊；亦可选用**栀子皮**，偏于达表清热。

24. 外感风寒咳嗽慎用**蜜炼川贝枇杷膏、二母宁嗽丸**。

25. 咳嗽痰湿蕴肺证治法为**健脾燥湿，化痰止咳**。

26. 咳嗽痰湿蕴肺证常用中成药有**二陈丸、橘贝半夏颗粒、蛇胆陈皮胶囊**。

27. 咳嗽痰热郁肺证治疗基础方剂为**清金化痰汤（黄芩、栀子、桔梗、麦冬、桑白皮、贝母、知母、瓜蒌仁、橘红、茯苓、甘草）**加减。

28. 咳嗽痰热郁肺证常用中成药有**清肺化痰丸、清肺抑火丸、复方鲜竹沥液**。

29. 运动员禁用清肺化痰丸。**高血压、心脏病**患者慎用清肺化痰丸。**孕妇及风寒咳嗽、脾胃虚弱者**慎用清肺化痰丸、清肺抑火丸、复方鲜竹沥液。

30. 咳嗽肺阴亏耗证症状：**咳嗽日久，干咳少痰，或痰中带血，午后咳甚，或伴五心烦热，颧红，耳鸣，消瘦，神疲**。舌质红，苔少，脉细数。

31. 咳嗽肺阴亏耗证治法为**滋阴润肺，止咳化痰**。

32. 咳嗽肺阴亏耗证治疗基础方剂为**沙参麦冬汤（沙参、玉竹、生甘草、冬桑叶、麦冬、生扁豆、天花粉）**加减。

33. 沙参麦冬汤，选用南沙参，既**清热养阴又祛痰**；生玉竹，长于**养阴润燥，生津止渴**；生甘草，性平偏凉，长于**清热解毒，祛痰止咳**；生扁豆，味甘性平，气清香而不窜，可**化湿而不伤阴**。

34. 孕妇慎用养阴清肺膏。**脾虚便溏、痰多湿盛**的咳嗽慎用二冬膏、养阴清肺膏、百合固金丸。

35. 内伤咳嗽治当酌情兼顾标本虚实的主次，宜选用**祛邪兼补正**之品，忌用**宣散**之品，以免耗损阴液，伤及肺气，正气更虚。

历年考题

【B 型题】（1~2 题共用备选答案）

A. 桑菊饮　　　　　　B. 百合固金汤
C. 桑杏汤　　　　　　D. 清金化痰汤
E. 银翘散

1. 某女，25 岁。干咳少痰，不易咳出，鼻燥咽干。舌红少津，脉细数。辨证为风燥伤肺，治宜选用的方剂是（　　）

2. 某男，31 岁。咳嗽气粗，咳痰黏稠，咽痛，口微渴、舌边尖红苔薄黄，脉浮数。辨证为风热犯肺，治宜选用的方剂是（　　）

【考点提示】C、A。风燥伤肺［症状］干咳无痰，或痰少而黏，不易咳出，或痰中带血，并见鼻燥咽干。舌红少津，脉细数。［方剂应用］桑杏汤（桑叶、杏仁、沙参、象贝、香豉、栀子、梨皮）加减。风热犯肺［症状］咳嗽气粗，咯痰黏稠，色白或黄，咽痛，声音嘶哑，或兼发热，微恶风，口微渴。舌边尖红，苔薄白或微黄，脉浮数。[方剂应用]桑菊饮（桑叶、杏仁、芦根、菊花、栀子、连翘、薄荷、桔梗）加减。

第三节 喘 证

1. 喘证是以呼吸困难，甚至<u>张口抬肩、鼻翼扇动、不能平卧</u>为特征的疾病。

2. 喘证的辨证首先应分清虚实。实喘病势多急，包括**风寒闭肺证、痰热壅肺证、痰浊阻肺证**等；虚喘病势徐缓，主要是**肾不纳气证**，临床还可见肺气虚耗证。

3. 风寒闭肺证治法宜选**宣肺散寒平喘**。

4. 治疗喘证风寒闭肺证宜选用的中成药有<u>小青龙合剂、桂龙咳喘宁胶囊、风寒咳嗽颗粒、苓桂咳喘宁胶囊</u>。

5. 麻黄汤选用生麻黄，长于**发汗解表，宣肺平喘**。

6. 苦杏仁有小毒，炒后毒性降低，麻黄汤选用炒制品，长于**温散肺寒**。

7. 麻黄汤含有麻黄，运动员禁用，**心脏病、高血压**患者慎用，**表虚自汗、阴虚盗汗及肾虚咳喘**者忌服。

8. 治疗喘证风寒闭肺证，儿童、孕妇及哺乳期妇女、肝肾功能不全者、运动员禁用**小青龙胶囊**。

9. 治疗喘证风寒闭肺证，运动员禁用**风寒咳嗽颗粒**。

10. 小青龙胶囊适用于**风寒束表，水饮内停所致**喘证。症见恶寒发热，无汗，喘咳，痰多而稀，鼻塞流涕；舌苔白滑，脉浮滑。

11. 喘证痰热郁肺证治法为**清热化痰，宣肺平喘**。

12. 喘证痰热郁肺证治疗基础方剂为**桑白皮汤（桑白皮、半夏、苏子、苦杏仁、贝母、黄芩、黄连、栀子）**加减。

13. 苦杏仁有小毒，炒后毒性降低；清半夏，辛温燥烈之性较缓，长于**燥湿化痰**。

14. 生半夏有毒，内服一般用炮制品，用量不宜过大，常规使用剂量为**3~9g**。

15. 喘证痰热郁肺证常用中成药有**清肺消炎丸、蓼贝胶囊**。

16. 清肺消炎丸适用于**痰热阻肺，肺失宣降**所致喘证。症见气喘，咳嗽，胸胁满胀，咳吐黄痰；舌红苔黄，脉滑数。

17. 治疗喘证痰热郁肺证，运动员禁用**清肺消炎丸**。孕妇、体弱年迈者，以及高血压、青光眼、心功能不全者慎用**清肺消炎丸、蓼贝胶囊**。风寒表证咳嗽者慎用**清**

中医内科常见病的辨证论治 第六章

肺消炎丸。脾虚便溏者慎用**蓇贝胶囊**。

18. 喘证痰浊阻肺证治疗基础方剂为**二陈汤（陈皮、半夏、茯苓、甘草、生姜、乌梅）合三子养亲汤（紫苏子、白芥子、莱菔子）**加减。

19. 二陈汤煎服法：水煎温服，每日2~3次，餐后服用。**炒紫苏子、炒白芥子、炒莱菔子**宜捣碎后入煎。

20. 喘证痰浊阻肺证常用中成药为**橘红痰咳颗粒、祛痰止咳颗粒**。

21. 喘证肾不纳气证治法为**补肾纳气**。

22. 喘证肾不纳气证治疗用基础方剂为**肾气丸（桂枝、附子、熟地黄、山萸肉、山药、茯苓、牡丹皮、泽泻）合参蛤散（人参、蛤蚧）**加减。

23. 附子有毒，《中国药典》规定使用剂量为**3~15g**，用量不宜过大。

24. 人参，常规使用剂量为**3~9**g，另煎兑服，也可研粉吞服，1次2g，1日2次。蛤蚧常用剂量为**3~9**g。

25. 喘证肾不纳气证常用中成药为**补金片**。

26. 治疗喘证肾不纳气证时，**肺热咳嗽、感冒**者慎用补金片。

历年考题

【A型题】1. 可参考喘证辨证论治的西医疾病

是（　　）

A. 上呼吸道感染　　B. 多种神经症

C. 慢性肾脏疾病　　D. 肺源性心脏病

E. 胃食管反流病

【考点提示】D。西医学的肺炎、支气管炎、肺气肿、肺源性心脏病、心源性心脏病及癔症等发生呼吸困难时，可参考喘证内容论治。

【A型题】2. 某男，64岁。喘促日久，动则喘甚，呼多吸少，气不得续，小便常因咳甚而失禁，尿有余沥，形瘦神疲，汗出肢冷，面唇青紫；舌淡苔薄，脉沉弱。宜选用的基础方剂是（　　）

A. 桑白皮汤教　　B. 三子养亲汤

C. 越婢加半夏汤　　D. 肾气丸

E. 苏子降气汤

【考点提示】D。

第四节　肺　胀

 必背采分点

1. 肺胀是多种肺系疾患反复发作，迁延不愈，导致肺气胀满，不能敛降的疾病。临床表现为**胸部膨满，憋**

中医内科常见病的辨证论治 第六章

闷如塞，喘息上气，咳嗽痰多，烦躁，心悸，面色晦暗，或唇甲青紫，脘腹胀满，肢体浮肿等。

2. 肺胀辨证总属本虚标实，但有偏实、偏虚的不同，临床常见证候包括**痰浊阻肺证、痰热郁肺证、肺肾气虚证**等。

3. 肺胀痰浊阻肺证症状：**胸膺满闷，短气喘息，稍劳即著，咳嗽痰多，色白黏腻或呈泡沫，畏风易汗，脘痞纳少，倦怠乏力。舌暗，苔薄腻或浊腻，脉小滑**。

4. 肺胀痰浊阻肺证为**化痰降气，健脾益肺**。

5. 肺胀痰浊阻肺证治疗基础方剂为**苏子降气汤（紫苏子、半夏、前胡、厚朴、陈皮、甘草、当归、生姜、大枣、肉桂）合三子养亲汤（紫苏子、白芥子、莱菔子）**加减。

6. 肺胀痰浊阻肺证常用中成药包括**苏子降气丸、理气定喘丸**。

7. 苏子降气丸适用于**痰涎壅盛、肾不纳气**所致肺胀。症见呼吸困难，张口抬肩，喉中痰鸣，甚至不能平卧，胸膈满闷。

8. 肺胀痰热郁肺证治法为**清肺化痰，降逆平喘**。

9. 肺胀痰热郁肺证的基础方剂为**越婢加半夏汤（麻黄、石膏、生姜、大枣、甘草、半夏）或桑白皮汤（桑白皮、半夏、苏子、杏仁、贝母、黄芩、黄连、山栀**

子)加减。

10. 越婢加半夏汤与桑白皮汤煎服法：水煎温服，每日2~3次，餐后服用。方中石膏宜先煎。因含有麻黄，**表虚自汗、阴虚盗汗及肾虚咳喘者忌服**，运动员禁用，心脏病、高血压患者慎用。

11. 肺胀痰热郁肺证常用中成药包括**止咳喘糖浆、清肺消炎丸**。

12. 运动员禁用，孕妇及寒痰阻肺咳喘者慎用**止咳平喘糖浆和清肺消炎丸**，二药均含麻黄，高血压、青光眼、心功能不全者慎用。

13. 肺胀肺肾气虚证症状：**胸部膨满，呼吸浅短难续，声低气怯，甚则张口抬肩，不能平卧，咳嗽，痰白如沫，咳吐不利，胸闷心慌，形寒汗出，腰膝酸软，小便清长，或尿有余沥。舌淡或暗紫，脉沉细无力，或结代。**

14. 肺胀肺肾气虚证治疗基础方剂为**平喘固本汤（党参、五味子、冬虫夏草、胡桃肉、沉香、灵磁石、脐带、苏子、款冬花、法半夏、橘红）合补肺汤（人参、黄芪、熟地黄、五味子、紫菀、桑白皮）**加减。

15. 人参，常规使用剂量为**3~9g**，另煎兑服；也可研粉吞服，1次2g，1日2次。半夏有毒，内服一般用炮制品，用量不宜过大，常规使用剂量为**3~9g**。

16. 肺胀肺肾气虚证常用中成药有**参茸黑锡丸、百令胶囊**。

17. 参茸黑锡丸适用于**肺病日久及肾，肺失敛降，肾火摄纳**所致肺胀。症见胸部膨满，憋闷气短，喘促不得安卧，汗出肢冷；舌淡暗，苔灰滑。

18. 孕妇禁用，**实热证、阴虚内热证**慎用参茸黑锡丸，本品含有附子、硫黄、黑锡，不宜过量、久用。**外感实证咳喘**者慎用百令胶囊。

19. 肺胀患者，在预防方面，应重视原发病的治疗，**防止反复感冒、内伤咳嗽迁延发展成为慢性咳喘**，是预防形成本病的关键。

历年考题

【A 型题】肺胀是多种肺系疾患反复发作，迁延不愈，导致肺气胀满，不得敛降的一种肺系疾病。临床表现为胸部膨满、憋闷如塞、喘息上气、咳嗽痰多等症状。可参考肺胀辨证论治的疾病是（　　）

A. 慢性阻塞性肺疾病　　B. 支气管哮喘

C. 社区获得性肺炎　　　D. 上呼吸道感染

E. 病毒性肺炎

【考点提示】A。

第五节 心 悸

1. 心悸是患者自觉心中悸动,惊惕不安,甚则不能自主的疾病,临床一般多呈反复发作性,每因情志波动或劳累而发作,且常伴**胸闷、气短、失眠、健忘、眩晕、耳鸣**等症状。

2. 心悸的治疗,需在辨证的基础上给予**补气、养血、滋阴、温阳、行瘀**等治法。基于心悸、心神不宁的病机特点,治疗时应酌情配合**安神宁心或镇心**之法。

3. 心悸心脾两虚证治法为**补血养心,益气安神**。

4. 心悸心脾两虚证治疗基础方剂为**归脾汤(人参、黄芪、白术、茯神、龙眼肉、酸枣仁、木香、当归、远志、甘草、生姜、大枣)**加减。

5. 归脾汤选用**煨木香、炒木香**,则辛散之力缓,有一定的燥守之力,功专实肠止泻。

6. 心悸心脾两虚证常用中成药有**人参归脾丸(大蜜丸)、复方扶芳藤合剂、益气养血口服液、消疲灵颗粒**。

7. 心悸兼有脾不统血之便血、崩漏、带下者,宜选用**人参归脾丸**。

中医内科常见病的辨证论治 第六章

8. 心悸兼血瘀之四肢酸痛者，宜选用**消疲灵颗粒**。

9. **孕妇、月经期及有出血倾向者**慎用益气养血口服液。因含有肉桂，孕妇慎服**消疲灵颗粒**。

10. 不建议将人参归脾丸、复方扶芳藤合剂、益气养血口服液、消疲灵颗粒中的任意两种或多种同时使用，因皆属**重复用药**。

11. 心悸阴虚火旺证症状：**心悸易惊，心烦失眠，五心烦热，口干，盗汗，思虑劳心则症状加重，伴耳鸣腰酸，头晕目眩，急躁易怒。舌红少津，苔少或无，脉细数**。

12. 心悸阴虚火旺证治疗的基础方剂为**天王补心丹（人参、玄参、丹参、茯苓、五味子、远志、桔梗、当归、天冬、麦冬、柏子仁、酸枣仁、生地黄、朱砂）**加减。

13. 天王补心丹，桔梗宜选用**炒桔梗**，因其辛散作用已缓，对胃的刺激性小，可免恶心呕吐之弊，阴虚久嗽及胃弱津伤者应避免使用生品。

14. 天王补心丹，宜用**去心麦冬**，麦冬长于养阴润肺，益胃生津，**去心（心能令人烦）**后又能清心除烦；若心阴不足而见**烦躁狂乱、谵语**等证者，宜选用朱麦冬，其镇惊安神之力尤佳。

15. 天王补心丹，选用**生酸枣仁**，其味甘而润，性偏凉，对心肾不足、阴虚火旺所致的心悸、健忘、失眠、便秘者佳；若阴虚心悸、盗汗明显，兼脾胃虚弱者，宜选用**炒酸枣仁**。

16. 朱砂有毒，《中国药典》规定内服剂量为每日**0.1～0.5g**，多入丸散服，不宜入煎剂；不宜大量服用，也不宜少量久服；外用适量。

17. 心悸阴虚火旺证常用中成药有**天王补心丸（水蜜丸）、朱砂安神丸、宁神补心片、安神补心丸**。

18. 肝肾阴虚血少之心悸，兼头昏耳鸣、健忘失眠者，宜选用**宁神补心片**。

19. 不建议将天王补心丸与朱砂安神丸同时使用，因其皆含有朱砂，易出现有毒药物超量，属于**联合用药不适宜**。

20. 心悸心阳不振证症状：**心悸不安，胸闷气短，动则尤甚，面色苍白，形寒肢冷，舌淡苔白。脉虚弱或沉细无力**。

21. 心悸心阳不振证治法为**温补心阳，安神定悸**。

22. 心悸心阳不振证治疗基础方剂为**桂枝甘草龙骨牡蛎汤（桂枝、甘草、龙骨、牡蛎）合参附汤（人参、熟附子）**加减。

23. 附子有毒，《中国药典》规定内服剂量为每日**3～15g**。

24. 心肾阳虚、瘀血阻脉之心悸（如病态窦房结综合征）宜选用**参仙升脉口服液或心宝丸**。

25. 治疗心悸心阳不振证，孕妇、哺乳期妇女、运动员、合并高血压及严重心脏病者，均慎用**参仙升脉口服液**。

26. 治疗心悸心阳不振证，孕妇、经期妇女、青光眼患者禁用**心宝丸**。

27. 治疗心悸心阳不振证，正在服用洋地黄类药物者慎用**心宝丸**，本品中含附子、洋金花、蟾酥，不宜过量服用及久服。

28. 心悸瘀阻心脉证治疗基础方剂为**桃仁红花煎（丹参、赤芍、桃仁、红花、乳香、香附、延胡索、青皮、当归、川芎、生地黄）合桂枝甘草龙骨牡蛎汤（桂枝、甘草、龙骨、牡蛎）**加减。

29. 桃仁红花煎，选用醋延胡索或酒延胡索，醋延胡索可**提高疗效，增强行气止痛**的作用，酒延胡索则**增强行血祛瘀之功**。

30. 心悸瘀阻心脉证常用中成药有**血府逐瘀口服液、七叶安神片、稳心颗粒、参松养心胶囊**。

31. 治疗心悸瘀阻心脉证，参松养心胶囊除益气养阴、活血通络外，兼有清心安神之功，对**气阴两虚、心络瘀阻兼有内热者**更佳。

中药学综合知识与技能

历年考题

【B型题】(1～2题共用备选答案)

A. 消疲灵颗粒　　　B. 芪苈强心胶囊
C. 参松养心胶囊　　D. 安神补心丸
E. 朱砂安神片

1. 某女，65岁。心悸不安，气短乏力，动则加剧，胸部闷痛，失眠多梦，盗汗，神倦懒言；舌暗，脉结代。诊断为心悸，证属气阴两虚、心络瘀阻。宜选用的中成药是(　　)

2. 某男，70岁。心慌气短，动则加剧，夜间不能平卧，下肢浮肿，倦怠乏力，小便短少，口唇青紫，畏寒肢冷，咳吐稀痰；舌淡苔白，脉虚弱。诊断为心悸，证属阳气虚乏、络瘀水停。宜选用的中成药是(　　)

【考点提示】C、B。

第六节　胸　痹

1. 气虚血瘀证的症状为**胸痛隐隐，遇劳则发，神疲乏力，气短懒言，心悸自汗**。舌胖有齿痕，色淡暗，苔薄白，脉弱而涩，或结、代。

2. 胸痹气滞血瘀证宜选用的中成药有**血府逐瘀口服液、复方丹参滴丸、速效救心丸、冠心丹参滴丸、银丹心脑通软胶囊**。

3. 胸痹气虚血瘀证治法宜选**益气活血、通脉止痛**。

4. 治疗胸痹气虚血瘀证宜选用的基础方剂有**补阳还五汤**（黄芪、川芎、当归、芍药、桃仁、地龙、红花）加减。

5. 治疗胸痹气虚血瘀证宜选用的中成药有**芪参益气滴丸、参桂胶囊、心力丸、活心丸**。

6. 胸痹气滞血瘀证的症状为**心胸疼痛，如刺如绞，痛有定处，入夜为甚，重者心痛彻背，背痛彻心，或痛引肩背，伴有胸闷，日久不愈，可因暴怒、劳累而加重。舌质紫暗，有瘀斑，苔薄，脉弦细**。

7. 胸痹气滞血瘀证的治法宜选**理气活血，通脉止痛**。

8. 使用血府逐瘀汤治疗气滞血瘀型胸痹，选用生桔梗，开宣肺气力强，但对胃黏膜有刺激，可引起恶心呕吐；对胃弱津伤之年老体弱者宜选用**炒桔梗**。

9. 胸痹患者因胃肠道不适而不能长期服用冰片者，宜选用**冠心丹参滴丸**。

10. 胸痹痰浊瘀阻证的症状：**胸闷重而心痛微，痰**

多气短，肢体沉重，形体肥胖，遇阴雨天而易发作或加重，伴有倦怠乏力，纳呆便溏，咳吐痰涎。舌体胖大且边有齿痕，苔浊腻或白滑，脉滑。

11. 胸痹痰浊痹阻证常用的中成药有血滞通胶囊、丹蒌片、舒心降脂片、降脂通络软胶囊。

12. 胸痹寒凝心脉证的症状：猝然心痛如绞，心痛彻背，喘不得卧，多因气候骤冷或骤感风寒而发病或加重，伴形寒，甚则手足不温，冷汗自出，胸闷气短，心悸，面色苍白。舌质紫暗，或有瘀斑、瘀点，苔薄，脉沉紧或沉细。

13. 治疗胸痹寒凝心脉证宜选用的中成药为冠心苏合滴丸、宽胸气雾剂、苏合香丸、神香苏合丸（庆余救心丸）。

14. 治疗胸痹气阴两虚证宜选用的方剂是生脉散（人参、麦冬、五味子）加减。

15. 治疗胸痹气阴两虚证的基础方剂为生脉散合人参养荣汤，其煎服法：水煎温服，每日 2～3 次，宜餐前服用。人参宜另煎后兑服；五味子、桂心捣碎后再入煎；桂心不宜久煎。

16. 治疗胸痹气阴两虚证常用中成药有益心胶囊、益心舒胶囊、益心通脉颗粒、冠心生脉口服液。

17. 益心胶囊、益心舒胶囊、冠心生脉口服液均含有人参、麦冬、五味子，均可用于气阴两虚之胸痹见失眠、心悸、汗出明显者。

18. 气阴两虚之胸痹兼有**咽喉干燥**者，宜选用益气通脉颗粒。

历年考题

【C型题】（1～3题共用题干）

某男，50岁。冠心病心绞痛病史5年，查血清肌酐、尿素氮均增高。近因劳累复发，心前区疼痛加重1周，神疲乏力，气短懒言，心悸自汗；舌体胖大有齿痕，舌质淡暗，舌苔薄白，脉弱而涩。

1. 四诊合参，辨析其证候是（　　）
   A. 寒凝心脉　　　　B. 气虚血瘀
   C. 心肾阳虚　　　　D. 气滞血瘀
   E. 痰瘀痹阻

2. 根据辨证结果，宜采用的治法是（　　）
   A. 行气活血，通脉止痛
   B. 益气活血，通脉止痛
   C. 豁痰化瘀，通阳宣痹
   D. 温补心肾，活血通脉
   E. 温阳散寒，宣通心阳

3. 根据辨证结果，宜选用的基础方剂是（　　）

A. 血府逐瘀汤　　　　B. 苏合香丸
C. 补阳还五汤　　　　D. 瓜蒌薤白桂枝汤
E. 桃仁红花煎

【考点提示】B、B、C。胸痹气虚血瘀证［症状］胸痛隐隐，遇劳则发，神疲乏力，气短懒言，心悸自汗。舌胖有齿痕，色淡暗，苔薄白，脉弱而细，或结代。［治法］益气活血，通脉止痛。［基础方剂］补阳还五汤（当归、川芎、黄芪、桃仁、红花、地龙、赤芍）加减。

【C型题】（4~7题共用题干）

某男，70岁。冠心病史7年。常感胸痛隐隐，神疲乏力，气短懒言，心悸自汗，舌淡暗苔白，脉弱。

4. 中医辨证为（　　）
   A. 寒凝心脉　　　　B. 痰瘀痹阻
   C. 气虚血瘀　　　　D. 气阴两虚
   E. 心肾阳虚

5. 根据辨证结果，应采取的治法是（　　）
   A. 理气活血，通脉止痛
   B. 益气活血，通脉止痛
   C. 通阻泄浊，豁痰宣痹
   D. 疏肝泻火，镇心安神
   E. 辛温散寒，宣通心阳

6. 根据应采取的治法，不宜选用的中成药是（　　）

A. 麝香保心丸　　B. 芪参益气滴丸
C. 心力丸　　　　D. 参桂胶囊
E. 活力丸

7. 近日该患者准备到出旅游，担心旅游劳累，途中发病，自行携带上述不宜服用的中成药，并加倍服用该药，结果出现了舌麻感。这是因为该中成药含有毒中药，此药是（　　）

A. 斑蝥　　　　　B. 草乌
C. 蟾酥　　　　　D. 生半夏
E. 雄黄

【考点提示】C、B、A、C。气虚血瘀［症状］胸痛隐隐，遇劳则发，神疲乏力，气短懒言，心悸自汗。舌胖有齿痕，色淡暗，苔薄白，脉弱而涩，或结代。气虚血瘀［治法］益气活血，通脉止痛。气虚血瘀［中成药选用］芪参益气滴丸、参桂胶囊、心力丸、活心丸。麝香保心丸是含蟾酥的中成药。

第七节　不　寐

1. 不寐的治疗以**补虚泻实、调整脏腑阴阳**为原则。

2. 不寐肝火扰心证的基础方剂为**龙胆泻肝汤（龙胆、泽泻、木通、车前子、当归、柴胡、生地黄、黄芩、栀子、生甘草）**加减。

3. 《中国药典》规定龙胆草内服剂量为每日**3～6g**；木通内服剂量为每日**3～6g**。

4. 不寐肝火扰心证的常用中成药有**泻肝安神丸、复方罗布麻颗粒**。

5. 不寐痰热扰心证的症状：**心烦不寐，胸闷脘痞，泛恶嗳气，伴口苦，头重，目眩；舌质偏红，苔黄腻，脉滑数**。

6. 不寐痰热扰心证的治法为**清化热痰，和中安神**。

7. 治疗不寐痰热扰心证时，黄连温胆汤的煎服法：水煎温服，每日2～3次，宜**餐后或临睡前**服用。竹茹用量较大时，可煎汤带水；大枣宜擘开后入煎。

8. 不寐心脾两虚证的治法为**补益心脾，养血安神**。

9. 不寐心脾两虚证常用中成药有**北芪五加片、眠安宁口服液、脑力静糖浆**。

10. 治疗不寐心脾两虚证，孕妇慎用**眠安宁口服液**。

11. 不寐心肾不交证治法为**滋阴降火，交通心肾**。

12. 不寐心肾不交证常用中成药有**乌灵胶囊、滋肾宁神丸**。

13. 不寐心胆气虚证的症状：**虚烦不眠，处事易惊，**

中医内科常见病的辨证论治 **第六章**

终日惕惕，**胆怯心悸，伴气短自汗，倦怠乏力；舌淡，脉滑细**。

14. 不寐心胆气虚证的基础方剂为**安神定志丸合酸枣仁汤**。

15. 不寐心胆气虚证常用的中成药为**柏子养心丸（水蜜丸）**。

16. 柏子养心丸的水蜜丸每次服用**6g**，小蜜丸每次服用**9g**，均宜餐后服用。

历年考题

【C型题】（1~4题共用题干）

某女，43岁，入睡困难，且多梦易醒，心悸健忘，精疲食少，四肢倦怠，腹胀便溏，面色少华，舌质淡，苔薄白，脉细无力，中医诊断为不寐。

1. 中医辨证是（　　）
   A. 心火炽盛　　　　B. 肝气郁结
   C. 心脾两虚　　　　D. 肾阴亏虚
   E. 心肾阳虚

2. 应采用的中医治法是（　　）
   A. 健脾养心　　　　B. 疏肝理气
   C. 清心泻火　　　　D. 滋阴补肾
   E. 温补心肾

3. 治疗宜选用的方剂是（　　）
   A. 逍遥散　　　　　　　B. 归脾汤
   C. 导赤散　　　　　　　D. 右归丸
   E. 生脉散
4. 治疗宜选用的中成药是（　　）
   A. 朱砂安神丸　　　　　B. 养血安神丸
   C. 泻肝安神丸　　　　　D. 天王补心丸
   E. 柏子养心丸

【考点提示】C、A、B、D。心脾两虚证临床常见心悸怔忡，失眠多梦，健忘，食纳减少，腹胀，大便溏泻，倦怠乏力，舌质淡嫩，脉细弱。如因心而影响脾的，见症重点当在心悸、气短，治当以益心为主；如因脾而影响心的，见症重点应在食少腹胀、便溏乏力，治以补脾为主。一般以心悸失眠、面色萎黄、神疲食少、腹胀便溏为辨证要点。心脾两虚症状为不易入睡，多梦易醒，心悸健忘，神疲食少，四肢倦怠，腹胀便溏，面色少华；舌淡苔薄，脉细无力。治法为健脾养心。心脾两虚治疗宜选用的方剂是归脾汤（党参、黄芪、白术、茯神、枣仁、龙眼、木香、炙甘草、当归、远志、生姜、大枣）加减。心脾两虚治疗宜选用的中成药是天王补心丸、养心宁神丸。

第八节 胃 痛

1. 胃痛的治疗以**理气和胃止痛**为主。邪实以祛邪为急,证需以扶正为先,虚实夹杂者应祛邪扶正。
2. 胃痛寒邪客胃证的症状:**胃痛暴作,喜温恶寒,得温痛减,口和不渴,或喜热饮;舌淡,苔薄白,脉弦紧**。
3. 胃痛寒邪客胃证常用中成药有**良附丸、安中片(素片)、仲景胃灵丸**。
4. 突发胃痛较重,因外寒而起,无明显脾胃虚弱者,宜选用的中成药为**良附丸**。
5. 胃痛饮食伤胃证的治法为**消食导滞,和胃止痛**。
6. 《中国药典》规定山楂内服剂量为**每日9~12g**。
7. 胃痛饮食伤胃证常用中成药有**槟榔四消丸(大蜜丸)、开胸顺气丸、沉香化滞丸、加味保和丸**。
8. 治疗胃痛饮食伤胃证,孕妇禁用的中成药为**槟榔四消丸(大蜜丸)、开胸顺气丸、沉香化滞丸**。
9. 胃痛肝气犯胃证的症状:**胃脘胀痛,痛连两胁,遇烦恼则痛作或痛甚,嗳气、矢气则舒,脘闷嗳气,善**

太息，大便不畅；舌淡红，苔薄白，脉弦。

10. 胃痛湿热中阻证的症状：胃脘疼痛，痛势急迫，脘闷灼热，口干口苦，口渴不欲饮，纳呆恶心，小便色黄，大便不畅；舌红，苔黄腻，脉滑数。

11. 胃痛湿热中阻证治法为消化湿热，理气和胃。

12. 胃痛湿热中阻证常用中成药有木香槟榔丸、中满分消丸、胃痛宁片。

13. 治疗胃痛湿热中阻证，孕妇及寒湿困脾所致鼓胀者慎用中满分消丸。寒湿内蕴胃痛、痢疾及冷积便秘者慎用木香槟榔丸。

14. 胃痛胃阴亏耗证基础方剂为一贯煎（沙参、麦冬、当归、生地黄、枸杞子、川楝子）合芍药甘草汤（芍药、甘草）加减。

15. 川楝子有小毒，《中国药典》规定内服剂量为每日 5~10g。

16. 胃痛脾胃虚寒证治法为温中健脾，和胃止痛。

17. 胃痛脾胃虚寒证基础方剂为黄芪建中汤（炙黄芪、桂枝、生姜、芍药、炙甘草、大枣、饴糖）加减。

18. 胃痛脾胃虚寒证常用中成药有黄芪健胃膏、温胃舒胶囊、胃疡灵颗粒、虚寒胃痛胶囊。

19. 治疗胃痛脾胃虚寒证，阴虚火旺胃痛者不宜使用虚寒胃痛胶囊。

中医内科常见病的辨证论治 第六章

历年考题

【C 型题】(1~3 题共用题干)

某男,34 岁。胃痛隐隐,绵绵不休,喜温喜按,劳累、受凉或空腹时疼痛明显,进食后疼痛缓解,时呕清水,神疲纳少,四肢倦怠,手足不温,大便溏薄,舌淡苔白,脉虚弱。医师诊断为胃痛,证属脾胃虚寒,处方如下:炙黄芪 9g,桂枝 9g,白芍 18g,生姜 6g,炙甘草 9g,大枣 6g,饴糖 10g。7 剂,水煎服,每日 1 剂,早、午、晚分服。

1. 以下有关药师针对处方中白芍饮片的遴选建议,最适合的是( )

    A. 选用盐炒白芍,增强补益作用

    B. 选用酒炒白芍,增强止痛作用

    C. 选用醋炒白芍,增强止痛作用

    D. 选用清炒白芍,缓和寒性

    E. 选用土炒白芍,增强止泻作用

2. 以下有关药师对此患者的用药教育内容,正确的是( )

    A. 重视精神的调摄,避免过度劳累

    B. 汤剂水煎温服,每日 2 次,宜餐后服用

    C. 方中大枣宜掰开入煎,饴糖宜冲服

    D. 嘱患者服中药疼痛不缓解,可服用水杨酸类

止痛药

E. 嘱患者少食多餐，多吃高纤维食物

3. 患者欲改服中成药巩固治疗，根据辨证结果不宜选用的中成药是(　　)

A. 黄芪健胃膏　　　　　B. 胃疡灵颗粒

C. 胃乐新颗粒　　　　　D. 虚寒胃痛胶囊

E. 温胃舒胶囊

【考点提示】B、A、C。

第九节　泄　泻

1. 泄泻的治疗大法为**运脾化湿**。

2. 泄泻寒湿内盛证症状：<u>泄泻清稀，甚则如水样，脘闷食少，腹痛肠鸣，或兼见外感风寒，恶寒，发热，头痛，肢体酸痛，舌苔白或白腻，脉濡缓</u>。

3. 泄泻寒湿内盛证治法为**芳香化湿，解表散寒**。

4. 泄泻寒湿内盛证常用中成药有<u>藿香正气水、五苓散</u>。

5. 五苓散温阳化气，利湿行水，适用于泄泻兼有<u>小便不利、水肿腹胀、渴不思饮等水湿内停</u>之证。

6. 治疗泄泻湿热伤中证宜选用的方剂为**葛根芩连汤**（葛根、黄芩、黄连、炙甘草）加减。

7. 泄泻湿热伤中证常用中成药有**肠康片、香连片、痢必灵片（糖衣片）、泻痢消胶囊、连蒲双清片、白蒲黄片**。

8. 《中国药典》规定葛根的内服剂量为每日**10～15g**。

9. 泄泻食滞肠胃证的症状：**腹痛肠鸣，泻下粪便臭如败卵，泻后痛减，泻下伴有不消化食物，脘腹胀满，嗳腐吞酸，不思饮食。舌质红，苔垢浊、厚腻，脉滑实**。

10. 泄泻食滞肠胃证的基础方剂为**保和丸（神曲、山楂、茯苓、半夏、莱菔子、陈皮、连翘、麦芽）**加减。

11. 泄泻食滞肠胃证常用中成药有**加味保和丸、枳实导滞丸、和中理脾丸**。

12. 加味保和丸、和中理脾丸均含有炒麦芽，有回乳作用，**孕妇及哺乳期妇女慎用**。

13. 泄泻肝气乘胃证的基础方剂为**痛泻药方（白术、白芍、防风、陈皮）**加减。

14. 泄泻肝气乘胃证常用中成药有**痛泻宁颗粒、养胃颗粒**。

15. 泄泻脾胃虚弱证治法为**健脾益气，化湿止泻**。

16. 泄泻脾胃虚弱证常用中成药有<u>人参健脾丸（大蜜丸）、补中益气丸（水丸）、参苓健脾胃颗粒</u>。

17. 泄泻肾阳虚衰证常用中成药有<u>四神丸、桂附理中丸、固本益肠汤、肠胃宁片</u>。

18. 吴茱萸有小毒，《中国药典》规定其内服剂量为每日<u>2~5g</u>。

19. 治疗泄泻肾阳虚衰证时，孕妇慎用<u>桂附理中丸</u>、禁用<u>肠胃宁</u>片。儿童慎用<u>肠胃宁片</u>。

20. 若泄泻而耗伤胃气，可给予<u>淡盐汤、饭汤、米粥</u>以养胃气。

历年考题

【B 型题】（1~3 题共用备选答案）
A. 连蒲双清片　　B. 四神丸
C. 加味保和丸　　D. 人参健脾丸
E. 槟榔四消丸

1. 某男，34 岁。因工作压力大，平素喜欢吸烟、饮酒，经常熬夜。刻下腹痛，泻下急迫，粪色黄褐而臭，肛门灼热，烦热口渴，小便短黄；舌红苔黄腻，脉濡数。宜选用的中成药是（　　）

2. 某男，37 岁。因饮食、饮酒无度，出现腹胀腹痛，泻下则缓，大便不调，纳食减少，嗳腐吞酸；舌苔

厚腻。宜选用的中成药是( )

3. 某女，48岁。大便溏泻，水谷不化，稍进油腻之物，则大便次数增多，饮食减少，恶心呕吐，脘腹疼痛，胀闷不舒，伴面色萎黄，肢倦乏力；舌淡苔白，脉细弱。宜选用的中成药是( )

【考点提示】A、C、D。

【X型题】4. 某男，72岁。腹泻肠鸣，脐腹作痛，泻后则安，畏寒喜暖，腰膝酸软，舌淡苔白，脉沉细。治宜选用的中成药有( )

A. 四神丸　　　　　B. 固本益肠片
C. 香连丸　　　　　D. 参苓白术散
E. 涩肠止泻散

【考点提示】AB。泄泻脾肾阳虚［症状］黎明之前，脐腹作痛，肠鸣即泻，泻后则安，完谷不化，腹部喜温，形寒肢冷，腰膝酸软。舌淡苔白，脉沉细。［中成药选用］四神丸、桂附理中丸、固本益肠片、肠胃宁片。

第十节　便　秘

1. 实秘以祛邪为主，给予<u>泄热</u>、<u>通导</u>、<u>温热</u>治法；

虚秘以扶正为先，根据气血阴阳的不足给予相应的治疗。

2. 热秘的症状：**大便干结，腹胀腹痛，口干口臭，面红心烦，或有身热，小便短赤**。舌红，苔黄燥，脉滑数。

3. 麻子仁丸若作汤剂，厚朴宜选用<u>生</u>厚朴，行气导滞力强；若作丸剂，宜选用<u>姜</u>厚朴，其对咽喉的刺激性已缓解。

4. 热秘常用中成药有**麻仁胶囊、麻仁润肠丸、麻仁滋脾丸、通幽润燥丸、消泻丸、复方芦荟胶囊**。

5. 治疗热秘，孕妇禁用**麻仁润肠丸、通幽润燥丸、清泻丸、复方芦荟胶囊**。虚寒性便秘慎用**麻仁润肠丸**。脾胃虚寒性便秘及年老体弱者慎用**通幽润燥丸**。

6. 气秘治法为**顺气导滞**。

7. 治疗气秘的基础方剂为**六磨汤（沉香、木香、槟榔、乌药、枳壳、大黄）**加减。

8. 《中国药典》规定沉香内服剂量为每日<u>1~5g</u>；槟榔内服剂量为每日<u>3~10g</u>。

9. 冷秘的症状：**大便艰涩，腹痛拘急，腹满拒按，胁下偏痛，手足不温，呃逆呕吐**。舌苔白腻，脉滑紧。

10. 治疗冷秘的基础方剂为温脾汤**（附子、人参、大黄、干姜、甘草）**合半硫丸**（半夏、硫黄）**加减。

11. 虚秘的症状：**大便并不干硬，虽有便意，但排便困难，用力努挣则汗出短气，便后乏力，面白神疲，肢倦懒言**；舌淡苔白，脉弱。

12. 虚秘的治法为**益气润肠**。

13. 治疗虚秘的基础方剂为**黄芪汤（黄芪、陈皮、火麻仁、白蜜）**加减。

14. 《中国药典》规定火麻仁的内服剂量为每日**10~15g**，蜂蜜的内服剂量为每日**15~30g**。

15. 治疗虚秘的常用中成药有**便秘通、便通胶囊、苁蓉润肠口服液、苁蓉通便口服液**。

第十一节 头 痛

必背采分点

1. 外感头痛治疗以疏风为主，兼以**散寒、清热、祛湿**；内伤头痛属虚者以滋阴养血、益肾填精为主，属实当平肝、行瘀、化痰，虚实夹杂者，酌情兼顾并治。

2. 治疗风寒头痛的基础方剂为**川芎茶调散（川芎、荆芥、薄荷、羌活、细辛、白芷、甘草、防风）**加减。

3. 治疗风寒头痛宜选用的中成药是**川芎茶调颗粒、都梁软胶囊、天麻头痛片**。

4. 治疗风热头痛宜选用的中成药是芎菊上清丸、清眩片。

5. 肝阳头痛治法宜选平肝潜阳息风。

6. 血虚头痛的症状：头痛隐隐，时时昏晕，心悸失眠，面色少华，神疲乏力，遇劳加重；舌质淡，苔薄白，脉细弱。

7. 血虚头痛的治法为养血滋阴，和络止痛。

8. 治疗血虚头痛的基础方剂为加味四物汤（白芍、当归、熟地黄、川芎、蔓荆子、菊花）加减。

9. 治疗血虚头痛常用中成药有益血生胶囊、养血清脑颗粒、天麻头痛片。

10. 治疗血虚头痛，孕妇禁用养血清脑颗粒、天麻头痛片；脾胃虚弱、外感者慎用益血生胶囊、养血清脑颗粒、天麻头痛片。

11. 瘀血头痛的症状：头痛经久不愈，痛处固定不移，痛如锥刺，或有头部外伤史；舌紫暗，或有瘀斑、瘀点，苔薄白，脉细或细涩。

12. 瘀血头痛的治法为活血化瘀，通窍止痛。

13. 治疗瘀血头痛的基础方剂为通窍活血汤（赤芍、川芎、桃仁、红花、麝香、老葱、鲜姜、枣、酒）加减。

14. 治疗瘀血头痛的中成药宜选通天口服液、血府逐瘀口服液、逐瘀通脉胶囊、丹七片。

15. 治疗瘀血头痛，**孕妇**禁用通天口服液、血府逐瘀口服液、逐瘀通脉胶囊；慎用丹七片。**月经期及有出血倾向**者，禁用逐瘀通脉胶囊，慎用丹七片。

16. 头痛时，肝阳上亢者禁食**肥甘厚腻、辛辣发物**，以免生热动风，加重病情。

历年考题

【B型题】(1~2题共用备选答案)

　A. 灼痛　　　　　　B. 刺痛
　C. 重痛　　　　　　D. 胀痛
　E. 隐痛

1. 气血不足引起的头痛多见（　　）
2. 瘀血阻滞经脉引起的头痛多见（　　）

【考点提示】E、B。

【B型题】(3~5题共用备选答案)

　A. 芎菊上清丸　　　B. 通天口服液
　C. 清眩丸　　　　　D. 脑立清丸
　E. 川芎茶调颗粒

3. 某男，30岁。野外勘查归来后，头痛时作，伴见恶寒、发热、鼻塞。宜选用的中成药是（　　）

4. 某女，60岁。患高血压病7年，近1周头痛如锥刺，痛处固定不移，反复发作，头晕目眩，恶心呕吐，

恶风。宜选用的中成药是( )

5. 某女，45岁。近日常因子女学习问题气恼，头胀痛，恼怒加重，伴面色潮红，烦躁易怒，失眠多梦。宜选用的中成药是( )

【考点提示】E、B、D。

第十二节 眩 晕

1. 眩晕的治疗原则是<u>调整阴阳、调理五脏、调和气血</u>。

2. 眩晕肝阳上亢证治法为<u>平肝潜阳，滋养肝肾</u>。

3. 治疗眩晕肝阳上亢证的基础方剂为<u>天麻钩藤饮（天麻、钩藤、生石决明、川牛膝、桑寄生、杜仲、栀子、黄芩、益母草、朱茯神、夜交藤）</u>加减。

4. 治疗眩晕肝阳上亢证常用的中成药为<u>天麻钩藤颗粒、松龄血脉康胶囊、复方罗布麻颗粒</u>。

5. 眩晕气血亏虚证症状：<u>眩晕动则加剧，劳累即发，面色淡白，神疲乏力，倦怠懒言，唇甲不华，发色不泽，心悸少寐，纳少腹胀</u>；舌淡苔薄白，脉细弱。

6. 眩晕气血亏虚证的治法为<u>补益气血，调养心脾</u>。

中医内科常见病的辨证论治 第六章

7. 治疗眩晕气血亏虚证的基础方剂为**归脾汤（人参、黄芪、白术、茯神、龙眼肉、酸枣仁、木香、当归、远志、生姜、大枣、甘草）**加减。

8. 治疗眩晕气血亏虚证常用的中成药有**归脾丸（大蜜丸）、益中生血片、参茸阿胶**。

9. 眩晕肾精不足证症状：**眩晕日久不愈，精神萎靡，两目干涩，视力减退，腰膝酸软，或遗精滑泄，耳鸣齿摇，颧红咽干，五心烦热**；舌红少苔，脉细数。

10. 治疗眩晕肾精不足证常用的中成药有**左归丸、古汉养生精**。

11. 眩晕痰湿中阻证的治法为**化痰祛湿，健脾和胃**。

12. 治疗眩晕痰湿中阻证的基础方剂为**半夏白术天麻汤（半夏、白术、天麻、橘红、茯苓、甘草、生姜、大枣）**加减。

13. 法半夏药性燥烈，有小毒，《中国药典》规定其内服剂量为**3~9g**。

14. 治疗眩晕痰湿中阻证的常用中成药有**半夏天麻丸、眩晕宁颗粒、晕复静片**。

15. 治疗眩晕痰湿中阻证，**孕妇**禁用眩晕宁颗粒、晕复静片；慎用半夏天麻丸。晕复静片含**马钱子**，不宜久服、过量服用。

第十三节 胁 痛

必背采分点

1. 胁痛的治疗以<u>疏肝和络止痛</u>为基本原则。

2. 胁痛肝郁气滞证的症状：<u>胁肋胀痛，走窜不定，甚则引及项背肩臂，痛每因情志变化而增减，胸闷腹胀，嗳气频作，得嗳气而胀痛稍舒，纳少口苦</u>；舌苔薄白，脉弦。

3. 胁痛肝郁气滞证的治法为<u>疏肝理气</u>。

4. 治疗胁痛肝郁气滞证的基础方剂为<u>柴胡疏肝散（柴胡、香附、枳壳、芍药、陈皮、川芎、炙甘草）</u>加减。

5. 治疗胁痛肝郁气滞证的常用中成药有<u>柴胡舒肝丸、四逆散、舒肝止痛丸</u>。

6. 胁痛肝胆湿热证的治法为<u>清热利湿</u>。

7. 治疗胁痛肝胆湿热证的基础方剂为<u>龙胆泻肝汤（龙胆、泽泻、木通、车前子、当归、柴胡、生地黄、黄芩、栀子、生甘草）</u>加减。

8. 治疗胁痛肝胆湿热证的常用中成药为<u>龙胆泻肝丸（水丸）、利胆片、胆石清片</u>。

9. 治疗胁痛肝胆湿热证，**孕妇**禁用胆石清片、龙胆泻肝丸；慎用利胆片。**脾胃虚寒、年老体弱**者均慎用龙胆泻肝丸、利胆片、胆石清片；**肝郁脾虚、肝郁血虚胁痛及阴黄**者慎用利胆片。

10. 胁痛瘀血阻络证治疗基础方剂为**血府逐瘀汤（当归、生地黄、桃仁、红花、枳壳、赤芍、柴胡、川芎、桔梗、牛膝、甘草）或复元活血汤（柴胡、栝楼根、当归、甘草、大黄、桃仁）**加减。

11. 《中国药典》规定柴胡内服剂量为**3~10g**，大黄内服剂量为**5~15g**。

12. 治疗胁痛瘀血阻络证的常用中成药有**血府逐瘀口服液、元胡止痛片、和络舒肝胶囊、肝达康颗粒**。

13. 胁痛肝络失养证的症状：**胁肋隐痛，悠悠不休，遇劳加重，口干咽燥，心中烦热，头晕目眩**。舌红少苔，脉细弦而数。

14. 胁痛肝络失养证的治法为**养阴柔肝**。

15. 治疗胁痛肝络失养证的基础方剂为**一贯煎（北沙参、麦冬、当归、生地黄、枸杞子、川楝子）**。

16. 治疗胁痛肝络失养证的常用中成药有**复方益肝灵片、慢肝养阴胶囊**。

第十四节 中 风

1. 中经络治疗以**平肝息风、化痰祛瘀通络**为主。

2. 中风风痰入络证的治法为**祛风化痰通络**。

3. 治疗中风风痰入络证的基础方剂为**真方白丸子（半夏、白附子、天南星、天麻、川乌、全蝎、木香、枳壳）**加减。

4. 《中国药典》规定法半夏用量不超过**9g**，制白附子用量不超过**6g**，制天南星用量不超过**9g**，制川乌用量不超过**3g**，全蝎用量不超过**6g**。

5. 治疗中风风痰入络证的常用中成药有**大活络丸、再造丸、豨莶络达胶囊**。

6. 中风风阳上扰证的症状：**平素头晕头痛，耳鸣目眩，突然发生口眼㖞斜，舌强语謇，或手足重滞，甚则半身不遂。舌质红苔黄，脉弦**。

7. 中风风阳上扰证的治法为**平肝潜阳，活血通络**。

8. 治疗中风风阳上扰证的基础方剂为**天麻钩藤饮（天麻、钩藤、生石决明、川牛膝、桑寄生、杜仲、栀子、黄芩、益母草、朱茯神、夜交藤）**加减。

9. 治疗中风风阳上扰证的常用中成药有**心脑静片、松龄血脉康胶囊、全天麻胶囊**。

10. 中风气虚血瘀证的症状：**肢体偏枯不用，肢软无力，面色萎黄**。舌质淡紫或有瘀斑，苔薄白，脉细涩或细弱。

11. 中风气虚血瘀证的治法为**益气养血，化瘀通络**。

12. 治疗中风气虚血瘀证的基础方剂为**补阳还五汤（黄芪、当归、川芎、桃仁、红花、赤芍、地龙）**加减。

13. 治疗中风气虚血瘀证的常用中成药有**脉络通颗粒、软脉灵口服液、脑安颗粒、消栓胶囊、复方地龙胶囊**。

历年考题

【C型题】（1~2题共用题干）

某男，68岁。半年前因中风遗留半身不遂，口眼㖞斜，言语謇涩，出院后常规服用阿司匹林肠溶片（每次100mg，每日1次）。近两周因过度劳累，患侧肢体无力、活动不便加重，伴浮肿，面色少华；伸舌右偏，舌色淡紫，舌边有瘀斑，苔薄白，脉细涩无力。医师诊断为中风，证属气虚血瘀。处方如下：黄芪30g，桃仁10g，当归6g，川芎9g，红花10g，赤芍10g，地龙6g，半夏6g。7剂，水煎服，每日1剂，早、晚分服。

1. 关于对该案例开展药学服务的说法，错误的是（ ）

　　A. 建议中药处方选用炒桃仁、酒赤芍、生黄芪

　　B. 建议黄芪一般用量为30~60g，长期服用，每日用量不宜超过120g

　　C. 建议桃仁捣碎后入煎，水煎温服，每日2次，宜餐前服用

　　D. 患者不欲服用汤剂，建议改服消栓胶囊，每次2粒，每日3次，饭后服用

　　E. 建议患者加强偏瘫肢体的被动活动，进行各种功能锻炼

2. 1周后，患者因外感风寒，内伤湿滞，症见头痛昏重、胸膈痞闷、脘腹胀痛、呕吐泄泻，医师予以藿香正气水内服，执业药师应告知正确的服用方法是（ ）

　　A. 餐前服用藿香正气水，餐后服用阿司匹林肠溶片

　　B. 餐前服用藿香正气水，餐中服用阿司匹林肠溶片

　　C. 餐中服用藿香正气水，餐前服用阿司匹林肠溶片

　　D. 餐后服用藿香正气水，餐前服用阿司匹林肠溶片

E. 餐后服用藿香正气水，餐中服用阿司匹林肠溶片

【考点提示】D、D。

【C型题】(3~6题共用题干)

某男，75岁，患中风1年，左侧肢软无力，手足浮肿，语言謇涩，面色少华。舌体不正，舌质淡紫，边有瘀斑，舌苔薄白，脉细涩无力。

3. 中医辨证是(　　)
   A. 风痰阻络　　　　B. 气虚血瘀
   C. 肾精亏损　　　　D. 痰蒙神窍
   E. 肝阳上亢

4. 中医治法是(　　)
   A. 祛风化痰通络
   B. 益气养血，化瘀通络
   C. 平肝潜阳，活血通络
   D. 清肝泄热，化湿和营
   E. 行气开郁，化痰散结

5. 治宜选用的方剂是(　　)
   A. 天麻钩藤饮加减　　B. 补阳还五汤加减
   C. 镇肝熄风汤加减　　D. 通窍活血汤加减
   E. 血府逐瘀汤加减

6. 治宜选用的中成药是(　　)

A. 脑立清丸 B. 血塞通片
C. 通心络颗粒 D. 脑血栓片
E. 复方丹参片

【考点提示】B、B、B、C。半身不遂气虚血瘀的症状：半身不遂，肢软无力，患侧手足浮肿，面色少华，语言謇涩，舌体不正。舌色淡紫或有瘀斑，苔薄白，脉细涩无力。中医治法是益气养血，化瘀通络。治宜选用的方剂是补阳还五汤（黄芪、桃仁、红花、赤芍、当归、川芎、地龙）加减。治宜选用的中成药是通心络颗粒、软脉灵口服液、脑安颗粒、消栓胶囊、复方地龙胶囊。

第十五节 汗 证

必背采分点

1. 汗证虚证治疗根据证候不同而治以<u>益气、养阴、补血、调和营卫</u>等。

2. 汗证肺卫不固证的症状：<u>汗出恶风，稍劳尤甚，易于感冒，体倦乏力，面色少华</u>。舌苔薄白，脉细弱。

3. 治疗汗证肺卫不固证的基础方剂为<u>玉屏风散（黄芪、白术、防风）</u>加减。

4. 治疗汗证肺卫不固证，玉屏风散**黄芪、白术**均用量大，原方各60g。

5. 治疗汗证肺卫不固证的常用中成药有**玉屏风颗粒、复芪止汗颗粒、虚汗停颗粒**。

6. 汗证心血不足证的治法为**补养心血**。

7. 治疗汗证心血不足证的基础方剂为**归脾汤（人参、黄芪、白术、茯神、当归、龙眼肉、酸枣仁、远志、木香、甘草、生姜、大枣）**加减。

8. 治疗汗证心血不足证常用的中成药有**归脾丸、健脾生血颗粒、参茸卫生丸**。

9. 汗证阴虚火旺证的症状：**夜寐盗汗，或自汗，五心烦热，或兼午后潮热，两颧色红，口渴**。舌红少苔，脉细数。

10. 治疗汗证阴虚火旺证的基础方剂为**当归六黄汤（当归、生地黄、熟地黄、黄连、黄芩、黄柏、黄芪）**加减。

11. 治疗汗证阴虚火旺证常用的中成药有**知柏地黄丸、心脑舒口服液**。

12. 治疗汗证阴虚火旺证，**感冒发热**者不宜使用心脑舒口服液。**糖尿病及有高血压、心脏病、肝病、肾病等慢性病严重**者应在医师指导下服用。气虚患者不宜服用**知柏地黄丸**。

13. 汗证邪热郁蒸证的症状：**蒸蒸汗出，汗黏，易使衣服黄染，面赤烘热，烦热，口苦，小便色黄**。舌苔薄黄，脉弦。

14. 汗证邪热郁蒸证的治法为**清肝泄热，化湿和营**。

15. 治疗汗证邪热郁蒸证的基础方剂为**龙胆泻肝汤（龙胆、黄芩、栀子、泽泻、木通、车前子、当归、生地黄、柴胡、甘草）**加减。

16. 治疗汗证邪热郁蒸证常用的中成药为**龙胆泻肝丸（水丸）**。

17. 治疗汗证邪热郁蒸证时，**孕妇**禁用龙胆泻肝丸，**脾胃虚寒、年老体弱**者均慎用。

第十六节 消 渴

1. 消渴阴虚燥热证的症状：**烦热引饮，消谷善饥，小便频数而多，尿浑而黄，形体消瘦**。舌红，苔薄黄，脉滑数。

2. 治疗消渴阴虚燥热证的基础方剂为**玉女煎（生石膏、熟地黄、麦冬、知母、牛膝）**加减。

3. 治疗消渴阴虚燥热证宜选用的中成药是**降糖胶**

囊、消渴平片、消糖灵胶囊。

4. 消渴脾胃气虚证治法宜选**健脾益气**。

5. 治疗消渴脾胃气虚证的基础方剂为**参苓白术散（莲子肉、薏苡仁、砂仁、桔梗、白扁豆、白茯苓、人参、甘草、白术、山药）**加减。

6. 治疗消渴脾胃气虚证的常用中成药有**参苓白术散、益津降糖口服液**。

7. 治疗消渴脾胃气虚证，孕妇慎用**参苓白术散、益津降糖口服液**。

8. 消渴气阴两虚证的症状：**口渴引饮，能食与便溏并见，或饮食减少，精神不振，四肢乏力，体瘦**。舌质淡红，苔白而干，脉弱。

9. 消渴气阴两虚证的治法为**益气健脾，生津止渴**。

10. 治疗消渴气阴两虚证的基础方剂为**七味白术散（人参、茯苓、白术、藿香叶、木香、甘草、葛根）**加减，可合生脉散益气生津止渴。

11. 治疗消渴气阴两虚证的常用中成药为**参精止渴丸、参芪降糖胶囊、消渴丸**。

12. 消渴丸中含有**西药降糖成分格列本脲**，若与西药磺脲类或者胰岛素促泌剂联用应注意监测血糖，避免低血糖发生。

13. 消渴肾阴亏虚证治法宜选**滋养肾阴**。

14. 消渴阴阳两虚证治法宜选**温阳滋肾**。

历年考题

【C 型题】(1~3 题共用题干)

某女,65 岁,糖尿病史 8 年。刻下口渴引饮,小便频数,多食善饥,肢体消瘦,体倦乏力,睡眠欠佳,腰膝酸痛;舌淡红,苔白而干,脉细弱。

1. 四诊合参,辨析其证候是(　　)
   A. 脾胃气虚　　　　B. 气阴两虚
   C. 阴虚燥热　　　　D. 胃阴不足
   E. 阴阳两虚

2. 根据辨证结果,宜选用的中成药是(　　)
   A. 消渴丸　　　　　B. 益津降糖口服液
   C. 消糖灵胶囊　　　D. 六味地黄丸
   E. 金匮肾气丸

3. 服药后,上述症状减轻。近因劳累,过食辛辣,又见小便频数,尿色黄赤,灼热涩痛,大便干结,尿常规检查:白细胞 90 个/HP,蛋白质(±),葡萄糖(+)。根据病情变化,宜选用的中成药是(　　)
   A. 净石灵胶囊　　　B. 济生肾气丸
   C. 知柏地黄丸　　　D. 分清五淋丸
   E. 萆薢分清丸

中医内科常见病的辨证论治 第六章

【考点提示】C、C、D。

第十七节 淋 证

1. 淋证治疗的基本治疗是实则<u>清利</u>，虚则<u>补益</u>。对虚实夹杂者，又当通补兼施。

2. 热淋的治法为<u>清热利湿通淋</u>。

3. 治疗热淋的基础方剂为<u>八正散（车前子、瞿麦、萹蓄、滑石、山栀子仁、甘草、木通、大黄、灯心草）</u>加减。

4. 治疗热淋，八正散选用<u>木通科的木通</u>，不宜选用<u>马兜铃科的关木通</u>。

5. 热淋常用中成药为<u>八正胶囊、复肾宁片、分清五淋丸</u>。

6. 石淋治法宜选<u>清热利湿，排石通淋</u>。

7. 治疗石淋的基础方剂为<u>石韦散（石韦、瞿麦、滑石、车前子、冬葵子）</u>加减。

8. 滑石性寒，脾胃虚弱者不建议长期、大量服用，《中国药典》规定其使用剂量为<u>10～20g</u>。

9. 治疗石淋常用中成药有<u>复方金钱草颗粒、静石灵</u>

胶囊、五淋化石丸。

10. 静石灵胶囊益气温阳排石，用于**石淋由于脾肾亏虚所致者**佳。

11. 血淋的症状：**小便热涩刺痛，尿色深红，或夹有血块，疼痛满急加剧，或见心烦**。舌尖红，舌苔红，脉滑数。

12. 治疗血淋的基础方剂为**小蓟饮子（小蓟、生地黄、滑石、木通、蒲黄、藕节、淡竹叶、当归、山栀子、甘草）**加减。

13. 治疗血淋的常用中成药有**肾炎灵胶囊、五淋丸**。

14. 膏淋的治法为**清热利湿，分清泄浊**。

15. 治疗膏淋的基础方剂为**萆薢分清饮（萆薢、黄柏、石菖蒲、茯苓、白术、莲子心、丹参、车前子）**加减。

16. 治疗膏淋的常用中成药为**萆薢分解丸、前列泰片**。

17. 劳淋治法宜选**补脾益肾**。

第十八节 癃 闭

1. 癃闭治疗遵循"**腑以通为用**"的原则。

2. 癃闭膀胱湿热证治法宜选<u>清热利湿，通利小便</u>。

3. 治疗癃闭膀胱湿热证的基础方剂为<u>八正散</u>加减。

4. 治疗癃闭膀胱湿热证的常用中成药为<u>八正合剂、清淋颗粒</u>。

5. 癃闭湿热瘀阻证治法宜选<u>行瘀散结，通利水道</u>。

6. 治疗癃闭湿热瘀阻证的基础方剂为<u>抵当汤（大黄、当归尾、生地黄、穿山甲、芒硝、桃仁、肉桂、降香）</u>加减。

7. 治疗癃闭湿热瘀阻证的常用中成药为<u>癃清片、前列通瘀胶囊、前列通片、癃闭舒胶囊</u>。

8. 癃闭肾阳衰惫证治法宜选<u>温补肾阳，化气行水</u>。

9. 治疗癃闭肾阳衰惫证的基础方剂为<u>济生肾气丸（熟地黄、山茱萸、山药、茯苓、泽泻、牡丹皮、肉桂、附子、车前子、牛膝）</u>加减。

10. 治疗癃闭肾阳衰惫证的常用中成药为<u>济生肾气丸、金匮肾气丸</u>。

历年考题

【C型题】（1~4题共用题干）

某女，56岁，小便点滴而下，量极少而短赤灼热，小腹胀满，口苦口黏，渴不欲饮，大便不畅。舌质红，苔黄腻，脉滑数。

1. 中医诊断是（　　）
   A. 痹症　　　　　　　　B. 虚劳
   C. 淋证　　　　　　　　D. 癃闭
   E. 郁证
2. 中医辨证是（　　）
   A. 肾阳衰惫　　　　　　B. 膀胱湿热
   C. 肾阴亏虚　　　　　　D. 脾胃气虚
   E. 肝气郁结
3. 治疗宜选用的方剂是（　　）
   A. 八正散　　　　　　　B. 代抵当丸
   C. 济生肾气丸　　　　　D. 参苓白术散
   E. 逍遥散
4. 治疗宜选用的中成药是（　　）
   A. 八正合剂、清淋颗粒　B. 归脾丸
   C. 逍遥丸　　　　　　　D. 右归丸
   E. 丹蒌片

【考点提示】D、B、A、A。癃闭是以小便量少，排尿困难，甚则小便闭塞不通为主症的病证。膀胱湿热症状为小便点滴不通，或量极少而短赤灼热，小腹胀满，口苦口黏，或口渴不欲饮，或大便不畅；舌质红，苔黄腻，脉数。膀胱湿热治疗宜选用的方剂是八正散（木通、车前子、萹蓄、瞿麦、滑石、甘草梢、大黄、栀子、灯心草）加减。膀胱湿热治疗宜选用的中成药是八正合剂、清淋颗粒。

【X型题】5. 某男，76岁。小便点滴而下，尿如细线，甚则阻塞不通，小腹胀满，烦躁口苦，舌紫暗，苔黄腻，脉涩。诊断为癃闭，证属湿热瘀阻。可选用的中成药有（　　）

A. 前列通片 B. 癃闭舒胶囊
C. 热淋清颗粒 D. 前列通瘀胶囊
E. 前列舒丸

【考点提示】ABD。

第十九节　水　肿

1. 水肿是<u>体内水液潴留，泛滥肌肤，表现以头面、眼睑、四肢、腹背，甚至全身浮肿为特征</u>的疾病。

2. 水肿风水相搏证的症状：<u>眼睑浮肿，继则四肢及全身浮肿，来势迅速，多有恶寒、发热，肢节酸楚，小便不利</u>等。偏于风热者，伴咽喉红肿疼痛，舌质红，脉浮滑数；偏于风寒者，兼恶寒、咳喘，舌苔薄白，脉浮滑或浮紧。

3. 水肿风水相搏证的治法为**疏风清热，宣肺行水**。

4. 治疗水肿风水相搏证的基础方剂为**越婢加术汤**（麻黄、石膏、甘草、大枣、白术、生姜）加减。

5. 水肿水湿浸渍证的治法为**健脾化湿，通阳利水**。

6. 治疗水肿水湿浸渍证的基础方剂为**五皮散**（生姜皮、桑白皮、陈皮、大腹皮、茯苓皮）合胃苓汤（甘草、茯苓、苍术、陈皮、白术、肉桂、泽泻、猪苓、厚朴、生姜、大枣）加减。

7. 治疗水肿水湿浸渍证的常用中成药为**肾炎消肿片**。

8. 水肿湿热壅盛证的治法为**分利湿热**。

9. 治疗水肿湿热壅盛证的基础方剂为**疏凿饮子**（泽泻、赤小豆、商陆、羌活、大腹皮、椒目、木通、秦艽、槟榔、茯苓皮、生姜）加减。

10. 治疗水肿湿热壅盛证的常用中成药为**肾炎灵胶囊、肾炎四味片**。

11. 水肿脾阳虚衰证的治法为**温阳健脾，行气利水**。

12. 治疗水肿脾阳虚衰证的基础方剂为**实脾饮**（厚朴、白术、木瓜、木香、草果仁、槟榔、附子、茯苓、干姜、炙甘草、生姜、大枣）加减。

13. 水肿肾阳衰微证的治法为**温肾助阳，化气行水**。

14. 治疗水肿肾阳衰微证的基础方剂为**济生肾气丸**。

15. 治疗水肿肾阳衰微证的常用中成药为**肾炎舒颗粒**、**肾炎康复片**、**肾康宁片**。

第二十节 腰 痛

1. 肾虚腰痛的症状：腰部隐隐作痛，腰软无力，劳则加重，卧则减轻，或伴有耳鸣耳聋。偏于肾阴虚者，兼有**手足心热**，**潮热盗汗**，**口燥咽干**，**舌红少苔**，**脉细数**；偏于肾阳虚者，兼有**腰部冷痛**，**得热则舒**，**肢冷畏寒**，**面色㿠白**，**舌淡胖有齿痕**，**脉沉细无力**。

2. 治疗肾虚腰痛的基础方剂：偏于肾阴虚者，以**左归丸（熟地黄、山药、枸杞子、山茱萸、川牛膝、菟丝子、鹿角胶、龟板胶）**加减。偏于肾阳虚者，以**右归丸（熟地黄、山药、山茱萸、枸杞子、菟丝子、鹿角胶、杜仲、肉桂、当归、制附子）**加减。

3. 《中国药典》规定鹿角胶内服剂量为每日**3~6g**；龟板胶每日**3~9g**。

4. 治疗肾虚腰痛的常用中成药有**左归丸**、**鱼鳔丸**、**七宝美髯丸**、**腰痛片**、**杜仲补天素片**、**桂附地黄丸（水蜜丸）**、**济生肾气丸（水蜜丸）**、**杜仲颗粒**。

5. 瘀血腰痛的治法为**活血化瘀，通络止痛**。

6. 治疗瘀血腰痛的基础方剂为**身痛逐瘀汤（秦艽、川芎、桃仁、红花、甘草、羌活、没药、当归、五灵脂、香附、牛膝、地龙）**加减。

7. 《中国药典》规定内服剂量没药**3~5g**、桃仁**5~10g**、红花**3~10g**为宜。地龙为动物药，《中国药典》规定其内服剂量为**4.5~10g**。

8. 治疗瘀血腰痛的常用中成药为**瘀血痹颗粒、舒筋活血定痛散、腰疼丸、腰痹通胶囊**。

9. 湿热腰痛的治法为**清热利湿，舒筋止痛**。

10. 治疗湿热腰痛的基础方剂为**四妙丸（黄柏、苍术、牛膝、薏苡仁）**加减。

11. 治疗寒湿腰痛的常用中成药有**附桂风湿膏、狗皮膏、风寒双离拐片、祛风舒筋丸**。

历年考题

【A型题】某男，59岁。腰部冷痛，酸软无力，卧则减轻，得热则舒，肢冷畏寒，面色㿠白；舌淡，脉沉细无力。宜选用的基础方剂是（   ）

A. 右归丸　　　　　　B. 理中汤

C. 左归丸　　　　　　D. 四妙丸

E. 四物汤

【考点提示】A。

第二十一节 郁 证

1. 郁证治疗以**理气开郁、调畅气机、怡情易性**为基本原则。

2. 治疗郁证肝气郁结证宜选用的中成药是**逍遥丸（水丸）、丹栀逍遥丸、越鞠丸**。

3. 郁证痰气郁结证的治法宜选**行气开郁，化痰散结**。

4. 郁证心神失养证的治法为**甘润缓急，养心安神**。

5. 治疗郁证心神失养证的基础方剂为**甘麦大枣汤（甘草、小麦、大枣）**加减。

6. 治疗郁证心神失养证的常用中成药有**脑乐静、脑力静糖浆**。

7. 郁证心脾两虚证的症状：**情绪不宁，多思善疑，头晕神疲，心悸胆怯，失眠健忘，食少纳呆，面色不华**。舌质淡，苔薄白，脉细。

8. 治疗郁证心脾两虚证的基础方剂为**归脾汤**加减。

中药学综合知识与技能

历年考题

【A 型题】某女,39 岁。情绪低落,闷闷不乐,喜叹息,胸闷胁痛,腹胀便溏,心烦不寐,急躁易怒;舌红苔黄,脉弦细数。诊断为郁证,证属肝郁化火、肝脾不和。宜选用的中成药是(　　)

A. 舒肝平胃丸　　　　B. 木香顺气丸
C. 人参健脾丸　　　　D. 丹栀逍遥丸
E. 龙胆泻肝丸教

【考点提示】D。

第二十二节　虚　劳

必背采分点

1. 虚劳气虚证治法宜选<u>益气补虚</u>。

2. 治疗虚劳气虚证的方剂宜选<u>四君子汤</u>(人参、白术、茯苓、炙甘草)加减。

3. 治疗虚劳气虚证的中成药宜选<u>十一味参芪胶囊、参芪十一味颗粒</u>。

4. 虚劳血虚证的症状为:<u>头晕眼花</u>,心悸多梦,手足发麻,面色淡黄或淡白无华,口唇、爪甲色淡,妇女月经量少。舌质淡，脉细。

5. 虚劳血虚证的治法宜选**补血养肝**。

6. 虚劳阴虚证的症状为：**形体消瘦**，口燥咽干，潮热颧红，五心烦热，盗汗，小便短黄，大便干结。舌质红，舌面少津，苔少或无苔，脉细数。

7. 虚劳阴虚证的治法宜选**养阴生津**。

8. 治疗虚劳阴虚证宜选用的方剂为**沙参麦冬汤**（沙参、麦冬、玉竹、桑叶、天花粉、白扁豆、甘草）。

9. 虚劳阳虚证的症状为：**畏寒怕冷，四肢不温**，口淡不渴，自汗，小便清长或尿少浮肿，大便溏薄。舌质淡，舌体胖，苔白滑，脉沉迟。

10. 虚劳阳虚证的治法宜选**补阳温中**。

历年考题

【B型题】（1~3题共用备选答案）

　A. 桂附地黄丸　　　B. 四物汤
　C. 附子理中丸　　　D. 四君子汤
　E. 沙参麦冬汤

1. 治疗虚劳阴虚证，宜选用的方剂是（　　）
2. 治疗虚劳血虚证，宜选用的方剂是（　　）
3. 治疗虚劳气虚证，宜选用的方剂是（　　）

【考点提示】E、B、D。

第二十三节 痹 证

1. 痹证的治疗以**祛邪、通络、止痛**为基本原则。
2. 行痹的治法宜选**祛风通络，散寒除湿**。
3. 治疗行痹的基本方剂为**防风汤（防风、当归、茯苓、杏仁、黄芩、秦艽、葛根、麻黄、桂枝、生姜、甘草、大枣）**加减。
4. 治疗行痹的常用中成药为**九味羌活丸**。
5. 痛痹的治法宜选**散寒通络，祛风除湿**。
6. 治疗痛痹的基础方剂为**乌头汤（川乌、芍药、麻黄、黄芪、甘草）**加减。
7. 治疗痛痹的常用中成药有**风湿定片、寒湿痹颗粒**。
8. 着痹的治法宜选**除湿通络，祛风散寒**。
9. 治疗着痹的常用中成药有**风湿痹康胶囊、痹痛宁胶囊、四妙丸、湿热痹颗粒**。
10. 尪痹的治法宜选**化痰祛瘀，滋养肝肾**。
11. 治疗尪痹的常用中成药有**独活寄生合剂、尪痹颗粒、天麻丸、益肾蠲痹丸**。

中医内科常见病的辨证论治 第六章

历年考题

【A型题】某女，55岁。近来因关节疼痛、屈伸不利而服用祛风止痛片，但其求愈心切，自行将单次剂量增加到两倍。服药7日后，出现口舌麻木、头晕、心悸气短等症状。分析上述症状是由过量服用祛风止痛片所致，原因是其药物组成中含有（ ）

A. 蟾酥 B. 马钱子
C. 制草乌 D. 雄黄
E. 细辛

【考点提示】C。

第二十四 中 暑

必背采分点

1. 阳暑的症状：<u>发热汗多</u>，头痛面红，烦躁，胸闷，口渴多饮，溲赤，或兼见恶寒。舌红少津，脉洪大。

2. 阳暑的治法宜选<u>清热生津</u>。

3. 治疗阳暑的中成药宜选<u>暑热感冒颗粒、清暑解毒颗粒</u>。

4. 阴暑的症状：**发热恶寒，无汗**，身重疼痛，神疲倦怠。舌质淡，苔薄黄，脉弦细。

5. 阴暑的治法宜选**解表散寒，祛暑化湿**。

6. 治疗阴暑的方剂宜选**香薷饮**（香薷、厚朴、白扁豆）加减。

7. 治疗阴暑的中成药宜选**藿香正气水、暑湿感冒颗粒、暑症片**。

第二十五节　内伤发热

 必背采分点

1. 气虚发热证的症状：**发热，热势或低或高，常在劳累后发作或加剧，倦怠乏力，气短懒言，自汗，易于感冒，食少便溏**。舌质淡，苔薄白，脉细弱。

2. 气虚发热证的治法为**益气健脾，甘温除热**。

3. 治疗气虚发热证的基础方剂为**补中益气汤**（黄芪、人参、炙甘草、当归、橘皮、升麻、柴胡、白术）加减。

4. 阴虚发热证的治法为**滋阴清热**。

5. 治疗阴虚发热证的基础方剂为**清骨散**（银柴胡、胡黄连、秦艽、鳖甲、地骨皮、青蒿、知母、甘草）加减。

6. 治疗阴虚发热证的常用中成药为**知柏地黄丸**。

7. 气郁发热证的治法为**疏肝理气，解郁泄热**。

8. 治疗气郁发热证的基础方剂为**丹栀逍遥散（牡丹皮、栀子、当归、白芍、柴胡、茯苓、白术、甘草、薄荷、煨姜）**加减。

9. 血瘀发热证的治法为**活血化瘀**。

10. 治疗血瘀发热证的基础方剂为**血府逐瘀汤**加减。

第二十六节 积 聚

1. 积证治疗宜分三个阶段：积证初期，以**祛邪**为主；中期**攻补兼施**；后期以**养正除积**为主。聚证多在气病，以行气散结为主。

2. 积聚肝气郁结证的症状：**腹中结块柔软，时聚时散，攻窜胀痛，脘胁胀闷不适**。舌质淡，苔薄，脉弦。

3. 积聚肝气郁结证的治法为**疏肝解郁，行气散结**。

4. 治疗积聚肝气郁结证的基础方剂为**逍遥散（柴胡、白术、白芍、当归、茯苓、甘草、薄荷、煨姜）合木香顺气散（木香、香附、槟榔、青皮、陈皮、厚朴、苍术、枳壳、砂仁、生姜、甘草）加减。

5. 积聚气滞血阻证的治法为**理气消积，活血散瘀**。

6. 治疗积聚气滞血阻证的常用中成药为**中华肝灵胶囊、肝脾康胶囊、阿魏化痞膏**。

7. 积聚瘀血内结证的治法为**祛瘀软坚，佐以扶正健脾**。

8. 治疗积聚瘀血内结证的常用中成药为**鳖甲煎丸、化癥回生片**。

9. 积聚正虚邪结证的治法为**补益气血，活血化瘀**。

10. 治疗积聚正虚邪结证的常用中成药为**和络舒肝胶囊、慢肝养阴胶囊**。

历年考题

【X型题】某女，42岁。腹内出现肿块，固定不移，疼痛拒按，形体消瘦，纳谷减少，面色晦暗，肌肤甲错；舌暗紫，有瘀斑、瘀点，脉细涩。诊断为积聚，证属瘀血内结。可选用的中成药有（　　）

A. 康力欣胶囊　　　　B. 肝脾康胶囊

C. 鳖甲煎丸　　　　　D. 和络舒肝胶囊

E. 化癥回生片

【考点提示】CE。

第七章 中医外科常见病的辨证论治

第一节 疖

 必背采分点

1. 疖的特征是<u>色红、灼热、疼痛、突起根浅、肿势局限、脓出即愈</u>。

2. 疖热毒蕴结证的症状为：**好发于项后发际**、背部、臀部。轻者疖肿只有一两个，多则可散发全身，或簇集一处，或此愈彼起；伴发热，口渴，溲赤，便秘。苔黄，脉数。

3. 疖热毒蕴结证治法宜选<u>清热解毒</u>。

4. 治疗疖热毒蕴结证的常用中成药为<u>连翘败毒丸、芩连片、清热暗疮片、龙珠软膏、如意金黄散</u>。

5. 疖湿毒蕴结证的症状为：<u>可发于全身任何部位</u>，除发热等症状外，局部以红赤肿胀、灼热疼痛为主，肿势渐增大、中央变软、波动，脓栓形成或破溃，疼痛加剧，伴有发热、口渴、便干、尿黄。舌苔黄或黄腻，脉滑数。

6. 疖湿毒蕴结证的治法宜选**清热利湿，解毒透脓**。

7. 治疗疖湿毒蕴结证的方剂宜选**仙方活命饮（金银花、赤芍、当归、乳香、没药、陈皮、防风、贝母、白芷、天花粉、甘草、穿山甲、皂角刺）合透脓散**（当归、川芎、生黄芪、穿山甲、皂角刺）加减。

8. 治疗疖湿毒蕴结证的常用中成药有**皮肤病血毒丸、老鹳草软膏**。

9. 疖阴虚内热证的治法为**养阴清热解毒**。

10. 治疗疖阴虚内热证的基础方剂为**仙方活命饮合增液汤（玄参、麦冬、生地黄）**加减。

历年考题

【A型题】某男，24岁。右侧肩胛骨内缘突发疖肿，周围红色肿硬，触痛明显，伴有恶寒，发热，口干，尿黄，大便干；舌红，苔黄腻，脉滑数。证属湿毒瘀结。宜选用的中成药是（　　）

　　A. 连翘败毒丸　　　　　B. 皮肤病血毒丸
　　C. 牛黄化毒片　　　　　D. 活血解毒丸
　　E. 活血消炎丸

【考点提示】B。

第二节 乳 痈

必背采分点

1. 乳痈气滞热壅证的治法为**疏肝清胃，通乳消肿**。
2. 治疗乳痈气滞热壅证的基础方剂为**瓜蒌牛蒡汤（瓜蒌仁、牛蒡子、天花粉、黄芩、山栀子、金银花、连翘、皂角刺、青皮、陈皮、柴胡、生甘草）**加减。
3. 治疗乳痈气滞热壅证的常用中成药为**活血解毒丸、活血消炎丸**。
4. 乳痈热毒炽盛证的治法为**清热解毒，托里透脓**。
5. 治疗乳痈热毒炽盛证的常用中成药为**牛黄化毒片、九一散**。

历年考题

【B型题】（1~2题共用备选答案）

A. 牛黄化毒片　　　　B. 乳康片
C. 乳疾灵颗粒　　　　D. 乳增宁胶囊
E. 乳癖消胶囊

1. 某女，34岁。哺乳期患急性乳腺炎，症见乳房

胀痛，皮色微红，皮肤发热，内有肿块，乳汁不畅；舌红苔薄黄，脉弦数。宜选用的中成药是(　　)

2. 某女，43岁。患乳腺增生病，症见双侧乳房疼痛并出现肿块，月经前加重，经后缓解，乳房肿块大小不一，边界不清，时伴胸闷胁胀，善郁易怒，月经失调，心烦口苦。宜选用的中成药是(　　)

【考点提示】A、D。

第三节　乳　癖

1. 乳癖临床特点是**单侧或双侧乳房疼痛并出现肿块**，乳痛和肿块与月经周期及情志变化密切相关。乳房肿块大小不等，形态不一，边界不清，质地不硬，活动度好。常见于中青年妇女。

2. 乳癖肝郁痰凝证的症状：多见于青壮年妇女，乳房肿块，质韧不坚，胀痛或刺痛，**症状常随喜怒消长**，伴有胸闷胁胀、善郁易怒、失眠多梦、心烦口苦。舌苔薄黄，脉弦滑。

3. 乳癖肝郁痰凝证的治法宜选**疏肝解郁，化痰散结**。

4. 乳癖冲任失调证的症状：**多见于中年妇女。乳房**

肿块月经前加重，经后缓解；伴腰膝酸软，神疲倦怠，月经失调，量少色淡，或闭经。舌质淡，苔白，脉沉细。

5. 治疗乳癖冲任失调证的方剂宜选二仙汤（仙茅、淫羊藿、当归、巴戟天、黄柏、知母）合四物汤（当归、川芎、芍药、熟地黄）加减。

第四节 粉 刺

必背采分点

1. 粉刺肺经风热证的症状：丘疹色红，或有痒痛，或有脓疱；伴口渴喜饮，大便秘结，小便短赤。舌质红，苔薄黄，脉弦细。

2. 粉刺肺经风热证的治法为疏风清肺。

3. 粉刺胃肠湿热证的治法为清热除湿解毒。

4. 治疗粉刺胃肠湿热证的基础方剂为茵陈蒿汤（茵陈、栀子、生大黄）加减。

5. 治疗粉刺胃肠湿热证的常用中成药为消痤丸、金花消痤丸、清热暗疮片。

6. 粉刺痰湿瘀滞证的治法为除湿化痰，活血散结。

7. 治疗粉刺痰湿瘀滞证的常用中成药为当归苦

参丸。

历年考题

【A 型题】某男，27 岁。颜面红斑、丘疹、散在脓包，并伴皮肤灼热、口干渴、思冷饮；舌红，苔黄腻，脉滑数。诊断为粉刺，证属湿热毒邪聚结肌肤。宜选用的中成药是( )

A. 消痤丸 B. 黄连上清丸
C. 四妙丸 D. 当归苦参丸
E. 化瘀祛斑胶囊

【考点提示】A。

第五节 瘾 疹

 必背采分点

1. 瘾疹风寒束表证的症状：<u>风团色白，遇寒加重，得暖则减，伴恶寒，口不渴</u>；舌质淡红，苔薄白，脉浮紧。

2. 瘾疹风寒束表证的治法为<u>疏风散寒止痒</u>。

3. 治疗瘾疹风寒束表证的基础方剂为<u>桂枝麻黄各半</u>

汤(桂枝、芍药、生姜、甘草、麻黄、大枣、苦杏仁) 加减。

4. 瘾疹风热犯表证的治法为**疏风清热止痒**。

5. 治疗瘾疹风热犯表证的基础方剂为**消风散(荆芥、防风、当归、生地黄、苦参、苍术、蝉蜕、胡麻仁、牛蒡子、知母、石膏、甘草、木通)** 加减。

6. 治疗瘾疹风热犯表证的常用中成药为**消风止痒颗粒、荆肤止痒颗粒、皮敏消胶囊**。

7. 瘾疹胃肠湿热证治法宜选**疏风解表,通腑泄热**。

8. 治疗瘾疹胃肠湿热证的基础方剂为**防风通圣散(防风、荆芥、连翘、麻黄、薄荷、川芎、当归、白芍、栀子、大黄、芒硝、石膏、黄芩、桔梗、滑石、甘草)** 加减。

9. 治疗瘾疹胃肠湿热证的常用中成药为**防风通圣丸、皮肤病血毒丸、乌蛇止痒丸**。

10. 治疗瘾疹胃肠湿热证,**孕妇**禁用皮肤病血毒丸;慎用防风通圣丸、乌蛇止痒丸。

11. 瘾疹血虚风燥证的治法为**养血祛风,润燥止痒**。

第六节 痔

1. 痔的治疗有内治法、外治法或其他疗法。内治法多适用于Ⅰ、Ⅱ期内痔，或内痔嵌顿有继发感染，或年老体弱，或内痔兼有其他严重慢性疾病，不宜手术治疗者，或混合痔。

2. 痔风伤肠络证的症状：<u>大便带血，滴血或喷射状出血，血色鲜红，或有肛门瘙痒</u>；舌质红，苔薄白或薄黄，脉浮数。

3. 痔风伤肠络证的治法为<u>清热凉血祛风</u>。

4. 治疗痔风伤肠络证的基础方剂为<u>凉血地黄汤（细生地黄、当归尾、地榆、槐角、黄连、天花粉、升麻、赤芍、枳壳、黄芩、荆芥、生甘草、生侧柏）</u>加减。

5. 治疗痔风伤肠络证的常用中成药为<u>槐角丸（水蜜丸）、痔疮片、痔康片、参蛇花痔疮膏</u>。

6. 治疗痔湿热下注证的治法为<u>清热利湿止血</u>。

7. 治疗痔湿热下注的方剂宜选用<u>脏连丸</u>（黄连、黄芩、赤芍、当归、阿胶珠、荆芥穗、炒槐花、地榆炭、地黄、蜜炙槐角、猪大肠）加减。

8. 治疗痔气滞血瘀证的中成药宜选用**马应龙麝香痔疮膏、痔宁片**。

9. 治疗痔脾虚气陷证的方剂宜选用**补中益气汤**（黄芪、人参、炙甘草、当归、橘皮、升麻、柴胡、白术）加减。

历年考题

【A 型题】某女，35 岁。痔疮，大便带血，血色鲜红，时有肛门瘙痒；舌红苔薄黄，脉浮数。宜采用的治法是(　　)

　　A. 清热利湿止血　　B. 清热凉血祛风
　　C. 清热凉血化瘀　　D. 理气祛风活血
　　E. 清热利湿消痔

【考点提示】B。

第七节　阳　痿

 必背采分点

1. 阳痿惊恐伤肾证的症状：**阳痿不振，伴心悸易惊，胆怯多疑，夜多噩梦，常有被惊吓史**。舌苔薄白，脉弦细。

2. 阳痿惊恐伤肾证的治法为<u>益肾宁神</u>。

3. 治疗阳痿惊恐伤肾证的基础方剂为<u>启阳娱心丹（人参、远志、茯神、石菖蒲、甘草、橘红、砂仁、柴胡、菟丝子、白术、酸枣仁、当归、白芍、山药、神曲）</u>加减。

4. 阳痿心脾两虚证的治法为<u>补益心脾</u>。

5. 阳痿肾阳不足证的治法为<u>温肾助阳</u>。

6. 治疗阳痿肾阳不足证的常用中成药为<u>益肾灵颗粒、强龙益肾胶囊、蚕蛾公补片、海龙蛤蚧口服液、健阳片</u>。

7. 阳痿肝郁不舒证的治法为<u>疏肝解郁</u>。

8. 治疗阳痿肝郁不舒证的基础方剂为<u>逍遥散（柴胡、当归、茯苓、芍药、白术、甘草、薄荷、煨姜）</u>加减。

9. 《中国药典》规定柴胡的内服剂量为每日<u>3～10g</u>，薄荷每日<u>3～6g</u>。

第八节　男性不育症

1. 男性不育症肾虚精亏证的治法为<u>补肾填精</u>。

2. 治疗男性不育症肾虚精亏证的基础方剂为**大补元煎（人参、炒山药、熟地黄、杜仲、枸杞子、当归、山茱萸、炙甘草）合五子衍宗丸（枸杞子、菟丝子、覆盆子、五味子、车前子）**加减。

3.《中国药典》龟甲的内服剂量为每日**9~24g**；龟甲胶为每日**3~9g**。

4. 治疗男性不育症肾虚精亏证的常用中成药为**五子衍宗丸、还精煎口服液、麒麟丸、补肾康乐胶囊**。

5. 治疗男性不育症肾虚精亏证，感冒发烧者不宜服用**五子衍宗丸**。

6. 男性不育症肝郁气滞证的治法为**疏肝解郁**。

7. 治疗男性不育症肝郁气滞证的基础方剂为**柴胡疏肝散（柴胡、川芎、香附、枳壳、芍药、陈皮、甘草）**加减。

8. 治疗男性不育症湿热下注证的症状：**阳事不兴或勃起不坚，精子少或死精较多；伴小腹急满，小便短赤**。舌苔薄黄，脉弦滑。

9. 男性不育症湿热下注证的治法为**清热利湿**。

10. 治疗男性不育症湿热下注证的常用中成药为**黄精赞育胶囊**。

第九节 跌打损伤

必背采分点

1. 跌打损伤气滞血瘀证初期宜**活血祛瘀，行气止痛**；后期宜**舒筋活血，补益调治**。

2. 跌打损伤风寒湿瘀证的治法宜**祛风除湿，温经通络**。

3. 治疗跌打损伤气滞血瘀证的常用中成药为**活血止痛散、舒筋活血定痛散、跌打片、腰痛丸**。

4. 治疗跌打损伤气滞血瘀证，脾胃虚弱者、经期及哺乳期妇女慎用**活血止痛散**。

5. 跌打损伤瘀血阻络证的治法为**活血止痛，舒经活络**。

6. 治疗跌打损伤瘀血阻络证的常用中成药为**伸筋丹胶囊、沈阳红药、愈伤灵胶囊**。

7. 治疗跌打损伤风寒湿瘀证的常用中成药为**独活寄生合剂、虎力散、痹祺胶囊**。

8. 治疗跌打损伤风寒湿瘀证，**孕妇及哺乳期妇女**禁服虎力散；**严重心脏病、高血压及肝肾疾病**者忌服；该药含乌头碱，应严格在医生指导下按规定服用。

第八章 中医妇科常见病的辨证论治

第一节 月经先期

1. 月经先期脾气虚证的症状：<u>月经周期提前，经量多，色淡红，质清稀；神疲乏力，气短懒言，小腹空坠，纳少便溏</u>。舌淡红，苔薄白，脉细弱。

2. 月经先期脾气虚证的治法为<u>补脾益气，摄血调经</u>。

3. 治疗月经先期脾气虚证的基础方剂为<u>补中益气汤（黄芪、炙甘草、人参、当归、橘皮、升麻、柴胡、白术）或归脾汤（人参、黄芪、白术、当归、茯神、龙眼肉、酸枣仁、木香、远志、甘草、生姜、大枣）</u>加减。

4. 治疗月经先期脾气虚证的常用中成药为<u>人参归脾丸（大蜜丸）、当归丸</u>。

5. 月经先期肾气虚证的治法宜选<u>补肾益气，固冲调经。

6. 治疗月经先期肾气虚证宜选用的方剂为**固阴煎**（人参、熟地黄、山药、山茱萸、远志、炙甘草、五味子、菟丝子）或归肾丸（熟地黄、菟丝子、山药、枸杞子、茯苓、杜仲、山茱萸、当归）加减。

7. 月经先期肝郁血热证的症状：**月经周期提前，经量或多或少，经色深红或紫红，质稠，经行不畅，或有块；或少腹胀痛，或胸闷胁胀，或乳房胀痛，或心烦易怒，口苦咽干**。舌红，苔薄黄，脉弦数。

8. 月经先期肝郁血热证的治法为**疏肝清热，凉血调经**。

9. 治疗月经先期肝郁血热证的基础方剂为**丹栀逍遥散（牡丹皮、栀子、当归、白芍、柴胡、白术、茯苓、煨姜、薄荷、炙甘草）**加减。

10. 治疗月经先期肝郁血热证的常用中成药为**丹栀逍遥丸**。

第二节　月经后期

1. 月经后期肾虚证的治法宜选**补肾养血调经**。

2. 治疗月经后期肾虚证的方剂宜选<u>归肾丸</u>（熟地黄、枸杞子、山茱萸、菟丝子、茯苓、当归、山药、杜仲）加减。

3. 治疗月经后期肾虚证的常见中成药为<u>春血安胶囊、天紫红女金胶囊</u>。

4. 月经后期血虚证的治法为<u>补血益气调经</u>。

5. 治疗月经后期血虚证的基础方剂为<u>大补元煎（人参、山药、熟地黄、杜仲、当归、山茱萸、枸杞子、炙甘草）</u>加减。

6. 治疗月经后期血虚证的常用中成药为<u>复方益母草膏、四物益母丸</u>。

7. 月经后期气滞证的治法为<u>理气行滞调经</u>。

8. 治疗月经后期气滞证的基础方剂为<u>乌药汤（乌药、香附、木香、当归、甘草）</u>加减。

9. 治疗月经后期气滞证的常用中成药为<u>益母丸、得生丸、调经丸、调经活血片</u>。

10. 月经后期痰湿证的治法为<u>燥湿化痰，活血调经</u>。

11. 治疗月经后期痰湿证的基础方剂为<u>芎归二陈汤（陈皮、半夏、茯苓、甘草、川芎、当归）</u>加减。

历年考题

【A 型题】某女，38 岁。先天禀赋不足，近半年来月经延后 7～10 天，量少，色淡，伴四肢乏力，精神不振，面色无华；舌淡苔白，脉缓弱。诊断为月经后期，证属血虚血滞、经血运行不畅。宜选用的中成药是（　　）

A. 得生丸　　　　　B. 四物益母丸
C. 调经丸　　　　　D. 益母丸
E. 调经活血片

【考点提示】B。

第三节　月经前后无定期

1. 月经前后无定期肾虚证的症状：**经行或先或后，量少，色淡暗，质稀薄，或腰骶酸痛，或头晕耳鸣**。舌淡苔白，脉细弱。

2. 月经前后无定期肾虚证的治法宜选**补肾调经**。

3. 月经前后无定期肝郁证的治法宜选**疏肝理气调经**。

4. 治疗月经前后无定期肝郁证的基础方剂为**逍遥散（柴胡、当归、白芍、白术、茯苓、甘草、薄荷、煨姜）**加减。

5. 治疗月经前后无定期肝郁证的常用中成药为**妇科调经片、香附丸、妇科十味片**。

6. 妇科调经片、香附丸、妇科十味片**孕妇**禁用，**湿热蕴结所致月经不调**者慎用。

7. 月经前后无定期脾虚证的症状：**经来先后无定，经量多，色淡质稀，神倦乏力，脘腹胀满，纳呆食少**。色淡，苔薄，脉缓。

8. 月经前后无定期脾虚证的治法为**补脾益气，养血调经**。

9. 治疗月经前后无定期脾虚证的常用中成药为**归脾丸、薯蓣丸**。

第四节 月经过少

必背采分点

1. 月经过少肾虚证的治法为**补肾益精，养血调经**。

2. 治疗月经过少肾虚证的基础方剂为**归肾丸（熟地黄、山药、山茱萸、菟丝子、茯苓、当归、枸杞子、杜仲）**加减。

3. 治疗月经过少肾虚证的常用中成药为**妇宁康片、调经促孕丸、巴戟口服液**。

4. 月经过少妇宁康片含人参，服药期间不宜**饮茶、食白萝卜**。

5. 月经过少气血亏虚证的症状：**经血量少，经色淡红，质稀薄，伴面色萎黄，头晕眼花，心悸气短，经行小腹绵绵作痛**。舌淡红，苔薄；脉细弱。

6. 月经过少气血亏虚证的治法为**补气养血，和血调经**。

7. 治疗月经过少气血亏虚证的基础方剂为**滋血汤（人参、山药、黄芪、白茯苓、川芎、当归、白芍、熟地黄）**加减。

8. 治疗月经过少气血亏虚证的常用中成药为**驴胶补血颗粒、八珍益母丸、十二乌鸡白凤丸、养血当归糖浆**。

9. 月经过少痰湿证的治法为**运脾化痰，和血调经**。

10. 治疗月经过少痰湿证的基础方剂为**六君子加归芎汤（人参、白术、茯苓、炙甘草、陈皮、法半夏、当归、川芎）**加减。

11. 治疗月经过少血瘀证的基础方剂为**桃红四物汤（桃仁、红花、当归、川芎、芍药、熟地黄）**加减。

12. 治疗月经过少血瘀证的常用中成药为**益母草颗粒、复方益母草膏、调经活血片、加味八珍益母膏**。

13. 益母草颗粒、复方益母草膏、调经活血片、加味八珍益母膏均具有**活血化瘀**功效，孕妇禁用，月经量多者慎用。

中医妇科常见病的辨证论治 第八章

历年考题

【B型题】(1~2题共用备选答案)

A. 固阴煎 B. 膈下逐瘀汤
C. 温经汤 D. 人参归脾丸
E. 逍遥散

1. 某女,27岁。月经或提前或错后,经量时多时少,色暗红或紫红,夹有血块,经行不畅,胸胁、乳房、少腹胀痛,脘闷不舒,时叹息,嗳气食少;苔薄黄,脉弦。宜选用的基础方剂是( )

2. 某女,35岁。月经提前10日,量少,色淡质稀,腰膝酸软,头晕耳鸣,面色晦暗;舌淡暗苔白,脉沉细。宜选用的基础方剂是( )

【考点提示】E、A。

第五节 月经过多

1. 月经过多气虚证的症状:<u>**经行量多,色淡红,质清稀;神疲肢倦,气短懒言,小腹空坠,面色㿠白**</u>。舌淡,苔薄,脉细弱。

2. 月经过多气虚证的治法为**补气升阳，安冲摄血**。

3. 治疗月经过多气虚证的基础方剂为**举元煎（人参、黄芪、白术、升麻、炙甘草）合安冲汤（黄芪、白术、白芍、干生地黄、炒续断、乌贼骨、茜草、龙骨、牡蛎）**加减。

4. 治疗月经过多气虚证的常用中成药为**当归丸、益气养元颗粒、八珍颗粒、十全大补丸**。

5. 月经过多血热证的治法为**清热凉血，固冲止血**。

6. 治疗月经过多血热证的常用中成药为**宫血宁胶囊、断血流片、止血灵胶囊**。

7. 月经过多血瘀证的治法为**活血化瘀，理冲止血**。

8. 治疗月经过多血瘀证的基础方剂为**失笑散（炒蒲黄、五灵脂）**加减。

9. 治疗月经过多血瘀证的常用中成药为**宫血停颗粒、坤宁口服液、宫宁颗粒**。

10. 治疗月经过多血瘀证，宫血停颗粒**阴虚火旺**者不宜服用，**糖尿病患者**慎用。

第六节 痛 经

必背采分点

1. 痛经气滞血瘀证的症状：**经前或经期小腹胀痛，经血量少，行而不畅，经色紫暗有块，块下则痛减；乳房胀痛，胸闷不舒**。舌质紫暗或有瘀点，脉弦。

2. 痛经气滞血瘀证的治法为**理气行滞，化瘀止痛**。

3. 治疗痛经气滞血瘀证方剂宜选**膈下逐瘀汤**（当归、川芎、赤芍、桃仁、红花、枳壳、延胡索、五灵脂、牡丹皮、乌药、香附、甘草）加减。

4. 痛经寒凝血瘀证的治法为**温经散寒除湿，化瘀止痛**。

5. 治疗痛经寒凝血瘀证的基础方剂为**少腹逐瘀汤（小茴香、干姜、延胡索、没药、当归、川芎、肉桂、赤芍、蒲黄、五灵脂）**加减。

6. 治疗痛经寒凝血瘀证的常用中成药为**温经丸、少腹逐瘀丸、妇科万应膏**。

7. 痛经湿热瘀阻证的治法为**清热除湿，化瘀止痛**。

8. 治疗痛经湿热瘀阻证的基础方剂为**清热调血汤（牡丹皮、黄连、生地黄、当归、白芍、川芎、红花、**

桃仁、莪术、香附、延胡索）加减。

9. 治疗痛经湿热瘀阻证，潮安胶囊**孕妇**禁用，**寒凝血瘀**者慎用。

10. 痛经气血虚弱证的治法为**益气养血，调经止痛**。

11. 治疗痛经气血虚弱证的常用中成药为**妇女养血丸、参茸白凤丸、八宝坤顺丸**。

12. 痛经肝肾亏虚证的治法为**益肾养肝，缓急止痛**。

13. 治疗痛经肝肾亏虚证的基础方剂为**调肝汤（当归、白芍、山茱萸、巴戟天、阿胶、山药、甘草）**加减。

14. 治疗痛经肝肾亏虚证，热证、实证及患有外感疾病者均不宜服用**安坤赞育丸、复方乌鸡口服液**。

历年考题

【A型题】某女，25岁。经期小腹冷痛，腰膝无力，血色暗淡，子宫虚冷。诊断为痛经，证属寒凝血瘀。宜选用的中成药是（   ）

A. 益母丸 B. 女金丸
C. 温经丸 D. 调经丸
E. 定坤丹

【考点提示】C。

第七节 崩　漏

1. 崩漏的辨证治疗，多根据发病缓急、出血新久、证候虚实，以"急则治其标，缓则治其本"为基本原则，灵活掌握和运用<u>补益气血</u>、<u>滋补肝肾</u>、<u>补气摄血</u>、<u>活血止血</u>、<u>固冲止血</u>等治法。

2. 崩漏气血两虚证的治法宜选<u>补脾摄血，引血归经</u>。

3. 崩漏脾不统血证的治法宜选<u>健脾补气，养血调经</u>。

4. 治疗崩漏脾不统血证的基础方剂为<u>固本止崩汤（人参、黄芪、白术、熟地黄、当归、黑姜）加升麻、山药、大枣、乌贼骨</u>。

5. 治疗崩漏脾不统血证的常用中成药为<u>人参归脾丸、阿胶三宝膏、山东阿胶膏</u>。

6. 崩漏肝肾不足证的治法为<u>滋补肝肾，止血调经</u>。

7. 治疗崩漏肝肾不足证的常用中成药为<u>妇科止血灵片、安神赞育丸、春血安胶囊</u>。

8. 治疗崩漏肝肾不足证，<u>孕妇</u>禁用妇科止血灵片、安神赞育丸、春血安胶囊；**气不摄血者，热证、实证，及患有外感疾病者均不宜服用**。

9. 崩漏瘀血阻络证的治法为**活血化瘀，固冲止血**。

10. 治疗崩漏瘀血阻络证的基础方剂为**逐瘀止血汤（生地黄、大黄、赤芍、牡丹皮、当归尾、枳壳、龟甲、桃仁）或将军斩关汤（熟大黄炭、巴戟天、仙鹤草、茯神、蒲黄、炒阿胶、黄芪、炒当归、白术、生地黄、熟地黄、焦谷芽）**加减。

11. 宫血停颗粒、四物胶囊、茜芷胶囊，孕妇禁用；且因含有活血化瘀药，宜饭后服用，以**减小对胃肠道的刺激**。

第八节　绝经前后诸证

1. 绝经前后诸证治疗原则以调节肾阴阳之虚为主，若涉及他脏者，或**疏肝、养阴、温阳**，肝、脾、肾共调或兼而治之。

2. 绝经前后诸证阴虚火旺证的治法为**滋养降火宁神**。

3. 治疗绝经前后诸证阴虚火旺证的常用中成药为**更年安片、更年宁心胶囊、灵莲花颗粒**。

4. 绝经前后诸证脾肾阳虚证的治法为**温肾健脾，强筋壮骨**。

5. 治疗绝经前后诸证脾肾阳虚证的基础方剂为**右归丸合四君子汤**加减。

6. 绝经前后诸证肝郁肾虚证的症状：**经断前后，阵发性烘热汗出，腰膝酸软，烦躁易怒，情绪异常，头晕耳鸣，乳房胀痛，月经紊乱，或胸闷善太息**。舌淡红或偏暗，苔薄白，脉弦细。

7. 绝经前后诸证肝郁肾虚证的治法为**滋肾养阴，疏肝解郁**。

8. 治疗绝经前后诸证肝郁肾虚证的基础方剂为**一贯煎（北沙参、麦冬、当归、生地黄、枸杞子、川楝子）合逍遥散（柴胡、当归、白芍、白术、茯苓、甘草、薄荷、煨姜）**加减。

9. 治疗绝经前后诸证肝郁肾虚证的常用中成药为**女珍颗粒、坤宝丸**。

10. 治疗绝经前后诸证肝郁肾虚证，坤宝丸孕妇禁用，且因含有**何首乌**，不宜长期过量服用，以免导致肝损伤的不良反应。

历年考题

【A 型题】某男，30 岁，已婚 3 年未育，来院就诊

检查结果显示精子存活率低。患者平日阳事不兴,伴小腹急满,小便短赤;舌苔薄黄,脉弦滑。宜选用的基础方剂是(　　)

A. 柴胡疏肝散 B. 大补元煎
C. 小蓟饮子 D. 程氏萆薢分清饮
E. 启阳娱心丹

【考点提示】D。

第九节　带下过多

必背采分点

1. 带下过多的治疗以除湿为主,治脾**宜运、宜升、宜燥**;治肾**宜补、宜固、宜涩**;治湿热**宜清、宜利**。实证治疗也可配合外治法。

2. 带下过多脾虚湿盛证的治法为**健脾益气,升阳除湿**。

3. 治疗带下过多脾虚湿盛证的基础方剂为**完带汤(人参、白术、山药、苍术、陈皮、柴胡、白芍、黑芥穗、车前子、甘草)**加减。

4. 带下过多肾阳亏虚证的症状:**带下量多,绵绵不断,质清稀如水;腰痛如折,畏寒肢冷,小腹冷感**,面

中医妇科常见病的辨证论治 第八章

色晦暗，小便清长，或夜尿多，大便溏薄。舌质淡，苔白腻，脉沉迟。

5. 带下过多肾阳亏虚证的治法为**温肾培元，固涩止带**。

6. 治疗带下过多肾阳亏虚证的基础方剂为**内补丸（鹿茸、肉苁蓉、菟丝子、沙苑子、肉桂、制附子、黄芪、桑螵蛸、蒺藜、紫菀、茯神）**加减。

7. 带下过多湿热下注证的治法为**清热利湿，解毒杀虫**。

8. 治疗带下过多湿热下注证的基础方剂为**止带方（猪苓、茯苓、车前子、泽泻、茵陈、赤芍、牡丹皮、黄柏、栀子、牛膝）**加减。

9. 治疗带下过多湿热下注证的常用中成药为**妇炎净胶囊、妇炎康片、盆炎净颗粒、宫炎平片**。

10. 治疗带下过多湿热下注证，**气血虚弱、脾肾阳虚或寒湿**所致带下者，**脾胃虚弱便溏**者慎用妇炎净胶囊、妇炎康片、盆炎净颗粒、宫炎平片。

历年考题

【A型题】1. 某女，45岁。带下量多，绵绵不断，质清稀如水，腰痛如折，畏寒肢冷，小腹冷感，面色晦暗，小便清长，夜尿频多，大便溏薄；舌淡苔白润，脉

沉迟。宜选用的治法是（　　）

　　A. 健脾益气，除湿止带

　　B. 温肾培元，固涩止带

　　C. 疏肝健脾，利湿止带

　　D. 健脾固肾，除湿止带

　　E. 清热解毒，利湿止带

【考点提示】B。

【B型题】（2~3题共用备选答案）

　　A. 少腹逐瘀汤　　　B. 丹栀逍遥散
　　C. 固阴煎　　　　　D. 膈下逐瘀汤
　　E. 固冲汤

2. 治疗痛经寒凝血瘀证，宜选用的方剂是（　　）

3. 治疗痛经气滞血瘀证，宜选用的方剂是（　　）

【考点提示】A、D。

【B型题】（4~5题共用备选答案）

　　A. 固阴煎　　　　　B. 丹栀逍遥散
　　C. 圣愈汤　　　　　D. 杞菊地黄丸
　　E. 右归丸

4. 某女，18岁。月经提前，量多，经色紫红，质稠有块，经前乳房、小腹胀痛，烦躁易怒，口苦咽干。舌红苔黄，脉弦数。辨证为肝经郁热，治宜选用的方剂是（　　）

5. 某女，35岁。月经提前，量少，色淡质稀，腰酸腿软，头晕耳鸣，小便频数。舌淡暗苔薄白，脉沉细。辨证为肾气虚证，治宜选用的方剂是(　　)

【考点提示】 B、A。月经不调，月经先期肝经郁热［症状］经期提前，量多或少，经色紫红，质稠有块，经前乳房、胸胁、小腹胀痛，烦躁易怒，口苦咽干，喜叹息。舌红，苔黄，脉弦数。［方剂应用］丹栀逍遥散（丹皮、炒栀子、当归、白芍、柴胡、白术、茯苓、煨生姜、薄荷、炙甘草）加减。月经先期肾气虚［症状］月经提前，量少，色淡质稀，腰酸腿软，头晕耳鸣，小便频数。舌淡暗，苔薄白，脉沉细而弱。［方剂应用］固阴煎（人参、熟地黄、山药、山茱萸、远志、炙甘草、五味子、菟丝子）加减。

第九章 中医儿科、五官科常见病的辨证论治

第一节 积 滞

1. 积滞以**不思乳食、食而不化**、脘腹胀满、嗳气酸腐、**大便溏薄或秘结酸臭**为临床特征。

2. 治疗积滞乳食内积证宜选用的中成药为<u>小儿消食片、四磨汤口服液、大山楂丸、保和丸（水丸）</u>。

3. 积滞脾虚夹积证的治法宜选<u>健脾助运，消食化滞</u>。

4. 治疗厌食脾运失健证宜选用的中成药为<u>健脾消食片、小儿胃宝丸</u>。

历年考题

【A型题】某男，6岁。不思饮食，腹满喜按，神

中医儿科、五官科常见病的辨证论治 第九章

疲肢倦，大便稀溏腥臭，夹有不消化食物，面色萎黄；舌淡，苔白，脉濡细。宜选用的方剂是（ ）

A. 保和丸加减　　　　B. 理中丸加减
C. 枳术丸加减　　　　D. 健脾丸加减
E. 良附丸加减

【考点提示】D。积滞－脾虚夹积［症状］面色萎黄，形体消瘦，神疲肢倦，不思乳食，腹满喜按，大便溏稀腥臭，夹乳片或不消化食物残渣。舌质淡，苔白腻，脉濡细而滑，或指纹淡滞。［治法］健脾助运，消食化滞。［方剂应用］健脾丸（人参、白术、陈皮、麦芽、山楂、神曲、枳实）加减。［中成药选用］健胃消食片、小儿胃宝丸。

第二节　厌　食

必背采分点

1. 厌食治疗，对于小儿，需注意**以轻清之剂解脾气之困**，拨清灵脏气以恢复转运之机，俾脾胃调和，脾运复健，则胃纳自开。

2. 厌食脾失健运证的治法为**调和脾胃，运脾开胃**。

3. 治疗厌食脾失健运证的基础方剂为**不换金正气散**

(陈皮、苍术、厚朴、草果、半夏、甘草、藿香、生姜、大枣)加减。

4. 治疗厌食脾失健运证的常用中成药为**健儿消食口服液、复方消食茶**。

5. 治疗厌食脾胃气虚证宜选用的方剂为**异功散**(人参、白术、茯苓、陈皮、甘草)加减。

6. 治疗厌食脾胃气虚证的常用中成药为**参苓白术散、启脾丸**。

7. 厌食脾胃阴虚证的治法为**滋脾养胃,佐以助运**。

8. 治疗厌食脾胃阴虚证的基础方剂为**养胃增液汤(石斛、乌梅、沙参、玉竹、白芍、甘草)**加减。

9. 养胃增液汤如果选用鲜石斛,用量可加大到**15～30g**。**反酸烧心**者乌梅用量不宜过大。

10. 治疗厌食脾胃阴虚证的常用中成药为**儿宝颗粒**。

历年考题

【A型题】1. 某男,6岁。口干多饮,纳呆食少,面黄肌瘦,四肢倦怠,精神不振,体虚多汗,大便干结;舌红少苔,脉细。诊断为厌食,证属脾胃虚弱、胃阴不足。宜选用的中成药是(　　)

A. 儿宝颗粒　　　　B. 枳术丸

C. 启脾丸　　　　　D. 健胃消食片

E. 保和丸

【考点提示】A。

【A 型题】2. 某男，6 岁，厌食，面色萎黄，神疲多汗，大便稀薄，夹有未消化食物，形体偏瘦，肢倦乏力。治宜选用的方剂是（　　）

A. 消乳丸　　　　　B. 归脾丸
C. 四物汤　　　　　D. 清宁丸
E. 异功散

【考点提示】E。脾胃气虚型厌食：①症状：不思进食，食而不化，面色萎黄，神倦多汗，大便偏稀夹有不消化食品，面色少华，形体偏瘦，肢倦乏力。苔薄白，脉无力。②治法：健脾益气，佐以助运。③方剂应用：异功散（人参、白术、茯苓、陈皮、甘草）加减。

第三节　鼻　渊

必背采分点

1. 鼻渊风热蕴肺证的治法宜选<u>祛风清热宣窍</u>。

2. 治疗鼻渊风热蕴肺证的基础方剂为<u>泻白散（桑白皮、地骨皮、粳米、甘草）合辛夷清肺饮（辛夷、石膏、知母、栀子、黄芩、枇杷叶、升麻、百合、麦冬）</u>

加减。

3. 治疗鼻渊风热蕴肺证的常用中成药为**利鼻片、鼻渊通窍颗粒、鼻渊片、鼻舒适片**。

4. 鼻舒适片含有西药氯苯那敏，可能具有的药物不良反应包括：**少数可见嗜睡、疲劳、乏力、胸闷、咽喉痛、心悸或皮肤瘀斑、出血倾向，痰液黏稠等；少数出现药物性过敏反应，如瘙痒、皮疹、胃肠道过敏反应，甚至出现血常规改变；个别使用后不出现困倦感，而有失眠、烦躁等中枢兴奋症状，甚至可能诱发癫痫**。新生儿或早产儿、癫痫患者、接受单胺氧化酶抑制剂治疗的患者及对本品高度过敏者禁用。

5. 治疗鼻渊胆经郁热证宜选用的中成药是**藿胆丸、鼻渊舒胶囊、胆香鼻炎片**。

6. 鼻渊急性者适当休息，注意营养，禁食**辛辣刺激食物**，戒除**烟酒**。

历年考题

【A型题】某男，28岁。鼻塞流脓涕，量多，呈黄绿色，有臭味，嗅觉差，头痛，目眩，耳鸣，口苦，心烦易怒，小便黄赤，舌红苔黄，脉弦数，治宜选用的中成药是（　　）

A. 鼻炎片　　　　　　　B. 藿胆丸

C. 辛夷鼻炎丸　　　　D. 珠黄散

E. 鼻窦炎口服液

【考点提示】B。鼻渊胆经郁热［症状］脓涕量多，色黄或黄绿，或有臭味，鼻塞重，嗅觉差，鼻黏膜红赤。伴头痛较剧，口苦，咽干，目眩，耳鸣，耳聋，寐少梦多，烦躁易怒，小便黄赤。舌质红，舌苔黄或腻，脉弦数。［治法］清胆泄热通窍。［中成药选用］藿胆丸、鼻渊舒胶囊、胆香鼻炎片。

第四节　口　疮

必背采分点

1. 以唇、颊、舌、上腭等处黏膜发生黄白色溃烂点且灼热疼痛为主要特征的病症，称为**口疮**。

2. 治疗口疮心脾积热证宜选用的方剂为**凉膈散**（大黄、朴硝、栀子、黄芩、连翘、薄荷、甘草）加减。

3. 口疮脾肾阳虚证的治法宜选**温肾健脾，化湿敛疮**。

4. 治疗口疮脾肾阳虚证的基础方剂为附子理中丸**（人参、白术、甘草、干姜、附子）合金匮肾气丸（附子、桂枝、熟地黄、山药、茯苓、山茱萸、泽泻、牡丹皮）**加减。

5. 治疗口疮脾肾阳虚证，<u>大肠湿热泄泻</u>者不宜使用附子理中丸。<u>湿热壅盛、风水泛滥水肿</u>者不宜使用金匮肾气丸。

第五节　咽喉肿痛

1. 咽喉肿痛风热外袭证的治法宜选<u>疏风清热，消肿利咽</u>。

2. 治疗咽喉肿痛风热外袭证的常用中成药为<u>清咽利膈丸、金嗓开音丸、复方鱼腥草片</u>。

3. 咽喉肿痛火毒上攻证的治法为<u>泄热解毒，利咽消肿</u>。

4. 治疗咽喉肿痛火毒上攻证的基础方剂为<u>清咽利膈汤（玄参、升麻、桔梗、甘草、茯苓、黄连、黄芩、牛蒡子、防风、芍药）</u>加减。

5. 治疗咽喉肿痛火毒上攻证的常用中成药为<u>板蓝根颗粒、六神丸</u>。

6. 咽喉肿痛虚火上炎证的治法为<u>滋阴降火，清肺利咽</u>。

7. 治疗咽喉肿痛虚火上炎证的基础方剂为<u>养阴清肺</u>

汤（玄参、甘草、白芍、麦冬、生地黄、薄荷、贝母、牡丹皮）或**知柏地黄丸**（知母、黄柏、生地黄、山药、茯苓、泽泻、牡丹皮、山茱萸）加减。

8. 治疗咽喉肿痛虚火上炎证的常用中成药为**知柏地黄丸、金参润喉合剂、玄参柑桔含片**。

历年考题

【A型题】某女，30岁。咽痛干痒，有异物感，干咳少痰，颧红，潮热，耳鸣，多梦；舌红苔少，脉细数。宜选用的基础方剂是（ ）

A. 清咽利膈汤　　　　B. 养阴清肺汤

C. 疏风清热汤　　　　D. 半夏厚朴汤

E. 枇杷清肺饮

【考点提示】B。

第六节　耳鸣耳聋

必背采分点

1. 耳鸣耳聋实证以**通窍、清热、泻火**为主，及时采用中西医结合治疗效果更好；虚证则以**补肾、健脾、通**

窍为主。

2. 耳鸣耳聋风热侵袭证的症状：<u>耳鸣或耳聋突然发生，如吹风音，昼夜不停，耳部胀闷不适，或耳内作痒，听力下降，伴有发热恶寒，鼻塞流涕，咽痒咳嗽</u>。舌质红，苔薄黄，脉浮数。

3. 耳鸣耳聋风热侵袭证的治法为<u>疏风清热，宣肺利窍</u>。

4. 耳鸣耳聋肝火上扰证的治法为<u>清肝泻火，开郁通窍</u>。

5. 治疗耳鸣耳聋肝火上扰证的常用中成药为<u>龙胆泻肝丸（水丸）、通窍耳聋丸、泻青丸</u>。

6. 耳鸣耳聋肾精亏损证的治法为<u>补肾填精，滋耳复聪</u>。

7. 治疗耳鸣耳聋肾精亏损证的基础方剂为<u>耳聋左慈丸（磁石、熟地黄、山药、茯苓、泽泻、牡丹皮、山茱萸、竹叶、柴胡）</u>加减。

8. 耳鸣耳聋脾胃虚弱证的治法为<u>健脾益气，聪耳通窍</u>。

9. 治疗耳鸣耳聋脾胃虚弱证的基础方剂为<u>益气聪明汤（黄芪、甘草、芍药、黄柏、人参、升麻、葛根、蔓荆子）</u>加减。

中医儿科、五官科常见病的辨证论治 第九章

历年考题

【B 型题】（1~3 题共用备选答案）

A. 葛根汤颗粒　　　　B. 补中益气丸
C. 龙胆泻肝丸　　　　D. 耳聋左慈丸
E. 导赤丸

1. 耳鸣耳聋，证属肝火上扰者，宜选用的中成药是（　）

2. 耳鸣耳聋，证属脾胃虚弱者，宜选用的中成药是（　）

3. 耳鸣耳聋，证属肾精亏损者，宜选用的中成药是（　）

【考点提示】C、B、D。

第十章 民族医药基础知识

第一节 藏医药基础知识

1. 藏医五元学说中的五元为**土、水、火、风、空**五种物质元素。

2. 土元**"沉、稳、坚、黏"**，功能持载和固定，是万物产生和存在的基础。

3. 水元**"重、寒、湿、润"**，功能湿润和聚拢，能使万物滋润和聚拢成形。

4. 火元**"热、轻、锐、腻"**，功能温和和熟腐，能使万物产生温热和促使成熟。

5. 风元**"轻、动、糙、燥"**，能使万物运动和保持干燥。

6. 空元**"空、虚"**，能为万物运动和生长提供空间。

7. 三因即**隆、赤巴、培根**三种因素。

8. 藏医的目的是**纠正不调，纠正三因的偏盛或**

偏衰。

9. **隆**指风、气。主呼吸、肢体的活动；主血液循环、五官感觉、大小便排泄、食物分解、精微运转等。

10. 隆共分**维命隆（索增隆）、上行隆（根久隆）、遍行隆（桥杰隆）、伴火隆（每酿隆）、下泄隆（叶塞隆）**。

11. **上行隆居于胸，主身体活动之力，司语言、思虑，使肤色荣润**。

12. **下泄隆居于直肠，循行于大肠、膀胱、阴器等部，司男精、女血（月经）、二便排泄**。

13. **赤巴**指胆、火。功能是产生热量，维持体温，增加胃的功能，壮胆生智，荣润肤色。

14. 赤巴共分**消化赤巴（赤巴久杰）、变色赤巴（赤巴党久）、功能赤巴（赤巴主杰）、明视赤巴（赤巴通杰）、明色赤巴（赤巴朵赛）**。

15. 变色赤巴**居于肝脏，主七大物质基础的颜色及色泽变化**。

16. 明色赤巴居于皮肤，**协调荣润皮肤光泽**。

17. **培根**指**水、土、黏液**。功能为增强意志，产生睡眠，坚固骨节，滋润皮肤，增加胃液，助消化，保持和调解体内水分的运转。

18. 培根共分**能依培根（培根垫杰）、搅拌培根**

（**培根酿杰**）、味觉培根（**培根弄杰**）、足觉培根（**培根次木杰**）、黏合培根（**培根久杰**）。

19. 能依培根居于胸，保持和调解**人体内水分运转**。

20. 藏医学中"阴阳"概念多以**寒、热，日、月，水、火，强、弱，峻、缓，动、静**等意思相对的名词来表述，尤其是以寒、热来表述的更多。

21. 藏医治疗原则，是以五元学说和三因学说为理论指导，建立在**整体观和辨证论治理念之上**的，包括总原则和具体治则。

22. 藏医治疗总原则主要包括**预防为主的原则，饮食起居为主的原则，治本为主治标为次的原则，治主病为主治并发症为次的原则**等。

23. 藏医治疗原则具体治则包括**猫逮老鼠、山顶插旗、驱马入道、白鹭叼鱼、狭路逢敌、登梯高攀、勇士歼敌、调节仇杀、牛羊负驮**。

24. 用饮食、起居和服用药物把疾病平息于体内的藏医治疗方法是**平息法**。

25. **补益法**是指对隆病患者、体质虚弱者、失血过多者、长期失眠者、悲伤过度者等进行滋补，补益方如大方、小方、强身方、"觉庄"方、九味雪蛙方等。

26. **消散法**是指服用药物及禁食或使用清淡饮食使身体消瘦。

27. 排出法包括**药物引吐、泻下、汗法及外治法**。
28. 引吐法的主药有**藁吾、刺参、锡金大戟**等。
29. 汗法的主要方剂有**四味木香汤、七珍汤**等。
30. 油疗法的方剂有**各种油脂、酥油丸**等。
31. 泻下法内服药有**清道方、舵手方、加味方**。
32. 利尿法方剂有**七味斑蝥方、九味鬣羚角方**等。
33. 缓外治法施术时痛苦较小,有治疗培根偏盛的**熨敷法**,治疗赤巴偏盛疾病的**药浴法**及治疗隆偏盛疾病的**涂擦法**三种。
34. 峻外治法施术时疼痛较大,包括**割刺放血疗法、火灸疗法、金针疗法**三种及手术。
35. 甘味功效稀、凉、钝、软,能增长元气和体力,对老人小孩有补益作用,能医治**隆病、赤巴病**,对消瘦、气管炎、肺病有特效。
36. 酸味功效润、重、稳、温,能生胃火,增强消化,能使油脂糜烂稀释,并兼顺气,能治**培根病**,其中余甘子还能治血病、赤巴病、热证。
37. 咸味功效润、重、温,能使身体坚实,有疏通作用,能治**闭塞梗阻症**,用于罨熨时则产生胃火,有保健作用,能治隆、培根病。
38. 苦味功效轻、糙、凉、锐、浮等,能开胃、驱虫、止渴、解毒,医治**赤巴病、麻风、晕眩、瘟疫**等疾病。

39. 辛味功效温、锐、腻、糙等，能医治**隆及培根病、脂肪增多症**，去腐生肌，愈合伤口，使皮肤滋润光泽。

40. 涩味功效凉、重、润、浮等，能医治**血病、赤巴病、疮疖、皮肤粗糙**等。

41. 三化味中的甘味能医治**赤巴病和隆病**，酸味能医治隆病和培根病，苦味能治赤巴病和培根病。

42. 藏药八性理论，凉、钝两性对治特性为热、锐的**赤巴病**。

43. **轻、糙、热、锐**四性对治特性为重、柔、寒、钝的培根病。

44. **重、腻**两性对治特性为轻、糙的隆病。

45. 藏药加工炮制的目的是**降低药物毒性，消除副作用**，改变或缓和某些药物的性效，增强某些药物的功效，提高临床治疗效果，以及便于配制药剂，便于贮存保管等。

46. 藏药加工炮制，分为**一般炮制方法、单药材具体炮制方法和多种药材混合的特殊炮制方法**等类。

47. 藏药总的加工炮制法，常用的有**绿打、揉搓、拣、筛、簸、刮、洗、漂洗、泡、去核、去毛、去翅、劈、切、砸、碾、捣、干磨、湿研、熬膏、炙、煮洗、蒸、单炒、砂炒、炒粮焖、面埋、酒炒、发酵、焖煅、火煅、草皮火煅、炸、烤黑、烤黄、燎黄、淬、取**

油等。

48. 藏医在配方时形成**按味、性、效配伍**的方法。

49. 藏药的剂型主要有**汤剂、散剂、丸剂、糊剂、酥油丸、灰丹剂、膏剂、药酒、胶囊**等。

50. 七十味珍珠丸功能与主治：**安神，镇静，通经活络，调和气血，醒脑开窍**。

51. 二十五松石丸功能与主治：**清热解毒，疏肝利胆，化痰**。

52. 二十五珊瑚丸功能与主治：**开窍，通络，止痛**。

53. 六味安消散功能与主治：**和胃健脾，消积导滞，活血止痛**。

54. 仁青芒觉功能与主治：**清热解毒，益肝养胃，明目醒神，愈疮**。

55. 仁青常觉功能与主治：**清热解毒，调和滋补**。

56. 坐珠达西功能与主治：**疏肝，健胃，清热，愈溃疡，消肿**。

57. 七味红花殊胜丸功能与主治：**清热消炎，保肝退黄**。

58. 五味渣驯丸功能与主治：**清肝热，利胆退黄**。

59. 洁白丸功能与主治：**健脾和胃，止痛止吐，分清泌浊**。

60. 大月晶丸功能与主治：**消炎解毒，和胃止酸，**

消食化痞。

61. 萨热十三味鹏鸟丸功能与主治：**消炎止痛，通经活络，醒脑开窍**。

62. 三十五味沉香丸功能与主治：**清瘟泄热，宽胸益肺，驱风通痹**。

63. 十三味菥蓂丸功能与主治：清热，通淋，消炎止痛。用于**淋病、膀胱炎**等。

64. 降脂丸功能与主治：**清血除脂**。用于高脂血症。

65. 二十九味能消散功能与主治：**祛寒化痞，消食，调肝益肾**。

66. 十一味金色丸功能与主治：清热解毒，化瘀。用于胆囊痞肿，巩膜黄染，消化不良，中毒症。对**黄疸性肝病**疗效最佳。

67. 十味黑冰片丸功能与主治：**温胃消食，破积利胆**。

68. 志嘎汗散功能与主治：清热解毒，消炎。用于**小儿流感、脑炎**等。

69. 八味沉香散功能与主治：**清心热，养心，安神，开窍**。用于热病攻心，神昏谵语；冠心病，心绞痛。

70. 五味麝香丸功能与主治：清热解毒，凉血消肿。用于**血热毒盛，小儿疥疮，痱毒，咽喉肿痛，口舌生疮，牙龈出血，痄腮**。

民族医药基础知识 **第十章**

历年考题

【A型题】1. 根据藏药八性理论,治隆病采用的药物性能是(　　)
A. 热锐　　　　　　B. 凉钝
C. 轻糙　　　　　　D. 柔软
E. 重腻

【考点提示】E。重、腻两性对治特性为轻、糙的隆病。

【A型题】2. 具有和胃健脾、消积导滞功能的藏药是(　　)
A. 五味渣驯丸　　　B. 六味安消散
C. 七味红花殊胜丸　D. 八味沉香散
E. 十味黑冰片丸

【考点提示】B。六味安消散由诃子、寒水石、藏木香等6味药配制而成。功能和胃健脾,导滞消积,润肠通便,理气、降脂。

【A型题】3. 具有安神功能的藏药是(　　)
A. 洁白丸　　　　　B. 大月晶丸
C. 八味沉香散　　　D. 仁青芒觉
E. 仁青常觉

【考点提示】C。

·259·

第二节 蒙医药基础知识

1. "赫依""希日""巴达干"为三根，是人体的本基。

2. 七素又称七精。分别为**精华、血、肉、脂、骨、髓及红或白精**，是机体的构成物质。

3. **稠、稀、汗**等三种排泄物，是七素生化过程中的产物，对诊治疾病有重要参照意义。

4. 蒙医辨证施治主要内容包括**治则、立法、处方、疗术**等。

5. 蒙药有六种药味，即**甘、酸、咸、苦、辛、涩**。

6. 重、腻二效克制"**赫依**"**病**的轻、燥等主要特性；寒、钝二效克制"希日"病的热、锐等主要特性；轻、热二效克制"巴达干"病的重、寒等主要特性。

7. 蒙医配方和临床用药多以**药物功能**为依据。

8. 蒙药传统剂型有**汤剂（汤散）、散剂、丸剂、膏剂、灰剂、油剂**。

9. 治疗寒证及驱虫药，**早晨空腹服**。

10. 补养或下清"赫依"（通便、通经）药，**食前服**。

11. 上行"赫依"（理气）药，**食间服**。

12. 司命"赫依"（镇静）药，**食药交替服**。

13. 平喘、祛痰或催吐药，**不定期服**。

14. 止逆药，**与食混服**。

15. 止噎或开胃药，**夹食服（饭前饭后各一半）**。

16. 治"巴达干"病或毒剧麻药及催眠药，**睡前服**。

17. 对盛热病忌**镇"赫依"用的温性药**；对"赫依"热证忌过寒性药。

18. 对老年、儿童一般禁用**峻泻剂和内有草乌且味数少的制剂**。

历年考题

【A 型题】1. 蒙药理论认为：一个独立的药味以两个元素含量为主，其他元素为辅。形成苦味的主要元素是（　　）

A. 水、气　　　　　　B. 火、气

C. 土、水　　　　　　D. 火、土

E. 水、火

【考点提示】A。药有不同的味道，蒙药有六种药味，即甘、酸、咸、苦、辛、涩。这些味道是五元的元素（土、水、火、气、空）在药物形成过程中所造就的程度和参与的量不同而形成。认为一个独立的药味以两个元素含量为主,其他元素为辅,如甘味以土、水,酸味以火、土,咸味以水、火,苦味以水、气,辛味以火、气,涩味以土、气含量为主。

【A型题】2. 根据蒙医传统用药的"服药十则",补养药的服用时间是(　　)

A. 食前服　　　　B. 食间服

C. 睡前服　　　　D. 空腹服

E. 夹食服

【考点提示】A。蒙医传统用药的"服药十则":补养或下清"赫依"(通便、通经)药,食前服。

【A型题】3. 蒙医中的"三秽"指的是(　　)

A. 涕、唾、津三种分泌物

B. 血、脂、白精三种物质

C. 稠、稀、汗三种排泄物

D. 汗、尿、大便三种排泄物

E. 赫依、希日、巴达干三物质

【考点提示】C。三秽即稠、稀、汗等三种排泄物,是七素生化过程中的产物,对诊治疾病有重要参照意义。

第三节　维吾尔医药基础知识

1. 合立体（体液）学说包括4种正常体液（**胆液质、血液质、黏液质、黑胆质**）和4种异常体液。

2. 台西合斯（诊断）学说，包括七诊（除了望、闻、问、切以外，还有**尿诊、便诊和痰诊**），其中对脉诊、尿诊较为重视。

3. 维吾尔医认为，药物的药性分为**热、湿、寒、干**四种，还有相当部分的药物具有混合的药物属性，即干热、湿热、湿寒、干寒。还有一部分药物药性平和，称为"平"。

4. 维吾尔医根据药物性质的强弱不同，将其分为四级，即1、2、3、4级。1级为**药性最弱**，4级为**药性最强**。药性4级的药物大多数具有毒性。

5. 维吾尔药的药味，是药物本身具有的一种能使舌面得到某种味觉的特性。它一般分为9种，即**烈味、辛味、咸味、酸味、苦味、涩味、油味、甜味、淡味**。

6. **矫正药**系指某种药对某器官的疾病具有显著疗效，但对另一器官产生不良影响，甚至有害时，为了消除或矫正这一药物的不良反应的用药方法。

7. 维吾尔药制剂剂型为四大类,即**膏状制剂、硬状制剂、散状制剂、液状制剂**。

8. 维吾尔药常用传统膏状制剂有**买朱尼(蜜膏)、古力坎尼(花糖膏)、买日合米(软膏)**。

9. 维吾尔药常用传统硬状制剂有**库日斯(片)、艾比(小丸)、西亚非(肛门栓)**。

10. 维吾尔药常用传统散状制剂有**苏努尼(牙粉)、库合力(眼粉)、再如日(撒粉)、努福合(吹粉)**等。

11. 维吾尔药常用传统液状制剂有**谢日比提(糖浆)、买提布合(汤剂)、艾热克(露剂)、帕舒也(搽洗剂)**。

第十一章 中药调剂和贮藏养护

第一节 中药处方

 必背采分点

1. 中药处方由<u>前记</u>、<u>正文</u>、<u>后记</u>三部分组成。

2. 前记包括<u>医疗机构名称、费别、患者姓名、性别、年龄、门诊或住院病历号、科别或病区和床位号、中医临床诊断及开具日期</u>等,并可添列特殊要求的项目。

3. 正文以 <u>**Rp** 或 **R**(拉丁文 Recipe "请取"的缩写)</u>标示,分列药品名称、数量、用量、用法,中成药还应当标明剂型、规格。

4. 酒蒸大黄,能缓和其<u>泻下</u>作用。

5. 蜜炙麻黄,能缓和其<u>辛散</u>之性,增强其止咳平喘功效。

6. 炒山药,能增强其<u>健脾止泻</u>作用。

7. 修治是除去杂质和非药用部分,以洁净药材,保证其符合医疗需要。如**远志去心，山茱萸去核，乌梢蛇去头去鳞片**等。

8. 中药讲究道地药材，医师在药名前常标注产地。如**怀山药、田三七、东阿胶、杭白芍、广藿香、江枳壳、建泽泻**等。

9. 医师处方在书写药名时，对药品品质提出了要求，如**明天麻、子黄芩、左牡蛎、左秦艽、金毛狗脊、鹅枳实、马蹄决明、九孔石决明**等。

10. 医师处方在书写药名时，对药品采时、新陈提出要求的，如**绵茵陈（质嫩）、陈香橼、陈佛手、陈皮、嫩桂枝、鲜芦根、鲜茅根、霜桑叶**等。

11. 医师处方在书写药名时，对药品颜色、气味提出要求的，如**紫丹参、香白芷、苦杏仁**等。

12. 饮片用量一般以**克（g）**为单位，按干品重量计算，鲜品使用时，药品名称前要注明"鲜"。

13. 黄芪，成人一日常用剂量为**9~30g**。

14. 煎煮脚注属于特殊医嘱，常见的有**单包、配方用、先煎、后下、包煎、另煎、打碎、冲服、煎汤代水**等。

15. 儿童每剂一般煎至 100~300mL，成人每剂一般煎至**400~600mL**，一般每剂按两份等量分装，或遵医嘱。

16. 煎药温度一般不超过**100℃**。

17. 中药调剂流程一般可分为**审方、计价、调配、**

复核和发药五个部分。

18. 处方调剂的流程中审方计价是调配前的准备，**复核**是确保用药准确安全的关键，**发药**是药物到患者手中的最后一环，这是一个不可分割的连续过程。

19. 药师调剂处方时必须做到"**四查十对**"：查处方，对科别、姓名、年龄；查药品，对药名、剂型、规格、数量；查配伍禁忌，对药品性状、用法用量；查用药合理性，对临床诊断。

历年考题

【A 型题】药师调剂处方时必须做到"四查十对"，"十对"中有一项内容是（　　）

　　A. 对处方　　　　B. 对药品
　　C. 对药名　　　　D. 对配伍
　　E. 对用药合理性

【考点提示】C。药师调剂处方时必须做到"四查十对"：查处方，对科别、姓名、年龄；查药品，对药名、剂型、规格、数量；查配伍禁忌，对药品性状、用法用量；查用药合理性，对临床诊断。

第二节 处方审核

1. 审方包括**处方规范性审核和用药适宜性审核**。

2. 处方一般以当日有效,特殊情况下需延长有效期的,由开具处方的医师注明有效期,但最长不得超过**3天**。

3. 中药饮片处方应当体现"**君、臣、佐、使**"的特点要求。

4. 中成药名称应当使用经药品监督管理部门批准并公布的药品通用名称,院内中药制剂名称应当使用经省级药品监督管理部门批准的名称,备案的医院内传统中药制剂应当使用**备案时的名称**。

5. 中药注射剂应**单独开具处方**。

6. 处方应付一般包括**中药别名和并开药应付、中药炮制品应付**。

7. 中药饮片有正名和别名,如牛蒡子别名为**大力子、鼠黏子、牛子、恶实**。

8. 白果别名**银杏**;芒硝别名**马牙硝、英硝、金硝、牙硝**。

9. 饮片的并开药名中,二母即指**知母、贝母**;二乌即指**制川乌、制草乌**;荆防即指**荆芥、防风**等。

10. 饮片的并开药名中,二门冬即指**天冬、麦冬**;二术即指**苍术、白术**;二活即指**羌活、独活**。

11. 饮片的并开药名中,焦三仙即指**焦三楂、焦麦芽、焦神曲**;焦四仙即指**焦神曲、焦三楂、焦麦芽、焦槟榔**。

12. 饮片的并开药名中,炒三仙即指**炒神曲、炒麦芽、炒山楂**。

13. 白芍在起缓急止痛作用时用量偏大,在**起平抑肝阳作用时**往往用量中等,在用于柔肝健脾时用量最小。

14. 处方用药的适宜性审核包括**用药适应证、药物选择、给药途径、用法用量、药物相互作用、配伍禁忌**等方面的内容。

15. 治法是指导遣方组药的原则,方剂是**体现和完成治法**的重要手段。

16. 常见病证及其代表方剂,如小柴胡汤和解少阳用于**少阳证**,四逆散和逍遥散用于**调和肝脾**,半夏泻心汤调和寒热用于**寒热错杂之痞证**。

17. 同样是补气药,四君子汤因证的轻重不同可分别选用**党参、人参或太子参**作为君药。

18. 黄芪是生品、制品同存的，用于补气升阳，常用**炙黄芪**，例如补中益气汤或加减方用炙黄芪；用于固表止汗则应用**生黄芪**，玉屏风散方即如此。

19. 当归功用活血养血，桃红四物汤活血行瘀，方中宜用**酒当归**；当归补血汤补气生血，方中宜用**生当归**。

20. 知母功用清热，白虎汤用于外感热病，方中用**生知母**；大补阴丸、知柏地黄丸等用于阴虚火旺，则宜用**盐炙知母**。

21. 黄连有生黄连、姜黄连、萸黄连之分，泻心汤泻火解毒，用**生黄连**；香连丸清热化湿、行气止痛，宜用**萸黄连**。

22. 处方药味应体现"**君、臣、佐、使**"的特性而不是简单地罗列，处方药味的多少和剂量的大小不是整齐划一和一成不变的，往往因疾病种类、病情轻重、用药目的、治疗思路、学术流派等的不同而呈现不同的特征。

23. 柴胡在小柴胡汤中为**君药**，主透邪外出，用量大于其他药一倍有余；在逍遥散中主疏肝解郁，为**臣药**，用量与各药相等；在补中益气汤中起升举清阳作用，为**佐药**，用量偏小。

24. 对于**毒性饮片和药性峻烈**的饮片，药师在处方审核时应给予充分的关注，依据诊断判断其使用和剂量合理性，对于**孕妇、儿童、老人以及肝肾功能不全**等特殊患者更应谨慎使用。

25. 处方药味在**调剂、煎法、用法**等方面的特殊医嘱，往往以脚注的形式标注在药味的右上角，是实现全方用药目的不可或缺的重要部分。

26. 特殊煎法医嘱内容可见**先煎、后下、不宜久煎、包煎、烊化、另煎、沸水泡服**等。

27. 内服特殊医嘱包括**兑服、冲服、研粉吞服、入丸散服**等。

28. 外用特殊医嘱包括**配制酒剂、醋或酒浸、煎水、捣烂、研粉、熬膏、磨汁、醋蒸**等方法制备后，**外搽、外擦、外敷、点敷、漱口、洗目、熏洗、油或醋调敷、吹鼻、吹喉**等。

29. 脚注中的特殊医嘱往往**对药效的发挥和用药安全**起至关重要的作用，是处方审核的重要内容，其中有许多含脚注的药味在调剂时需要单独包装，方便后续的特殊操作。

30. **发散风寒**药最好热服，服后避风寒，遍身微微出汗为宜。

31. 服用次数：**病缓者**一天服一煎，**病情紧急者**可一次顿服，**重病、急病**者可隔 4 小时服药 1 次，以利药效持续。**呕吐的患者或小儿**宜小量频服。遇到复杂病理变化须根据医嘱或特定服法，以适应病情的需要。代茶饮则不拘时频服。

32. 一般药物宜于饭后服，**滋补药**宜饭前服，**驱虫和泻下药**宜空腹服，**安眠药**宜睡前服，**抗疟药**宜在发作前 1~2 小时服用，**健胃药和对胃肠刺激性较大的药物**宜饭后服。

33. "十八反"配伍禁忌中，**甘草反甘遂、京大戟、海藻、芫花**。

34. "十八反"配伍禁忌中，**藜芦反人参、南沙参、丹参、玄参、苦参、细辛、芍药（赤芍、白芍）**。

35. 十九畏九组十九味相反药中：**硫黄畏朴硝（包括芒硝、玄明粉）**，**水银**畏砒霜，狼毒畏密陀僧。

36. 十九畏九组十九味相反药中：**芒硝（包括玄明粉）**畏三棱，官桂畏石脂，**人**参畏五灵脂。

37. 服人参等滋补药时要忌**饮茶**，高热患者忌食油。

38. 肾炎患者及水肿患者不能**吃咸**，否则会使病情加重。

39. 体虚多汗者，忌用**发汗药**，以免加重出汗而伤阴津。

40. 阳虚里寒者，忌用**寒凉药**，以免再伤阳生寒。

41. 阴虚内热者，慎用**苦寒清热药**，以免苦燥伤阴。

42. 脾胃虚寒、大便稀溏者，忌用**苦寒或泻下药**，以免再伤脾胃。

43. 火热内炽和阴虚火旺者，忌用**温热药**，以免助热伤阴。

44. 邪实而正不虚者，忌用**补虚药**，以免闭门留邪。

45. 表邪未解者，忌用**固表止汗药**，以免妨碍发汗解表。

46. 虚喘、高血压及失眠患者，慎用**麻黄**。

47. 湿盛胀满、水肿患者，忌用**甘草**。

48. 有肝功能障碍者，忌用**黄药子**；肾病患者，忌用**马兜铃**。

49. 哺乳期妇女不宜大量使用**麦芽**。

50. **六神丸、清咽丸**等可治疗实热引起的咽喉肿痛，而风热外袭引起的咽喉疼痛应选用**复方鱼腥草片、金嗓开音丸**等，对虚火上炎引起的咽喉干燥微痛则应选用**玄麦甘桔颗粒、铁笛丸**等。

51. 人参再造丸**益气养血、祛风化痰、活血通络**，偏于**气虚血瘀、风痰阻络所致**的中风，而华佗再造丸**活血化瘀、化痰通络、行气止痛**，偏于**瘀血痰湿闭阻引起**的中风偏瘫。

52. 将中成药含于口腔中使其缓缓溶化，无须用水，此法多用于咽喉肿痛患者，如**玄麦甘桔含片、金果含**

片、六神丸、西瓜霜片等，以便迅速发挥消肿止痛之效。

53. 治痈肿疮毒的紫金锭、蟾酥锭，用**醋研成糊状**敷于患处。

54. 滴丸剂主要供口服用，多用于病情急重者，如**冠心病、心绞痛、咳嗽、急慢性支气管炎**等。

55. **多次开管和连续使用超过 1 个月**的眼膏不要再用。

56. 使用滴鼻剂前应先**清洁双手，擤净鼻腔分泌物**。

57. 鼻用喷雾剂：喷药后将头尽力向前倾，置于两膝之间，10 秒后坐直，使药液流入咽部，用嘴呼吸；更换另一个鼻孔重复前一过程，用毕后可用**凉开水冲洗喷头**。

58. 栓剂因施用腔道的不同，分为**直肠栓、阴道栓和尿道栓**。

59. 直肠栓：栓剂基质的硬度易受气候的影响而改变，在夏季，炎热的天气会使栓变得松软而不易使用，应用前宜将其置入**冰水或冰箱中 10~20 分钟**，待其基质变硬。

60. 软膏剂（乳膏）涂布部位有**烧灼或瘙痒、发红、肿胀、出疹**等反应，应即停药，并将局部药物洗净。

中药调剂和贮藏养护 第十一章

61. 软膏剂（乳膏）不宜涂敷于**口腔、眼结膜**。

62. 黑膏药使用时需加温软化后贴于患处或穴位上，如**狗皮膏、暖脐膏**等。

63. 外用散剂：外用时吹敷或直接涂于患处，如**冰硼散、外用溃疡散、锡类散**等。

64. 锭剂：可供外用与内服，内服通常研末调服或磨汁服，外用则磨汁涂患处。常用的有**紫金锭、万应锭、蟾酥锭**等。

65. 搽剂系指将药材用乙醇、油或其他适宜溶媒制成的外用搽涂患处的液体制剂，通常不可用于皮肤、黏膜破损处，如**骨友灵搽剂、筋骨宁搽剂、妇洁搽剂**等。

66. 洗剂一般以水为溶媒，用于创伤和腔道清洗的洗剂应注意保持无菌，用于阴道冲洗的洗剂易改变阴道pH值，破坏正常菌群的平衡，不宜长期使用，如**复方苦参洗剂、皮肤康洗液**等。

67. 使用气雾剂时，准确掌握剂量，明确1次给药撳压几下；然后屏住呼吸10~15秒，后用鼻子呼气；**用温水清洗口腔或用0.9%氯化钠溶液**漱口，喷雾后及时擦洗喷嘴。

68. 一般情况3岁以内服**1/4**成人量，3~5岁可服**1/3**成人量，5~10岁可服**1/2**成人量，10岁以上与成人量相差不大即可。

69. 肝功能不全患者不用或慎用含有**朱砂、雄黄、何首乌、千里光、黄药子**等成分的中成药。

70. 肾功能不全患者不应服用含**寻骨风、天仙藤、朱砂莲、朱砂、雄黄、雷公藤**等成分的中成药。

历年考题

【A型题】1. 属"十九畏"的组药是(　　)

A. 甘草与瓜蒌　　　　B. 郁金与丁香

C. 乌头与半夏　　　　D. 海藻与京大戟

E. 人参与细辛

【考点提示】B。"十九畏"的组药包括：硫黄畏朴硝（包括芒硝、玄明粉），水银畏砒霜，狼毒畏密陀僧，巴豆（包括巴豆霜）畏牵牛子（包括黑丑、白丑），丁香（包括母丁香）畏郁金，川乌（包括附子）、草乌畏犀角，芒硝（包括玄明粉）畏三棱，官桂畏石脂，人参畏五灵脂。

【A型题】2. 妊娠慎用的中药是(　　)

A. 桂枝　　　　　　　B. 麻黄

C. 防风　　　　　　　D. 连翘

E. 黄芩

【考点提示】A。

【A型题】3. 表邪未解者忌用的中药是(　　)

A. 固表止汗药　　　　B. 活血化瘀药

C. 苦寒清热药 D. 淡渗利湿药

E. 涩肠止泻药

【考点提示】 A。表邪未解者,忌用固表止汗药,以免妨碍发汗解表。

【A 型题】 4. 妊娠慎用的中成药是( )

A. 六味地黄丸 B. 牛黄上清丸

C. 香砂养胃丸 D. 天王补心丸

E. 九味羌活丸

【考点提示】 B。《中国药典》收载的妊娠慎用药中,包括牛黄上清丸。

【A 型题】 5. 处方一般当日有效。特殊情况下有效期可延长,但最长不得超过( )

A. 2 天 B. 3 天

C. 5 天 D. 7 天

E. 10 天

【考点提示】 B。处方一般以当日有效,特殊情况下需延长有效期的,由开具处方的医师注明有效期,但最长不得超过 3 天。

【A 型题】 6. 中药番红花的正名是( )

A. 红花 B. 藏红花

C. 西红花 D. 草红花

E. 红蓝花

中药学综合知识与技能

【考点提示】C。中药番红花、藏红花的正名西红花。

【A 型题】7. 中药七叶一枝花的正名是(　　)
　　A. 蚤休　　　　　　　B. 紫参
　　C. 玉果　　　　　　　D. 重楼
　　E. 草河车

【考点提示】D。重楼的别名是七叶一枝花、蚤休、草河车。

【A 型题】8. 某男，36 岁，因感冒初起、咽喉肿痛就诊。医师处方金银花、蒲公英、连翘、薄荷、甘草，代茶饮。代茶饮的服用方法是(　　)
　　A. 不拘时频服　　　　B. 1 次顿服
　　C. 每日服 2 次　　　　D. 每日服 3 次
　　E. 4 小时服 1 次

【考点提示】A。内服汤剂服用次数：每剂药物一般煎药汁 2 次，分第一煎、第二煎，有些滋补药也可以煎 3 次。可将第一煎、第二煎药汁混合后分服，也可将两次所煎药汁顿服、分数次服等，需视病情不同而分别对待。若遇到患急性病，或高热不退、四肢冰冷等病情危急的患者，应以重剂量急救，可以 1 日 2～3 剂，并且昼夜观察酌情增减。如病缓者一天服 1 煎，病情紧急者可 1 次顿服，重病、急病者可隔 4 小时服药 1 次，以

278

使药效持续。呕吐的患者或小儿宜小量频服。遇到复杂病理变化须根据医嘱或特定服法,以适应病情的需要。代茶饮则不拘时频服。

【A型题】9. 某男,52岁。平素脾胃虚弱,近3日因目赤肿痛,自行服用黄连上清丸,出现胃脘不适,大便稀溏等。针对该患者体征,其适宜的服药时间是(　　)

A. 饭后　　　　　　　B. 空腹
C. 饭前　　　　　　　D. 睡前
E. 餐中

【考点提示】A。一般药物宜于饭后服,滋补药宜饭前服,驱虫和泻下药宜空腹服,安眠药宜睡前服,抗疟药宜在发作前1~2小时服用,健胃药和对胃肠刺激性较大的药物宜饭后服。

【A型题】10. 某女,28岁。已妊娠2月,因关节痛就诊,医师处方时应禁用的中药是(　　)

A. 川芎　　　　　　　B. 丹参
C. 莪术　　　　　　　D. 当归
E. 苍术漂

【考点提示】C。《中国药典》收载的妊娠禁用中药中有莪术。

【B型题】(11~12题共用备选答案)

A. 金银花、首乌藤　　B. 金银花、金银藤

C. 金银花、海风藤　　D. 款冬花、金银藤

E. 款冬花、首乌藤

11. 处方中的并开药"忍冬花藤"，执业药师在调配时应付（　　）

12. 处方中的并开药"金银花藤"，执业药师在调配时应付（　　）

【考点提示】B、B。考查常见的并开药品。处方药品"忍冬花藤"，调配应付金银花、金银藤。处方药品"金银花藤"，调配应付金银花、金银藤。

【B型题】（13~16题共用备选答案）

A. 开窍药　　　　　B. 苦寒药

C. 息风药　　　　　D. 涩肠药

E. 淡渗利湿药

13. 脱证神昏者，忌用（　　）

14. 脾虚便溏者，忌用（　　）

15. 阴虚津亏者，忌用（　　）

16. 湿热泻痢者，忌用（　　）

【考点提示】A、B、E、D。脱证神昏者，忌用香窜的开窍药，以免耗气伤正。脾胃虚寒、大便稀溏者，忌用苦寒或泻下药，以免再伤脾胃。阴虚津亏者，忌用淡渗利湿药，以免加重津液的耗伤。湿热泻痢者，忌用涩肠止泻药，以免妨碍清热解毒、燥湿止痢。

中药调剂和贮藏养护 第十一章

【B型题】（17~18题共用备选答案）

A. 六应丸与紫雪散
B. 胆宁片与妙济丸
C. 天麻丸与苏合香丸
D. 牛黄解毒片与金匮肾气丸
E. 附子理中丸与参茸卫生丸

17. 因配伍禁忌不宜合用的药组是（　　）
18. 因证候禁忌不宜合用的药组是（　　）

【考点提示】B、D。

【B型题】（19~20题共用备选答案）

A. 瓜蒌　　　　　B. 白芍
C. 丹参　　　　　D. 甘草
E. 乌头

根据中药"十八反"

19. 与海藻相反的中药是（　　）
20. 与半夏相反的中药是（　　）

【考点提示】D、E。甘草反甘遂、京大戟、海藻、芫花。乌头（川乌、附子、草乌）反半夏、瓜蒌（全瓜蒌、瓜蒌皮、瓜蒌仁、天花粉）、贝母（川贝、浙贝）、白蔹、白及。

【B型题】（21~22题共用备选答案）

A. 甘草　　　　　B. 丹参

C. 升麻　　　　　　　D. 乌头

E. 麻黄

根据中药证候禁忌理论

21. 体虚多汗者忌用（　　）

22. 湿盛水肿者忌用（　　）

【考点提示】E、A。体虚多汗者忌用发汗力较强的麻黄。湿盛胀满、水肿患者，忌用甘草。

第三节　处方调配、复核与发药

1. 常用药物应放在斗架的<u>中上层</u>，便于调剂操作。

2. 质地较轻且用量较少的药物，应放在<u>斗架的高层</u>。如月季花、白梅花与佛手花；玫瑰花、代代花与厚朴花；地骨皮、千年健与五加皮；络石藤、青风藤与海风藤；密蒙花、谷精草与木贼草等。

3. 质地沉重的矿石、化石、贝壳类药物和易于造成污染的药物（如炭药），多放在斗架的<u>较下层</u>。

4. 质地松泡且用量较大的药物，多放在斗架<u>最底层的大药斗内</u>。如芦根与茅根；茵陈与金钱草；白花蛇舌草与半枝莲；灯心草与通草；竹茹与丝瓜络；薄荷与桑叶;荷叶与荷梗。

5. 将同一处方中经常一起配伍应用的,如"相须""相使"配伍的饮片、处方常用的"药对"药物可同放于**一个斗中**。

6. 属于配伍禁忌的药物,不能装于一斗或上下药斗中。如**甘草与京大戟、甘遂、芫花;藜芦与丹参、南沙参、玄参、苦参、白芍、赤芍、细辛**不能装于一斗或上下药斗中。

7. **丁香(包括母丁香)与郁金(黄郁金、黑郁金);芒硝(包括玄明粉)与荆三棱;肉桂(官桂)与石脂(赤石脂)**均不宜放在一起。

8. 药名相近,但性味功效不同的饮片不应排列在一起,如**附子与白附子,藜芦与漏芦,天葵子与冬葵子**等。

9. 同一植物来源但不同部位入药的并且功效不相同的饮片不能排列在一起,如**麻黄与麻黄根**。

10. 有恶劣气味不能与其他药物装于一个药斗中的药是**阿魏、鸡矢藤**等。

11. 中药计量工具是中药称重的衡器,中药调剂工作中最常用的是传统的**戥称(又称戥子)**,其次是分厘戥、盘秤、勾秤、台秤、天平及字盘秤,乃至现代电子秤的使用。

12. 一方多剂的处方应按"**等量递减**""**逐剂复戥**"

的原则进行称量分配。

13. 调配含有毒性中药饮片的处方，每次处方剂量不得超过<u>二日极量</u>，对处方未注明"生用"的，应给付炮制品。

14. 处方直接写药名（或炒），需调配清炒品，如<u>紫苏子、莱菔子、谷芽、麦芽、王不留行、酸枣仁、蔓荆子、苍耳子、牛蒡子、白芥子</u>等。

15. 处方直接写药名（或炒），需调配麸炒品，如<u>僵蚕、白术、枳壳</u>等。

16. 处方直接写药名（或煅），需调配煅制品，如<u>花蕊石、钟乳石、自然铜、金礞石、青礞石、瓦楞子</u>等。

17. 处方直接写药名（或炒或炙），需调配盐炙品，如<u>补骨脂、益智仁</u>等。

18. 处方药名注霜，需调配霜制品，如<u>柏子仁霜</u>等。

19. 毒性中药系指毒性剧烈，<u>治疗剂量与中毒剂量</u>相近，使用不当会致人中毒或死亡的中药。

20. 毒性中药品种有 28 种：<u>砒石（红砒，白砒）、砒霜、水银、雄黄、轻粉、红粉、红升丹、白降丹、生川乌、生草乌、生白附子、生附子、生半夏、生南星、生狼毒、生甘遂、生藤黄、洋金花、闹羊花、雪上一枝蒿、斑蝥、青娘虫、红娘虫、蟾酥、生马钱子、生巴</u>

中药调剂和贮藏养护 第十一章

豆、生千金子、生天仙子。

21. 水银不宜与**砒石**同用。本品有大毒，不宜内服；孕妇忌用；外用不宜过多或久用。

22. 罂粟壳具有敛肺止咳、涩肠定痛的功效。临床使用时的用量一般在**3～6g**。本品有成瘾性，故不宜常服，**孕妇及儿童**禁用，运动员慎用。

23. 罂粟壳必须凭有麻醉药处方权的执业医师签名的淡红色麻醉药处方方可调配，应于群药中，且与群药一起调配，不得单方发药，每张处方不得超过**3日**用量，连续使用不得超过**7天**，成人1次的常用量为每天**3～6g**。处方保存3年备查。

24. 现行《中国药典》载有毒性药材和饮片共计83种，其中有大毒的药材和饮片10种，如**川乌、马钱子（马钱子粉）、天仙子、巴豆（巴豆霜）、草乌、斑蝥**等；有毒的药材和饮片42种，如**三颗针、山豆根、天南星（制天南星）、木鳖子、附子、雄黄**等；有小毒的药材和饮片31种，如**土鳖虫、川楝子、苦杏仁、北豆根、重楼、蛇床子**等。

25. **马钱子、附子、川乌、草乌**等药物炮制后的毒性大为降低，但含这些炮制后药味的中成药在使用时，一般仍需注意避免联用造成相同成分的"叠加"，防止药物过量引起毒性反应。

26. 核对调配好的药品是否与处方所开药味及剂数相符，有无错味、漏味、多味和掺杂异物，每剂药的剂量误差应**小于±5%**，必要时要复称。

27. 调剂复核工作应当由主管药师或执业药师等专业技术人员负责，复核率应当**达到100%**。

28. 对于需特殊煎煮或处理的药味如**先煎、后下、包煎、烊化、另煎、冲服**等是否单包并注明用法。

29. 发药人员首先核对**取药凭证**，应问清患者姓名，注意区分姓名相同相似者，防止错发事故。

30. 发药时，含毒麻药品的处方应**留存**，整理登记，备查。

31. 如处方中有需患者自备的药引，需向患者强调。如**热粥送服，黄酒送服**。

32. 向患者说明中成药的使用禁忌和注意事项。特别是对含**罂粟壳、毒性药味、朱砂和雄黄、易引发肝肾损害药味**等的中成药，应重点向患者说明药物的功效、使用方法和注意事项。

33. 如有联合用药情况，向患者交代联合用药需注意的问题，如中成药和西药，应相隔**半小时左右**服用。

历年考题

【A型题】1. 属于配伍禁忌，斗谱排列时不能装于

一斗及上下斗的饮片是（   ）

    A. 当归与独活   B. 天葵子与冬葵子

    C. 藜芦与漏芦   D. 甘草与芫花

    E. 法半夏与川贝母

【考点提示】 D。属于配伍禁忌的药物，不能装于一斗或上下斗中。如甘草与京大戟、甘遂、芫花；藜芦与丹参、南沙参、玄参、苦参、白芍、赤芍、细辛；乌头类（附子、川乌及草乌）与半夏的各种炮制品、瓜蒌（瓜蒌皮、瓜蒌子、瓜蒌仁及天花粉）；丁香（包括母丁香）与郁金（黄郁金、黑郁金）；芒硝（包括玄明粉）与京三棱；肉桂（官桂）与石脂（赤石脂）均不宜放在一起。

【A型题】 2. 调配饮片时，每剂中药的重量误差应控制在（   ）

    A. ±1%以内   B. ±2%以内

    C. ±3%以内   D. ±5%以内

    E. ±10%以内

【考点提示】 D。

【B型题】（3~4题共用备选答案）

    A. 逍遥丸   B. 五子衍宗丸

    C. 桂枝茯苓丸   D. 六味地黄丸

    E. 骨刺宁胶囊

3. 孕妇禁用的中成药是(　　)
4. 孕妇慎用的中成药是(　　)

【考点提示】E、C。

【B型题】(5~6题共用备选答案)

A. 1~3g　　　　　　　B. 2~5g
C. 3~6g　　　　　　　D. 3~9g
E. 5~9g

5.《中国药典》规定，北豆根的内服用量应是(　　)
6.《中国药典》规定，山豆根的内服用量应是(　　)

【考点提示】D、C。《中国药典》规定，北豆根的内服用量是3~9g。《中国药典》规定，山豆根的内服用量是3~6g。

【B型题】(7~8题共用备选答案)

A. 1~3g　　　　　　　B. 3~6g
C. 3~9g　　　　　　　D. 5~9g
E. 6~9g

7. 水蛭的内服用量是(　　)
8. 全蝎的内服用量是(　　)

【考点提示】A、B。

【X型题】9. 中药饮片调配后，必须经药师复核无误后方可发出，调配复核的内容有(　　)

A. 核对处方的药味及剂数是否相符

B. 复核有无错味、漏味、多味

C. 审查药品质量有无虫蛀，霉变

D. 审查调配处方有无乱代乱用现象

E. 对需特味煎煮的药味是否单包并注明用法

【考点提示】ABCDE。中药饮片调配后，必须经复核后方可发出。核对调配好的药品是否与处方所开药味及剂数相符，有无错味、漏味、多味和掺杂异物，每剂药的剂量误差应小于±5%。必要时要复称。还需审查有无相反（十八反、十九畏）药物、妊娠禁忌药物，毒麻药有无超量。毒性中药、贵细药品的调配是否得当。对于需特殊煎煮或处理的药味如先煎、后下、包煎、烊化、另煎、冲服等是否单包并注明用法。审查药品质量，保证无伪劣饮片，审查有无虫蛀、发霉变质，有无生炙不分或以生代炙，整药、籽药应捣未捣，调配处方有无乱代乱用等现象。如发现问题及时调换。复核检查无误后，必须签字，若为散抓饮片，复核无误后方可包装药品。外用药应使用专用包装，并要有外用标志。调剂复核工作应当由主管药师或执业药师等专业技术人员负责，复核率应当达到100%。

【X型题】10. 关于罂粟壳使用管理要求的规定，下列正确的有（　　）

A. 处方须有麻醉药处方权的执业医师签名

B. 须使用麻醉药专用处方方可调配

C. 成人一次正常用量为每天 3~6g

D. 每张处方不得超过 7 日用量

E. 须与群药一起调配

【考点提示】ABCDE。罂粟壳必须凭有麻醉药处方权的执业医师签名的淡红色麻醉药处方方可调配,应于群药中,且与群药一起调配,不得单方发药,每张处方不得超过 3 日用量,连续使用不得超过 7 天,成人一次的常用量为每天 3~6g。处方保存 3 年备查。

第四节　中药煎药

1. 为便于煎出有效成分,在煎煮前先加常温水浸泡饮片,浸泡时间一般不少于 30 分钟,使药材充分吸收水分。

2. 加水量多少受饮片的重量、质地等影响,一般用水量以高出药面 **2~5cm** 为宜,第二煎则应酌减。

3. 煎煮用火应遵循"**先武后文**"的原则。解表药多用武火,补虚药多用文火。

4. 中药煎煮一般分为一煎、二煎。一般药一煎沸后煎 **20~30 分钟**为宜,二煎药沸后煎 **15~20 分钟**为宜;

解表、清热、芳香类药不宜久煎,一煎沸后煎**15~20分钟**为宜,二煎沸后煎**10~15分钟**为宜;而滋补药一煎沸后文火煎**40~60分钟**,二煎沸后煎**30~40分钟**为宜。

5. 每剂药的总煎出量:**成人400~600mL,儿童100~300mL**。

6. 挤出的残液量不超出残渣总重量的**20%**。

7. 煎药切忌使用**铁、铝制**等器皿,煎好的药液也应避免与这类器皿直接接触,以免发生化学反应,损害人体健康。

8. 一般来说,需先煎的饮片,经武火煮沸后文火煎煮**10~15**分钟后再与用水浸泡过的其他药物合并煎煮。

9. 矿物、动物骨甲类饮片,因其质地坚硬,有效成分不易煎出,故应**打碎先煎约15分钟**,方可与其他药物同煎。如生蛤壳、生龙骨、生龙齿、生紫石英、生寒水石、生石决明、生珍珠母、生瓦楞子、鳖甲、龟甲、鹿角霜、生磁石、生牡蛎、生石膏、生赭石、自然铜等。水牛角宜先煎3小时以上。

10. 某些有毒饮片,一般应先煎**1~2小时**达到降低毒性或消除毒性的目的。如含有毒成分乌头碱的生川乌、生草乌或制附子。

11. 气味芳香类饮片,因其含挥发成分故不宜煎煮时间过久,以免其有效成分散失,一般在其他群药煎好前 5~10 分钟入煎即可。如**降香、沉香、薄荷、砂仁、白豆蔻、鱼腥草**等。

12. 久煎后有效成分易被破坏的饮片，一般在其他群药煎好前 10~15 分钟入煎即可。如**钩藤、苦杏仁、徐长卿、生大黄、番泻叶**等。

13. 含黏液质较多的饮片，包煎后可避免在煎煮过程中黏糊锅底。如**车前子、葶苈子**等。

14. 富含绒毛的饮片，包煎后可避免脱落的绒毛混入煎液后刺激咽喉引起咳嗽。如**旋覆花、枇杷叶**等。

15. 花粉等微小饮片，因总表面积大，疏水性强，故也宜包煎，以免因其漂浮而影响有效成分的煎出。如**蒲黄、海金沙、蛤粉、六一散**等。

16. 不宜与群药同煎需烊化（溶化）的药有**阿胶、鳖甲胶、鹿角胶、龟鹿二仙胶**等。

17. 人参、西洋参、西红花等质地较疏松者，通常视片型、体积等另煎 0.5~1 小时。而羚羊角等质地坚硬者，则应**单独煎煮 2 小时以上**。

18. 宜兑服的药有**黄酒、竹沥水、鲜藕汁、姜汁、梨汁、蜂蜜**等。

19. 宜冲服的有**雷丸、蕲蛇、羚羊角、三七、琥珀、鹿茸、紫河车、沉香、金钱白花蛇**等。

20. 对于质地松泡、用量较大，或泥土类不易滤净药渣的药物，可先煎 15～25 分钟，去渣取汁，再与其他药物同煎，如**葫芦壳、灶心土**等。

历年考题

【A 型题】1. 某男，大便下血，血色黯淡，四肢不温，面色萎黄，舌淡苔白，脉沉细无力。辨证为便血，脾胃虚寒证，医师处以黄土汤加减。方中宜煎汤代水的中药是（　　）

A. 阿胶　　　　　　　　B. 甘草
C. 制附子　　　　　　　D. 灶心土
E. 地黄

【考点提示】D。质地松泡、用量较大，或泥土类不易滤净药渣的药物，可先煎 15～25 分钟，去渣取汁，再与其他药物同煎，如葫芦壳、灶心土等。

【B 型题】（2～3 题共用备选答案）

A. 另煎　　　　　　　　B. 先煎
C. 包煎　　　　　　　　D. 后下
E. 捣碎同煎

某女，65 岁。大便时溏时泻，水谷不化，稍进油腻之物则大便次数增多，面色萎黄，肢倦乏力。中医辨证为脾胃气虚，治以参苓白术散（人参、茯苓、白术、桔梗、山药、炙甘草、白扁豆、莲子肉、砂仁、薏苡仁）。

执业药师发药时，需向患者说明煎药方法。

2. 方中砂仁的特殊煎法是（   ）

3. 方中人参的特殊煎法是（   ）

【考点提示】D、A。气味芳香类饮片，因其含挥发性成分故不宜煎煮时间过久，以免其有效成分散失，一般在其他群药煎好前5~10分钟入煎即可。如降香、沉香、薄荷、砂仁、白豆蔻、鱼腥草等。一些贵重中药饮片，为使其成分充分煎出，减少其成分被其他药渣吸附引起的损失，需先用另器单独煎煮取汁后，再将渣并入其他群药合煎，然后将前后煎煮的不同药液混匀后分服。如人参、西洋参、西红花等质地较疏松者，通常视片型、体积等另煎0.5~1小时。

【B型题】（4~6题共用备选答案）

A. 薄荷　　　　　　　B. 阿胶

C. 蒲黄　　　　　　　D. 鹿角霜

E. 人参

4. 先煎的中药是（   ）

5. 后下的中药是（   ）

6. 包煎的中药是（   ）

【考点提示】D、A、C。先煎的中药有矿物、动物骨甲类饮片，如生蛤壳、生龙骨、生龙齿、生紫石英、生寒水石、生石决明、生珍珠母、生瓦楞子、鳖甲、龟甲、鹿角霜、生磁石、生牡蛎、生石膏、生赭石、自然铜;毒饮片,如生川乌、生草乌或制附子。后下的中药有气味芳香类饮片,如降香、沉香、薄荷、砂仁、白豆蔻、鱼腥草等;久煎后有效成分易被破坏的饮片,如钩藤、苦杏仁、徐长卿、生大黄、番泻叶等。含黏液质较多的饮片,如车前子、葶苈子等;富含绒毛的饮片,如旋覆花、枇杷叶等;花粉等微小饮片,如蒲黄、海金沙、蛤粉、六一散等。

【B型题】(7~8题共用备选答案)

A. 人参　　　　　　B. 阿胶
C. 钩藤　　　　　　D. 海金沙
E. 鹿角霜

中药汤剂煎煮时

7. 需后下的饮片是(　　)
8. 需包煎的饮片是(　　)

【考点提示】C、D。

【B型题】(9~10题共用备选答案)

A. 烊化　　　　　　B. 兑服
C. 另煎　　　　　　D. 冲服
E. 煎汤代水

9. 中药处方中含有竹沥水,正确的使用方法是(　　)
10. 中药处方中含有西红花,正确的使用方法是(　　)

【考点提示】B、C。兑服:对于液体中药,放置其他药中煎煮,往往会影响其成分,故应待其他药物煎煮去渣取汁后,再行兑入服用,如黄酒、竹沥水、鲜藕汁、姜汁、梨汁、蜂蜜等。煎汤代水:对于质地松泡、用量较大,或泥土类不易滤净药渣的药物,可先煎15~25分钟,去渣取汁,再与其他药物同煎,如葫芦壳、灶心土等。

第五节 中药临方炮制和临方制剂加工

1. **中药临方炮制**通常是指医师在开具中药处方时,根据药物性能和治疗需要,要求中药师遵医嘱临时将生品中药饮片进行炮制的操作过程。

2. 对市场上没有供应的中药饮片,医疗机构可以根据**本医疗机构医师处方的需要**,在本医疗机构内炮制、使用。

3. 医疗机构炮制中药饮片,应当<u>向所在地设区的市级人民政府药品监督管理部门备案</u>。

4. 临方炮制的方式可以解决中医药临床实践中,对**用量极少且品种或规格市场无供应的饮片需求问题**、**缺味或以生代制**的调剂问题,丰富了中医临床用药品种,提高了中医药的临床疗效。

5. 临方制剂加工，又称个体化制剂加工，即药师根据医生开具的中药处方（一人一方），受患者委托，为患者制作**丸剂、散剂、颗粒剂、胶囊剂、膏方、酒剂**等中药个体化制剂的加工服务，可满足不同患者的个性化需求。

6. 开展中药临方制剂加工服务的单位，应有**符合相应规定的制剂场所和与加工剂型相匹配**的制剂设备。

7. 制剂加工人员应**熟练掌握传统中药制剂制作技能，每年接受系统培训**。

第六节　中药的质量变异

必背采分点

1. 最易生虫饮片有**白芷、北沙参、薏苡仁、柴胡、大黄、鸡内金**等。

2. 较易霉变饮片有**牛膝、天冬、马齿苋、菊花、蕲蛇、五味子、人参、独活、紫菀**等。

3. 含挥发油的饮片是**当归、苍术**等。含脂肪油的饮片有**柏子仁、桃仁、杏仁**等。

4. 含糖量多的饮片，常因受潮而造成返软而"走油",如**牛膝、麦冬、天冬、熟地黄、黄精**等。

5. 由于保管不善,饮片的颜色由浅变深的有**泽泻、白芷、山药、天花粉**等。

6. 有些饮片由深变浅,如**黄芪、黄柏**等。

7. 有些饮片由鲜艳变暗淡,如**红花、菊花、金银花、腊梅花**等花类药。

8. 环境温度过高,气味逐渐散失的饮片是**肉桂、沉香**等。

9. **豆蔻、砂仁粉碎后气味会逐渐挥发散失**。

10. 易风化的饮片有**胆矾、硼砂、芒硝**等。

11. 易潮解的饮片有**青盐、咸秋石、芒硝**等。

12. 易粘连的饮片有**芦荟、没药、乳香、阿魏、鹿角胶、龟甲胶、天冬、熟地黄**等。

13. 易腐烂的饮片有**鲜生姜、鲜生地黄、鲜芦根、鲜石斛**等。

14. 易虫蛀的常见剂型有**蜜丸、水丸、散剂**等。

15. 易霉变的常见剂型有**蜜丸、膏滋、片剂**等。

16. 易发生酸败的剂型有**合剂、酒剂、煎膏剂、糖浆剂、软膏剂**等。

17. 易发生挥发的剂型有**芳香水剂、酊剂**等。

18. 易沉淀的剂型有**药酒、口服液、注射液**等。

19. 目前,测定饮片含水量的方法很多,主要有**烘**

干法、甲苯法、减压干燥法、气相色谱法等。

20. 一般炮制品的绝对含水量应控制在**7%～13%**，贮存环境的相对湿度应控制在 35%～75%。

21. 一般室温在**20～35℃**，相对湿度在 75%以上，霉菌极易萌发为菌丝，发育滋长，使淡豆豉、瓜蒌、肉苁蓉等饮片发生霉变、腐烂变质而失效。

22. 温度在 18～35℃，药材含水量达**13%以上及空气的相对湿度在70%以上**时，最利于常见害虫的繁殖生长。

23. 中药常用的包装有**陶瓷容器、玻璃容器、金属容器、木质容器、纸及硬纸包装、塑料包装**等。

24. 容器密封方法一般有**封盖法、塞口法、泥头密封、熔蜡密封、热合密封及粘贴密封**等。

历年考题

【A 型题】1. 中药在贮藏过程中，由于受到诸多因素的影响，其质量也会不断发生变化。对中药质量变异有影响的自身因素是（　　）

　　A. 水分、虫害、油脂
　　B. 油脂、淀粉、色素
　　C. 日光、淀粉、色素
　　D. 虫害、霉菌、容器
　　E. 空气、水分、包装

中药学综合知识与技能

【考点提示】B。自身因素对中药质量变异的影响：水分、淀粉、黏液质、油脂、挥发油、色素。

【A型题】2. 一般重要炮制品的绝对含水量应控制在（　　）

A. 5%～10%　　　　B. 5%～13%
C. 7%～10%　　　　D. 7%～13%
E. 7%～15%

【考点提示】D。一般炮制品的绝对含水量应控制在7%～13%，贮存环境的相对湿度应控制在35%～75%。

【A型题】3. 一般中药炮制品贮存环境的相对湿度应控制在（　　）

A. 30%～65%　　　　B. 30%～75%
C. 35%～65%　　　　D. 35%～75%
E. 40%～70%

【考点提示】D。贮存环境的相对湿度应控制在35%～75%。

【B型题】（4～5题共用备选答案）

A. 乳香　　　　B. 牛膝
C. 肉桂　　　　D. 黄芪
E. 青皮

4. 饮片贮存过程中，易泛油的是（　　）
5. 饮片贮存过程中，易变色的是（　　）

【考点提示】B、D。含糖量多的饮片,常因受潮而造成返软而"走油",如牛膝、麦冬、天冬、熟地黄、黄精等。黄芪、黄柏等饮片贮存过程中,颜色由深变浅。

【X型题】6. 贮存中易发生酸败的剂型是( )

A. 蜜丸 B. 合剂

C. 酒剂 D. 水丸

E. 糖浆剂

【考点提示】BCE。贮存中易发生酸败的剂型:合剂、酒剂、煎膏剂、糖浆剂、软膏剂。

第七节 中药的贮藏与养护

1. 遮光系指**用不透光的容器包装**,例如棕色容器或黑色包装材料包裹的无色透明、半透明容器。

2. 密闭系指**将容器密闭**,以防止尘土及异物进入。

3. 密封系指**将容器密封**,以防止风化、吸潮、挥发或异物进入。

4. 熔封或严封系指**将容器熔封或用适宜的材料严封**,以防止空气和水分的侵入并防止污染。

5. 阴凉处系指**不超过20℃**的环境。

6. 凉暗处系指**避光并不超过20℃**的环境。

7. 冷处系指**2～10℃**的环境。

8. 常温系指**10～30℃**的环境。

9. 储存药品相对湿度为**35％～75％**。

10. 储存药品应当按照要求采取**避光、遮光、通风、防潮、防虫、防鼠**等措施。

11. 含淀粉多的药材和饮片,如泽泻、山药、葛根等,应贮于**通风、干燥处**,以防虫蛀。

12. 含挥发油多的药材和饮片,如薄荷、当归、川芎、荆芥等,应置**阴凉、干燥处**贮存。

13. 含糖分及黏液质较多的饮片,如肉苁蓉、熟地黄、天冬、党参等,应贮于**通风干燥处**。

14. 种子类药材因炒制后增加了香气,如紫苏子、莱菔子、薏苡仁、扁豆等,**应密闭贮藏于缸、罐中**。

15. 动物类药材易生虫和泛油,并且有腥臭气味,应**密封保存**,四周无鼠洞,并有通风设备,阴凉贮存。

16. 加酒炮制的当归、常山、大黄等饮片,加醋炮制的芫花、大戟、香附、甘遂等饮片,均应**贮于密闭容器中,置阴凉处贮存**。

17. 盐炙的泽泻、知母、车前子、巴戟天等饮片,很容易吸收空气中的湿气而受潮，若温度过高盐分就会从表面析出，故应贮于**密闭容器内，置通风干燥处贮存**。

18. 蜜炙的款冬花、甘草、枇杷叶等饮片，易被污染、虫蛀、霉变或鼠咬，通常**密闭贮于缸、罐内，并置通风、干燥处贮存**，以免吸潮。

19. 某些矿物类饮片如硼砂、芒硝等，应贮于**密封的缸、罐中**，并置于凉爽处贮存。

20. 牛黄宜瓶装，在霉季时放入**石灰缸中**，以防受潮霉变。

21. 人参极易受潮、发霉、虫蛀、泛油、变色，在霉季也应放入**石灰箱内贮存**。

22. 易升华饮片有**樟脑、薄荷脑、冰片**。

23. 丸剂可分为**蜜丸、水丸、糊丸、浓缩丸、蜡丸**等。

24. 蜜丸一般应**密封后，贮存于干燥处**，应防潮、防霉变、防虫蛀。

25. 含有挥发性成分的散剂，应用**玻璃管或玻璃瓶装，塞紧，沾蜡封口**。

26. 内服的膏剂多叫**煎膏剂**（俗称膏滋）；外用的膏剂分为药膏（软膏剂）和膏药两种。

27. 煎膏剂，如枇杷膏、益母草膏等，应**密封，置**

阴凉处贮存。

28. 软膏剂应在**遮光容器中密闭保存**，置于阴凉、干燥处。

29. 合剂应**密封，置阴凉处贮存**。

30. 颗粒剂应**密封，在干燥处贮存**，防止受潮。

31. 胶囊剂容易吸收水分，轻者可**膨胀，胶囊表面浑浊**，严重时可发霉、粘连，甚至软化、破裂。

32. 注射用无菌粉末应密封于**西林瓶中**，遮光，并应按说明书规定的条件贮藏。

33. 栓剂的基质是**可可豆脂或甘油明胶等低熔点的物质**，遇热容易软化变形。

34. 栓剂在贮藏中，应以**蜡纸、锡纸包裹，放于纸盒内或装于塑料或玻璃瓶中**，注意不要挤压，以免互相接触发生粘连或变形。宜置于室内阴凉干燥处。

35. 传统中药养护法包括：**清洁养护法、除湿养护法、密封（密闭）养护法、低温养护法、高温养护法、对抗贮存法**。

36. **清洁卫生**是防止仓虫入侵的最基本和最有效的方法。

37. 常采用的干燥剂有**生石灰块、无水氯化钙**。

38. 生石灰块，吸潮率可达**20%～25%**，是传统养护方法中一种主要的吸潮剂。

39. 无水氯化钙,吸潮率可达**100%~120%**。

40. 一般蛀虫在环境温度**8~10℃**停止活动,在-4~-8℃进入冬眠状态,温度低于-4℃经过一定时间,可以使害虫致死。

41. 哈蟆油、银耳、人参、菊花、山药、枸杞子、陈皮等宜冷藏,冷藏最好在霉季前进行,并且过了霉季才可以出库,同时温度不能低于2℃,以免影响饮片的质量。

42. 一般情况下,温度高于40℃,蛀虫就停止发育、繁殖,当温度高于**50℃**时,蛀虫将在短时间内死亡。

43. 含挥发油的饮片烘烤时温度不宜超过**60℃**,以免影响饮片的质量。

44. 动物、昆虫类饮片,如乌梢蛇、地龙、蛤蚧等**可喷洒少量95%药用乙醇或50°左右的白酒**密封养护,也可达到良好防蛀、防霉效果。

45. 油脂类中药及炮制品,如**柏子仁、桃仁、枣仁**等也可喷洒少量95%药用乙醇或50°左右的白酒密封养护。

46. 凡不易吸收远红外线的药材或太厚(大于10mm)的药材,均不宜用**远红外辐射干燥**。

47. 含糖类饮片,如**枸杞子、龙眼肉、黄芪、大枣**

等；贵重饮片，如**冬虫夏草**、**鹿茸**等；含挥发油类饮片，如**当归**、**川芎**、**瓜蒌**等，均可喷洒少量95%药用乙醇或50°左右的白酒密封养护，也可达到良好防蛀、防霉效果。

48. 微波加热器温度不宜过高，时间不宜过长，在温度60℃以上时，经**1~2分钟**即可。

49. 聚乙烯不宜用蒸汽灭菌，最适宜用**环氧乙烷混合气体**灭菌。

50. 超高温瞬间灭菌是将灭菌物迅速加热到150℃，经**2~4秒**的瞬间完成灭菌。

51. 采用中药挥发油熏蒸防霉技术时，因**荜澄茄、丁香**挥发油的效果最佳，可起到防霉效果。

历年考题

【A型题】1. 因易泛油而需置阴凉干燥处贮存的饮片是（　　）

　A. 山药　　　　　　B. 苦参

　C. 半夏　　　　　　D. 当归

　E. 黄柏

【考点提示】D。挥发油多的药材和饮片，如薄荷、当归、川芎、荆芥等，贮藏时室温不可太高，否则容易走失香气或泛油，应置阴凉、干燥处贮存。

中药调剂和贮藏养护 **第十一章**

【A 型题】2. 中药养护中吸湿防潮法可采用的干燥剂是（　　）

A. 干冰　　　　　　B. 生石灰

C. 熟石灰　　　　　D. 氯化钠

E. 氢氧化钙

【考点提示】B。生石灰块，又名氧化钙，具有取材和使用方便、成本低、吸湿率高等特点，其吸潮率可达20%~25%，是传统养护方法中一种主要的吸潮剂。

【B 型题】（3~4题共用备选答案）

A. 灯心草　　　　　B. 冰片

C. 黑豆　　　　　　D. 花椒

E. 荜澄茄

3. 宜与蛤蚧对抗贮存的是（　　）

4. 宜与冰片对抗贮存的是（　　）

【考点提示】D、A。宜与蛤蚧对抗贮存的是花椒、吴茱萸、荜澄茄。宜与冰片对抗贮存的是灯心草。

【B 型题】（5~6题共用备选答案）

A. 不超过20℃　　　　B. 避光且不超过20℃

C. 2~10℃　　　　　　D. 10~30℃

E. 2~8℃

5. 冷处所指环境条件是（　　）

6. 阴凉处所指环境条件是（　　）

【考点提示】C、A。冷处系指2～10℃的环境。阴凉处系指不超过20℃的环境。

【B型题】(7～8题共用备选答案)

　　A. 天冬　　　　　　　B. 黄柏
　　C. 香薷　　　　　　　D. 栀子
　　E. 党参

7. 易失去气味的饮片是(　　)

8. 易生虫的饮片是(　　)

【考点提示】C、E。易失去气味的饮片有广藿香、香薷、紫苏、薄荷、佩兰、荆芥、细辛、肉桂、花椒、月季花、玫瑰花、吴茱萸、八角茴香、丁香、檀香、沉香、厚朴、独活、当归、川芎。

【B型题】(9～10题共用备选答案)

　　A. 阴暗处　　　　　　B. 密闭容器内
　　C. 避光阴凉处　　　　D. 通风干燥处
　　E. 凉暗处

9. 含糖分多的饮片，应贮存于(　　)

10. 炒制后的种子类饮片，应贮存于(　　)

【考点提示】D、B。含糖分及黏液质较多的饮片，如肉苁蓉、熟地黄、天冬、党参等，应贮于通风干燥处。种子类药材因炒制后增加了香气，如紫苏子、莱菔子、薏苡仁、白扁豆等，若包装不坚固则易受虫害及鼠

308

咬，故应密闭贮藏于缸、罐中。

【B型题】（11~12题共用备选答案）

A. 花椒　　　　　　B. 藏红花

C. 细辛　　　　　　D. 泽泻

E. 牡丹皮

采用对抗贮存法养护中药时

11. 可用于冬虫夏草同贮的是（　　）

12. 可与蛤蚧同贮的是（　　）

【考点提示】 B、A。异性对抗驱虫养护，是采用两种或两种以上药物同贮，相互克制，起到防止虫蛀、霉变的养护方法。一般适用于数量不多的药物，如牡丹皮与泽泻、山药同贮，蛤蚧与花椒、吴茱萸或荜澄茄同贮，蕲蛇或白花蛇与花椒或大蒜瓣同贮，土鳖虫与大蒜同贮，人参与细辛同贮，冰片与灯心草同贮，硼砂与绿豆同贮，藏红花与冬虫夏草同贮等。

【B型题】（13~14题共用备选答案）

A. 泽泻　　　　　　B. 西红花

C. 细辛　　　　　　D. 灯心草

E. 花椒

13. 按照对抗贮存法，宜与蕲蛇同贮的是（　　）

14. 按照对抗贮存法，宜与人参同贮的是（　　）

【考点提示】 E、C。对抗贮存法也称异性对抗驱虫养护，是采用两种或两种以上药物同贮，相互克制起到防止虫蛀、霉变的养护方法。一般适用于数量不多的药物，如牡丹皮与泽泻、山药同贮，蛤蚧与花椒、吴茱萸或荜澄茄同贮，蕲蛇或白花蛇与花椒或大蒜瓣同贮，土鳖虫与大蒜同贮，人参与细辛同贮，冰片与灯心草同贮，硼砂与绿豆同贮，藏红花与冬虫夏草同贮等。

第十二章 中药的合理应用

第一节 中药合理用药概述

1. 合理使用中药的基本原则是**安全、有效、简便、经济**。

2. 一名合格的执业药师在建议临床医师或指导患者使用中药或中成药时,必须在**用药安全的前提下**,保证所用药物对所防治的疾病有效。

3. 不合理用药主要表现之一:**辨析病证不准确,用药指征不明确**。

4. 不合理用药主要表现之二:**给药剂量失准,用量过大或过小**。

5. 不合理用药主要表现之三:**疗程长短失宜,用药时间过长或过短**。

6. 不合理用药主要表现之四:**给药途径不适,未选**

择最佳给药途径。

7. 不合理用药主要表现之五：**服用时间不当，不利于药物的药效发挥**。

8. 不合理用药主要表现之六：**违反用药禁忌，有悖于明令规定的配伍禁忌、妊娠禁忌、证候禁忌及服药时的饮食禁忌**。

9. 不合理用药主要表现之七：**同类重复使用，因对药物的性能不熟，或单纯追求经济效益，导致同类药重复使用**。

10. 不合理用药主要表现之八：**乱用贵重药品，因盲目自行购用，或追求经济效益，导致滥用贵重药品**。

11. **熟练地掌握中医药理论和基本知识**，是合理用药的先决条件。

12. 保证合理用药的主要措施有：**努力研习中医药学，准确辨析患者的病证，参辨患者的身体状况，确认有无药物过敏史，选择质优的饮片，合理配伍，选择适宜的给药途径及剂型，正确掌握剂量及用法，制定合理的用药时间和疗程，严格遵守用药禁忌，认真审方堵漏，详细嘱告用药宜忌，按患者的经济条件斟酌选药**。

13. 合理应用中药或中成药的根本保证是**正确的辨析病证**。

中药的合理应用 第十二章

历年考题

【A 型题】1. 合理用药基本原则中首要考虑的是(　　)

A. 有效　　　　　B. 安全
C. 经济　　　　　D. 使用方便
E. 便于贮存

【考点提示】B。一名合格的执业药师在建议临床医师或指导患者使用中药或中成药时，必须把保证患者用药安全放在首位。

【A 型题】2. 指导临床合理用药是执业药师的职责之一，执业药师在指导患者用药时，首先应考虑的问题是(　　)

A. 药物能否发挥疗效
B. 患者能否按医嘱用药
C. 患者能否正确用药
D. 使用的药物是否经济
E. 药物是否会产生不良反应

【考点提示】E。一名合格的执业药师在建议临床医师或指导患者使用中药或中成药时，必须把保证患者用药安全放在首位。无论所使用的药物是有毒者，还是无毒者，均应首先考虑所用药物是否安全，是否会对患者造成不良反应。

中药学综合知识与技能

【A型题】3. 关于中成药不合理用药主要表现形式的说法，正确的有（　　）

A. 药证不符　　　　　B. 给药量途径不当

C. 给药剂量失准　　　D. 疗程长短失宜

E. 服药时间不当

【考点提示】ABCDE。不合理用药主要表现形式：①辨析病证不准确，用药指征不明确。②给药剂量失准，用量过大或过小。③疗程长短失宜，用药时间过长或过短。④给药途径不适，未选择最佳给药途径。⑤服用时间不当，不利于药物的药效发挥。⑥违反用药禁忌，有悖于明令规定的配伍禁忌、妊娠禁忌、证候禁忌及服药时的饮食禁忌。⑦同类重复使用，因对药物的性能不熟，或单纯追求经济效益，导致同类药重复使用。⑧乱用贵重药品，因盲目自行购用，或追求经济效益，导致滥用贵重药品。

【X型题】4. 合理用药的基本原则（　　）

A. 安全　　　　　　B. 有效

C. 迅速　　　　　　D. 简便

E. 经济

【考点提示】ABDE。合理用药的基本原则：①安全：用药安全应放在首位。②有效：保证所用药物对防治的疾病有效。③简便：用药方法要简便。④经济：用药不滥,经济实用,并有利于环境保护。

【X型题】5. 不合理用药的后果( )

A. 浪费医药资源　　B. 引发药源性疾病

C. 延误疾病治疗　　D. 引发药物不良反应

E. 造成医疗纠纷

【考点提示】ABCDE。不合理用药的后果包括浪费医药资源,延误疾病的治疗,引发药物不良反应及药源性疾病的发生,造成医疗事故和医疗纠纷。

第二节　中药饮片的合理应用

必背采分点

1. 七情是**单行、相使、相畏、相杀、相恶、相反**的合称,用以说明中药配伍后药效、毒性变化的关系。

2. 相须配伍中,金银花配**连翘**,可增强辛凉解表、疏散风热的作用。

3. 相使配伍中,枸杞子配菊花,枸杞子**补肾益精、补肝明目**为主药,菊花清肝泻火,兼能益阴明目,可增强枸杞子**补肝明目**的作用。

4. 相畏、相杀配伍:**半夏畏生姜**,或生姜杀半夏,生姜可以**抑制半夏的毒副作用**。

5. 药有四气五味，**辛散、酸收、甘缓、苦坚、咸软**，寒、热、温、凉。若合而用之，七情相制，四气相和，则变化无穷。

6. 气味配伍具体运用有**辛甘发散、寒凉清热（辛凉清热、辛寒清气、清热解暑）、苦寒清热（苦寒泄热、苦寒泻火、清热解毒）、苦辛通降、辛热温中回阳、辛热除痹止痛、甘淡利湿、清热利湿、芳香化湿、苦温燥湿（升阳除湿）、通阳化湿（温阳化湿、温阳利湿、通阳泄浊）、咸以软坚（软坚散结、软坚化痰等）、酸以收敛（敛肺止咳、敛津止汗、涩肠止泻止痢、敛涩脱肛、固崩止带、固精缩尿）及酸味开胃生津、清利咽喉，香药走窜（开窍通关、通经止痛、去腐消肿）** 等。

7. 气味配伍是根据药物四气五味的性能特点及配伍原则，结合具体病证，以药物气味配伍制方以协调阴阳平衡、调理脏腑功能的配伍理论，内容包括**四气配伍、五味配伍和气味配伍**。

8. 左金丸中，重用黄连，配伍少量吴茱萸，以黄连苦寒泻火为主，少佐辛热之吴茱萸，反佐以制黄连苦寒，且吴茱萸可入肝降逆，两药共奏**清肝降火、降逆止呕**之功。

9. 桂枝甘草汤中，桂枝配伍甘草，桂枝辛、甘、温，入心助阳，具有温经通阳之效；甘草甘、平，补中益气。二者配伍，共奏**辛甘化阳**、**益心气**、**通心阳**、**止心悸**之功。

10. 细辛气味辛温，无毒，入足少阴、厥阴经血分，又为手少阴引经之药，并能治**督脉**为病；藁本气味辛温，无毒，足太阳本经药，亦治**督脉**为病。

11. 黄柏气味苦寒，无毒，入足少阴经，为**足太阳**引经药；独活气味辛苦微温，无毒，入**足少阴**经气分。

12. 川芎气味辛温，无毒，**少阳本经**引经药，入手、足厥阴气分等。

13. 中药复方中最为常见的药物配伍原则，一般**君药**用量最大，**臣药**次之，**佐使**药用量为小。

14. 小承气汤由大黄、枳实、厚朴三味药物组成，其中大黄用量须倍于厚朴，以达**清热通便**的功效，用于**热结便秘**之证；但若将厚朴用量倍于大黄，则该方具有**行气除满**的作用，用于**腹部气滞胀满**之证的治疗，方名亦变为厚朴三物汤。

15. 生当归质润，长于**补血调经，润肠通便**，常用于**血虚证、血虚便秘、痈疽疮疡**等。

16. 酒当归善**活血调经**，常用于**血瘀经闭、痛经，风湿痹痛，跌仆损伤**等。

17. 当归四逆汤主治血虚寒厥证。症见**手足厥寒，或腰、股、腿、足、肩臂疼痛，口不渴，舌淡苔白，脉**

沉细或细而欲绝。

18. 紫苏子生用多用于**兼有肠燥便秘的痰壅气逆**之咳喘；炒紫苏子辛散之性缓和，多用于**咳喘**。

19. 降气定喘丸（《临床用药须知中药成方制剂卷》2015年版）组成：**麻黄、葶苈子、桑白皮、紫苏子（炒）、白芥子、陈皮**。

20. 生大蓟凉血止血，化瘀消肿，常用于**热淋，痈肿疮毒等热邪偏盛的出血证**。大蓟炭凉性减弱，收敛止血作用增强，常用于**吐血、呕血、咯血**等症。

21. 大蓟散（《世医得效方》）组成：**大蓟根（洗）、犀角（镑）、升麻、桑白皮（炙）、蒲黄（炒）、杏仁（去皮尖）、桔梗（去芦，炒）、甘草**。

22. 干姜性热而偏燥，以温中散寒、回阳通脉、温肺化饮为主，能守能走，故对**中焦寒邪胜而兼湿者及寒饮伏肺的喘咳**尤为适宜；又因力速而作用较强，故用于**回阳复脉**，其效甚佳；常用于脘腹冷痛，呕吐，泄泻，肢冷脉微，痰饮咳喘等。

23. 温脾汤（《备急千金要方》）组成：**大黄、附子、人参、干姜、甘草**；用法：**㕮咀，以水八升，煮取二升半，分三服，临熟下大黄**。

24. 槐花散（《普济本事方》）组成：**槐花（炒）、柏叶（杵，焙）、荆芥穗、枳壳（麸炒）**。功用：**清肠止血，疏风行气。主治：**风热湿毒，壅遏肠道，损伤血络**。

25. 生大黄泻下力强，故欲**攻下者**宜生用，汤剂应后下，或用开水泡服；久煎则泻下力减弱。酒大黄泻下力较弱，善清上焦血分热毒，宜用于**目赤咽肿，齿龈肿痛**。熟大黄泻下力缓，泻火解毒，用于**火毒疮疡**。大黄炭凉血化瘀止血，多用于**血热有瘀出血证**。

26. 当归龙荟丸（《临床用药须知中药成方制剂卷》2015年版）组成：**龙胆（酒炒）、大黄（酒炒）、芦荟、黄连（酒炒）、黄芩（酒炒）、黄柏（盐炒）、栀子、青黛、当归（酒炒）、木香、麝香**。功用：**泻火通便**。主治：**肝胆火旺，心烦不宁，头晕目眩，耳鸣耳聋，胁肋疼痛，脘腹胀痛，大便秘结**。

27. 炒白芍性稍缓，以养血和营、敛阴止汗为主，用于**血虚萎黄，腹痛，四肢挛痛，自汗盗汗**等。

28. 痛泻要方（《丹溪心法》）组成：**白术（炒）、白芍（炒）、陈皮（炒）、防风**。

29. 痛泻要方（《丹溪心法》）主治：**脾虚肝旺之痛泻。肠鸣腹痛，大便泄泻，泻必腹痛，泻后痛缓；舌苔薄白，脉两关不调，左弦而右缓者**。

30. 生香附长于行气解郁，调经止痛，常用于**肝郁气滞、胁肋胀痛、胸膈痞闷痛经**等。

31. 越鞠保和丸（《临床用药须知中药成方制剂卷》2015年版）组成：**香附（醋制）、木香、槟榔、六神曲（麸炒）、苍术、川芎、栀子（姜制）**。

32. 越鞠保和丸（《临床用药须知中药成方制剂卷》2015年版）用于**气食郁滞所致的胃痛，症见脘腹胀痛、倒饱嘈杂、纳呆食少、大便不调、消化不良见上述证候者**。

33. 生甘草味甘偏凉，长于清热解毒，祛痰止咳，多用于**肺热咳嗽、痰黄，咽喉肿痛，痈疽疮毒，食物中毒，药物中毒**等。

34. 普济消毒饮（《东垣试效方》）组成：**黄芩（酒炒）、黄连（酒炒）、陈皮（去白）、甘草（生用）、玄参、柴胡、桔梗、连翘、板蓝根、马勃、牛蒡子、薄荷、僵蚕、升麻**。

35. 普济消毒饮（《东垣试效方》）功用：**清热解毒，疏风散邪**。主治：**大头瘟。恶寒发热，头面红肿焮痛，目不能开，咽喉不利，舌燥口渴；舌红苔白兼黄，脉浮数有力**。

36. 燀苦杏仁可除去非药用部位，便于有效成分煎出，提高药效，作用**与生苦杏仁相同**。

37. 炒苦杏仁性温，长于温肺散寒，作用与生苦杏仁和燀苦杏仁相同，多用于**肺寒咳喘，久患肺喘**。

38. 麻黄杏仁汤（《症因脉治》）主治**冬月伤寒咳嗽，头痛身痛，恶寒发热，无汗喘咳，脉浮紧**等。

39. 麻黄杏仁薏苡甘草汤（《金匮要略》）功用：**轻清宣化，解表祛湿**。

40. 麻黄杏仁薏苡甘草汤（《金匮要略》）主治：**湿病风湿在表，症见一身尽疼，发热，日晡所剧者**。

第三节　中成药的合理应用

1. 中药注射剂系指**药材经提取、纯化后制成的供注入体内的溶液、乳状液及供临用前配制成溶液的粉末或浓溶液的无菌制剂**。

2. 中药注射剂处方组成有中药单方、中药复方、提取的有效部位或成分等；按适应证可分为**清热解毒类、活血化瘀类、抗风湿病证类、抗肿瘤类、补益类、清热利湿类**等。

3. 中药注射剂合理应用基本原则：①**选用中药注射剂应严格掌握适应证，合理选择给药途径**。②辨证施药，严格掌握功能主治。③严格掌握用法用量及疗程。④严禁混合配伍，谨慎联合用药。⑤用药前应仔细询问过敏史，对过敏体质者应慎用。⑥对老人、儿童、肝肾功能异常患者等特殊人群和初次使用中药注射剂的患者应慎重使用，加强监测。⑦加强用药监护。用药过程中应密切观察用药反应，特别是开始30分钟。

4. 中药注射剂不合理使用常见情况有：**未遵循中医理论使用、药证不符、配伍不合理、超剂量使用、溶媒选用不当、滴速过快、改变输注方式、特殊人群用药禁忌、合并用药过多**等。

5. 生脉注射液由人参、麦冬、五味子组成，具有**兴奋心肌 β 受体、促进心肌收缩、增强心肌对缺氧的耐受性及提高免疫力等药理作用，有升血压、抗休克、改善心肌缺血**等作用，临床多用于治疗冠心病、休克等。

6. 生脉注射液益气养阴、敛汗生津，用于**中医辨证属气阴两虚者，夹痰湿者不宜用**。

7. 鱼腥草注射液性凉，能**清热解毒，消痈排脓，利尿通淋，适用于痰热咳喘、热痢、热淋、痈肿疮毒**等症，但不适于寒性病证。

8. 川芎嗪注射液对于**心血瘀阻型的心脑血管疾病**疗效较佳，但对痰浊壅塞型的疗效则差些。

9. 穿琥宁注射液主要用于**病毒性肺炎、病毒性上呼吸道感染**的治疗。

10. 参麦注射液、丹参注射液等中药注射剂的 pH

值为 4~6.5，**与 0.9%的氯化钠注射液**配伍后可能产生大量的不溶性微粒，增加不良反应的发生，故其药品说明书规定用 5%葡萄糖注射液稀释后静脉滴注。

11. 艾迪注射液说明书［用法用量］注明"**成人一次 50~100mL，加入 0.9%氯化钠注射液或 5%~10%葡萄糖注射液 400~450mL 中静脉滴注**"。

12. 中药注射剂浓度与微粒呈正比，微粒数随**药物浓度**而变化。

13. 清开灵注射液说明书的［注意事项］注明"已确认清开灵注射液不能与**硫酸庆大霉素、青霉素 G 钾、肾上腺素、间羟胺、乳糖酸红霉素、多巴胺、山梗菜碱、硫酸美芬丁胺**等药物配伍使用"。

14. 复方丹参注射液加入**低分子葡萄糖酐注射液**中静脉滴注，较易引起过敏反应。

15. 黄芪注射液说明书注明："**本品不宜在同一容器中与其他药物混用。**""**宜用 5%~10%葡萄糖注射液稀释后使用。**"

16. 有些粉针剂需首先用灭菌注射用水溶解后再**用适宜溶媒稀释**使用，如双黄连等粉针剂，临床配制输液时有的直接用稀释剂溶解，导致溶解不充分而使微粒数增加，最后导致不良反应发生。

17. 附子理中丸与四神丸合用，可以增强温肾运脾、涩肠止泻的功效，治疗脾肾阴虚之**五更泄泻**。

18. 归脾丸与人参养荣丸同用，可明显增强补益心脾、益气养血、安神止痉的功效，治疗**心悸失眠、眩晕健忘**。

19. 用脑立清胶囊（片）与六味地黄丸合用，用于**高血压病证属肝肾阴虚、风阳上扰者**。

20. 二陈丸燥湿化痰为主方治疗湿痰咳嗽，而脾为生痰之源，辅以平胃散同用，燥湿健脾，可明显**增强二陈丸燥湿化痰之功**。

21. 乌鸡白凤丸为主药，治疗妇女气血不足、月经失调，辅以香砂六君丸，以**开气血生化之源**，增强主药的养血调经之功。

22. 二便不通、阳实水肿，可用峻下通水的舟车丸，为使峻下而不伤正气，常配合**四君子丸**同用。

23. 金匮肾气丸治疗肾虚作喘，但若久治不愈，阳损及阴，兼见咽干烦躁者，又当配麦味地黄丸、生脉散或参蛤散同用，以平调阴阳、纳气平喘，且防止**金匮肾气丸燥烈伤阴，降低副作用**。

24. 妇女宫冷不孕，需内服**艾附暖宫丸，外贴十香暖脐膏**，共奏养血调经、暖宫散寒之效。

25. 咽喉肿痛，可**内服六神丸，外用冰硼散吹喉**，共奏清热解毒、消肿利咽之效。

26. 常用生姜、大枣煎汤送服中成药，以**增强散风寒、和脾胃、温中止呕之功**。

27. 对于跌打损伤、风寒湿痹等证，常用**黄酒或白酒送服三七粉、云南白药、三七伤药片、七厘散、大活络丸、再造丸、醒消丸、跌打丸、独寄生丸、腰痛宁胶囊**等，以行药势，直达病所。

28. 用于治疗便秘的麻仁丸，宜用**蜂蜜冲水送服，以增其润肠和中之效**。

29. 米汤具有温养脾胃、顾护胃气的功效，还可以减少药物对肠胃的刺激，因此凡脾胃虚弱，素有胃肠道疾患的患者服用**更衣丸、麻仁丸、消渴丸、四神丸**等，以及服用治疗身体衰弱的补益类中成药如**十全大补丸、人参养荣丸**等，宜用米汤送服，小米、大米汤汁均可。

30. 滋阴补肾法的六味地黄丸，宜用**淡盐水送服，以取其引药入肾**。

31. 清热导热的至宝锭用**焦三仙煎汤**送服，以增强消导之功。

32. 治疗风热感冒的银翘解毒丸用**鲜芦根煎汤**送服，取其清热透表生津的协同作用。

33. 川芎茶调散用**清茶**送服，取其清热之效。

34. 大活络丸与天麻丸合用，两者**均含附子**；朱砂安神丸与天王补心丸合用，两者**均含朱砂**，均会增加有毒药味的服用量，加大患者产生不良反应的危险性。

35. 含麻黄的中成药忌与**降血压的中成药如复方罗布麻片、降压片、珍菊降压片、牛黄降压丸**等并用；也忌与扩张冠脉的中成药如速效救心丸、山海丹、活心丹、心宝丸、益心丸、滋心阴液、补心气液等联用。

36. 含朱砂较多的中成药，如磁朱丸、更衣丸、安宫牛黄丸等与含较多还原性溴离子或碘离子的中成药如消瘿五海丸、内消瘰疬丸等长期同服，在肠内会形成有刺激性的溴化汞或碘化汞，导致**药源性肠炎、赤痢样大便**。

历年考题

【A型题】1. 明目蒺藜丸既能明目退翳，又能(　　)

 A. 解郁清热　　　　B. 清热养血

 C. 清热解毒　　　　D. 散风止血

 E. 清热散风

【考点提示】E。本题考查的是明目蒺藜丸的功能主治，清热散风，明目退翳。

【A型题】2. 仙灵骨葆胶囊既能滋补肝肾，又能(　　)

 A. 活血通络　　　　B. 祛风通络

 C. 蠲痹通络　　　　D. 舒筋通络

中药的合理应用 第十二章

E. 除湿通络

【考点提示】A。本题考查的是仙灵骨葆胶囊的功能主治，滋补肝肾，活血通络，强筋壮骨。

【A型题】3. 木香顺气丸既能健脾和胃，又能（　　）

A. 宽中除满　　　　B. 理气消胀
C. 行气化湿　　　　D. 疏肝理气
E. 疏肝消滞

【考点提示】C。本题考查的是木香顺气丸的功能主治，行气化湿，健脾和胃。

【A型题】4. 某男，56岁。遍体浮肿，腹胀，二便不利，服用峻下逐水的舟车丸，为防伤正气，可联用的中成药是（　　）

A. 二陈丸　　　　　B. 麻仁丸
C. 四君子丸　　　　D. 附子理中丸
E. 六味地黄丸

【考点提示】C。如二便不通，阳实水肿，可用峻下通水的舟车丸，但为使峻下而不伤正气，常配合四君子丸用。

【A型题】5. 下列配伍应用的组药中，属于不合理联用的是（　　）

A. 附子理中丸与四神丸
B. 归脾丸与人参养荣丸

C. 朱砂安神丸与天王补心丸

D. 六味地黄丸与益中补气丸

E. 二陈丸与平胃散

【考点提示】C。朱砂安神丸与天王补心丸合用，两者均含朱砂，均会增加有毒药味的服用量，加大患者产生不良反应的危险性。

【A型题】6. 因含有雄黄，过量服用可致肝肾功能损害的中成药是（　　）

A. 牛黄上清丸　　　　B. 牛黄降压丸

C. 牛黄解毒片　　　　D. 冠心苏合丸

E. 桂枝茯苓丸

【考点提示】C。含雄黄的中成药有牛黄解毒丸（片）、六神丸、喉症丸、安宫牛黄丸、牛黄清心丸、牛黄镇惊丸、牛黄抱龙丸、牛黄至宝丸、追风丸、牛黄醒消丸、紫金锭（散），以及三品等。

【A型题】7. 某男，65岁。因肾虚作喘，服用金匮肾气丸后症状稍有缓解，但出现口燥咽干等症状，为进一步改善症状，执业药师建议加服的中成药是（　　）

A. 蛇胆川贝液　　　　B. 生脉饮

C. 清气化痰丸　　　　D. 参苏丸

E. 桂龙咳喘宁胶囊

【考点提示】B。用金匮肾气丸治疗肾虚作喘，但若久治不愈，阳损及阴，兼见咽干烦躁者，当配麦味地黄丸、生脉散或参蛤散同用，以平调阴阳、纳气平喘，且防止金匮肾气丸燥烈伤阴，降低副作用。阴虚的选用清补型滋补剂，如生脉饮。

【B型题】（8~10题共用备选答案）

A. 清茶送服　　　　B. 生姜煎汤送服
C. 黄酒送服　　　　D. 米汤送服
E. 淡盐水送服

8. 某女，75岁。大便干结难下2月余，脘腹胀满，口干口苦，心烦不宁；舌苔黄腻，脉弦。诊断为便秘，给予更衣丸。为增强疗效，执业药师建议可使用的药引和服用方法是（　　）

9. 某女，65岁。恶寒重，发热轻，头身疼痛，鼻塞，流清涕；舌淡，苔白，脉浮紧。给予正柴胡饮颗粒。为增强疗效，执业药师建议可使用的药引和服用方法是（　　）

10. 某男，25岁。踝关节扭伤，活动受限；舌暗，苔白，脉弦。给予活血止痛胶囊。为增强疗效，执业药师建议可使用的药引和服用方法是（　　）

【考点提示】D、B、C。四神丸、更衣丸用米汤送服，取其保护胃气。生姜具有散寒、温胃止呕作用，可用生姜切片煎汤作为"药引"。黄酒因其味辛性温，具有温通经络、活血散瘀的作用,故常被作为"药引",如大活络丸、牛黄醒消丸、跌打丸、七厘散等可用黄酒送服,一般用量为15～20g。

【B型题】(11～12题共用备选答案)

A. 益气养血　　　B. 理气活血

C. 理气养血　　　D. 理气止痛

E. 理气疏肝

11. 艾附暖宫丸既能暖宫调经,又能(　　)
12. 八珍益母丸既能活血调经,又能(　　)

【考点提示】C、A。艾附暖宫丸功能主治:理气养血,暖宫调经。用于血虚气滞、下焦虚寒所致的月经不调、痛经,症见经行后错,经量少,有血块,小腹疼痛,经行小腹冷痛喜热,腰膝酸痛。八珍益母丸功能主治:益气养血,活血调经。用于气血两虚兼有血瘀所致的月经不调,症见月经周期错后、经行量少、淋沥不尽、精神不振、肢体乏力。

【B型题】(13～14题共用备选答案)

A. 天麻丸与川贝枇杷露

B. 四神丸与更衣丸

C. 胆宁片与苏合香丸

D. 复方丹参滴丸与速效救心丸

E. 乌鸡白凤丸与平胃散

13. 隐含有"十八反"的中成药药组是( )
14. 隐含有"十九畏"的中成药药组是( )

【考点提示】A、C。治疗风寒湿痹证的大活络丸、尪痹冲剂、天麻丸、人参再造丸等均含有附子,而止咳化痰的川贝枇杷露、蛇胆川贝液、通宣理肺丸等分别含有川贝、半夏,依据配伍禁忌原则,若将上述两组合用,附子、乌头与川贝、半夏当属相反禁忌同用之列。利胆中成药利胆排石片、胆乐胶囊、胆宁片等都含有郁金,若与六应丸、苏合香丸、妙济丸、纯阳正气丸、紫雪散等含丁香(母丁香)的中成药同时使用,就要注意具"十九畏"药物的禁忌。

第四节 中西药的联合应用

必背采分点

1. 黄连、黄柏与四环素、呋喃唑酮(痢特灵)、磺胺甲基异噁唑联用,治疗痢疾、细菌性腹泻有协同作用,**常使疗效成倍提高**。

2. 金银花能加强**青霉素对耐药性金黄色葡萄球菌的杀菌作用**。

3. **枳实能松弛胆括约肌**,有利于庆大霉素进入胆道，提高后者的抗感染作用。

4. 丙谷胺与**甘草、白芍、冰片**一起治疗消化性溃疡，有协同作用，并已制成复方丙谷胺（胃丙胺）。

5. **甘草与氢化可的松**在抗炎、抗变态反应方面有协同作用，因甘草甜素有糖皮质激素样作用，并可抑制氢化可的松在体内的代谢灭活，使其在血液中浓度升高。

6. 具有保护肝脏和利胆作用的**茵陈蒿汤、大柴胡汤**等与西药利胆药联用，能相互增强消炎利胆的作用。

7. **小青龙汤**联合激素治疗小儿轻中度急性哮喘有良好的协同作用。

8. 丹参注射液、黄芪注射液、川芎嗪注射液等与低分子右旋糖酐、能量合剂等同用，可**提高心肌梗死的抢救成功率**。

9. 丹参注射液与间羟胺（阿拉明）、多巴胺等升压药同用，不但能**加强升压作用，还能减少对升压药的依赖性**。

10. 用生脉散、丹参注射液与莨菪碱合用，治疗病态窦房结综合征，既可**适度提高心率，又能改善血液循环，从而改善缺血缺氧的状况**，达到标本兼治的目的。

11. **复方丹参注射液**联合门冬氨酸钾注射液治疗慢性重度肝炎，患者症状体征明显改善。

12. 肿瘤患者接受化疗后常出现燥热伤津的阴虚内热

或气阴两虚，治以**滋阴润燥清热或益气养阴中药**而取效。

13. 顺铂对治疗恶性肿瘤有很好的临床疗效，但其易造成肝肾损伤，临床常将**艾迪注射液**和顺铂联用，**艾迪注射液**可能通过抗氧化作用，对肝肾均起保护作用。

14. **康艾注射液联合 XELOX 方案（奥沙利铂＋卡培他滨方案）** 治疗老年结直肠癌，患者胃肠道反应、手足综合征、周围神经病变、血液系统反应等化疗不良反应均比单用 XELOX 化疗方案明显减少。

15. **甘草与呋喃唑酮**合用治疗肾盂肾炎，既可防止呋喃唑酮胃肠道反应，又可保留呋喃唑酮的杀菌作用。

16. 氯氮平治疗精神分裂症有明显疗效，但最常见的不良反应之一是流涎。应用**石麦汤（生石膏、炒麦芽）30～60 剂为 1 疗程**，流涎消失率为 82.7%，总有效率达 93.6%。

17. 抗肿瘤药氟尿嘧啶与环磷酰胺常产生呕吐、恶心等胃肠道反应，而**海螵蛸和白及粉**既能止血消肿，又能保护胃黏膜，联用对治疗消化道肿瘤有较好疗效。

18. **白及、姜半夏、茯苓**等复方中药，可减轻碳酸锂治疗白细胞减少症引起的胃肠道反应。

19. 五酯胶囊和他克莫司联合应用，既能提高他克莫司的血药浓度，又能保肝降酶，用量为**每日口服 2mg 他克莫司＋6 粒五酯胶囊**。

20. **蒲黄炭、荷叶炭、煅瓦楞子等不宜与生物碱、酶制剂同服**，因为药物炭吸附生物碱及酶制剂，抑制其生物活性，影响药物的吸收。

21. 含有果胶类药物，如六味地黄丸、人参归脾丸、山茱萸等不宜与林可霉素（洁霉素）同服，同服后可**使林可霉素的透膜吸收减少90%**。

22. 一些含生物碱的中药如麻黄、颠茄、洋金花、曼陀罗、莨菪等，可抑制胃蠕动及排空，延长红霉素、洋地黄类强心苷药物在胃内的滞留时间，或使红霉素被胃酸破坏而降低疗效，或使强心苷类药物在胃肠道内的吸收增加，引起**洋地黄类药物中毒**。

23. 碱性中药如硼砂、红灵散、女金丹、痧气散等，能使氨基糖苷类抗生素如链霉素、庆大霉素、卡那霉素、阿米卡星等排泄减少，吸收增加，血药浓度上升，**药效增加 20~80 倍**，同时增加脑组织中的药物浓度，使耳毒性增加，造成暂时性或永久性耳聋，故长时间联用应进行血药浓度监测。

24. 含有鞣质类化合物的中药在与磺胺类药物合用时，导致血液及肝脏内磺胺类药物浓度增加，严重者可发生**中毒性肝炎**。

25. 银杏叶与地高辛合用可促进**主动脉内皮细胞内 Ca^{2+} 水平**，使地高辛的游离血药浓度明显升高，易造成

中药的合理应用 **第十二章**

中毒。

26. 药酒剂、酊剂中含有一定浓度的乙醇,乙醇是**常见的酶促剂**,它能使肝药酶活性增强。

27. 乙醇在与苯巴比妥、苯妥英钠、安乃近、利福平、二甲双胍、胰岛素等药酶诱导剂合用时,**使药物在体内代谢加速,半衰期缩短,药效下降**。

28. 乙醇与三环类抗抑郁药盐酸氯米帕明、丙米嗪、阿米替林及多塞平等配伍使用时,由于肝药酶的诱导作用,使代谢产物增加,从而增加**三环类抗抑郁药物的不良反应**。

29. 富含鞣质的中药大黄、山茱萸、诃子、五倍子、地榆、石榴皮、虎杖、侧柏叶等,在与淀粉酶、蛋白酶、胰酶、乳酶生等含酶制剂联用时,可与酶的酰胺键或肽键结合形成牢固的氢键缔合物,**使酶的效价降低,影响药物的代谢**。

30. 碱性中药如煅牡蛎、煅龙骨、红灵散、女金丹、痧气散、乌贝散、陈香露白露片等,与**尿液酸化药物诺氟沙星、呋喃妥因、吲哚美辛、头孢类抗生素**等联用时,酸性解离增多,排泄加快,使作用时间和作用强度降低。

31. 红霉素在碱性环境下抗菌作用强,当与含山楂制剂合用时,可**使血液中 pH 降低,导致红霉素分解,失去抗菌作用**。

32. 发生酸碱中和而降低或失去药效的联合应用的

· 335 ·

中西药配伍是<u>含有机酸成分的中药如乌梅、山茱萸、陈皮、木瓜、川芎、青皮、山楂、女贞子等，与一些碱性药物如氢氧化铝、氢氧化钙、碳酸钙、枸橼酸镁、碳酸氢钠、氨茶碱、氨基糖苷类抗生素</u>等。

33. 香连丸与广谱抗菌增效剂甲氧苄啶联用后，其**抗菌活性增强 16 倍**。

34. 六神丸、救心丹等含有蟾酥、罗布麻、夹竹桃等强心苷成分的中成药，不宜与<u>**洋地黄、地高辛、毒毛花苷 K 等强心苷类**</u>同用，会产生中毒。

35. 发汗解表药荆芥、麻黄、生姜等及其制剂（如防风通圣丸），与解热镇痛药阿司匹林、安乃近等合用，可致<u>**发汗太过，产生虚脱**</u>。

36. 人参鹿茸丸、全鹿丸等，不能与<u>**磺酰脲类降糖药**</u>联用。

37. <u>**逍遥散或三黄泻心汤**</u>等与西药催眠镇静药联用，既可提高对失眠症的疗效，又可逐渐摆脱对西药的依赖性。

38. <u>**石菖蒲、地龙**</u>与苯妥英钠等抗癫痫药联用，能提高抗癫痫的效果。

39. <u>**大山楂丸、灵芝片、癫痫宁（含马蹄香、石菖蒲、甘松、牵牛子、千金子等）**</u>与苯巴比妥联用，治疗癫痫有协同增效作用。

40. <u>**芍药甘草汤**</u>等与西药解痉药联用，可提高疗效。

41. **补中益气汤、葛根汤**等具有免疫调节作用的中药与抗胆碱酯酶药联用，治肌无力疗效较好。

42. **木防己汤、茯苓杏仁甘草汤、四逆汤**等与强心药地高辛等联用，可以提高疗效和改善心功能不全患者的自觉症状。

43. **苓桂术甘汤、苓桂甘枣汤**等与普萘洛尔类抗心律失常药联用，既可增强治疗作用，又能预防发作性心动过速。

44. **钩藤散、柴胡加龙骨牡蛎汤**等与抗高血压药甲基多巴、卡托普利等联用，有利于提高对老年高血压病的治疗效果。

45. **苓桂术甘汤、真武汤**等与脑血管疾病用药甲磺酸二氢麦角碱联用，可增强对体位性低血压病的治疗作用。

46. **桂枝茯苓丸、当归四逆加吴茱萸生姜汤**等与血管扩张药联用，可增强作用，其中的中药方剂对于微循环系统的血管扩张特别有效。

47. **黄连解毒汤、大柴胡汤**等与抗动脉粥样硬化、降血脂剂联用，可增强疗效。

48. **木防己汤、真武汤、越婢加术汤、分消汤**等与西药利尿药联用，可以增强利尿效果。

49. **枳实**与庆大霉素联用，枳实能松弛胆道括约肌，有利于庆大霉素进入胆道，增强抗感染作用。

50. **小青龙汤、柴朴汤**等与氨茶碱、色甘酸钠等联用，可提高对支气管哮喘的疗效。

51. **麦门冬汤、滋阴降火汤**等对老年咳嗽有镇咳作用，与磷酸可待因联用，可提高疗效。

52. **具有抗应激作用的中药如柴胡桂枝汤、四逆散、半夏泻心汤**等与治疗消化性溃疡的西药（H_2受体拮抗剂、制酸剂）联用，可增强治疗效果。

53. 具有保护肝脏和利胆作用的**茵陈蒿汤、茵陈五苓散、大柴胡汤等**与西药利胆药联用，能相互增强作用。

54. **茵陈蒿及含茵陈蒿的复方与灰黄霉素**联用，可增强疗效。

55. 氢氯噻嗪引起的不良反应最常见为**低血钾**。

56. **丹参注射液加泼尼松**，治结节性多动脉炎，有协同作用。

57. **炙甘草汤、加味逍遥散**等与甲巯咪唑等联用，可使甲状腺功能亢进症的各种自觉症状减轻。

58. **四逆汤**与左甲状腺素联用，可使甲状腺功能减退症的临床症状迅速减轻。

59. **延胡索**与阿托品制成注射液，止痛效果明显增加；若再加少量氯丙嗪、异丙嗪，止痛效果更优。

60. **洋金花**与氯丙嗪、哌替啶等制成麻醉注射液，用于手术麻醉不但安全可靠，而且术后镇痛时间长。

61. **十全大补汤、补中益气汤、小柴胡汤**等与西药抗肿瘤药联用，可以提高疗效。其中的中药可以提高自然杀伤细胞活性，还可能有造血及护肝作用。

62. 清肺汤、竹叶石膏汤、竹茹温胆汤、六味地黄丸等与抗生素类药联用，**有增强抗生素治疗呼吸系统反复感染的效果**。

63. 有些单味中药如**黄连、黄柏、葛根等**，具有较强的抗菌作用，如与抗生素类药物联用，可增强抗菌作用。

64. **麻黄**与青霉素联用，治疗细菌性肺炎，有协同增效作用。

65. 碱性中药与苯唑西林、红霉素同服，可防止后者被胃酸破坏，**增强肠道吸收，从而增强抗菌作用**。

66. 丹参注射液加**泼尼松**，治结节性多动脉炎，有协同作用。

67. 复方丹参滴丸联用**阿托伐他汀钙**能显著降低 2 型糖尿病患者的血清学指标，改善内皮功能，延缓动脉粥样硬化的发展。

68. **柴胡桂枝汤**等具有抗癫痫作用的中药复方与西药抗癫痫药联用，可减少抗癫痫药的用量及肝损害、嗜睡等副作用。

69. **六君子汤**等与抗震颤麻痹药联用，可减轻其胃肠道副作用，但也可能影响其吸收、代谢和排泄。

70. **芍药甘草汤**等与解痉药联用，在提高疗效的同时，还能消除腹胀、便秘等副作用。

71. **小青龙汤、干姜汤、柴朴汤、柴胡桂枝汤**等与抗组胺药联用，可减少西药的用量和嗜睡、口渴等副作用。

72. **桂枝汤类、人参类方剂**与皮质激素类药联用，可减少激素的用量和副作用。

73. **八味地黄丸、济生肾气丸、人参汤**等中药与降血糖药联用，可使糖尿病患者的性神经障碍和肾功能障碍减轻。

74. **黄芪、人参、女贞子、刺五加、当归、山茱萸**等，与西药化疗药联用，可降低患者因化疗药而导致的白细胞降低等不良反应。

75. **黄连、黄柏、葛根**等具有较强抗菌作用的中药与抗生素类药联用，可减少抗生素的不良反应。

76. **黄精、骨碎补、甘草**等与链霉素联用，可消除或减少链霉素引发的耳鸣、耳聋等不良反应。

77. **逍遥散有保肝作用**，与西药抗结核药联用，能减轻西药抗结核药对肝脏的损害。

78. 用含麻黄类中药治疗哮喘，常因含麻黄素而导致**中枢神经兴奋**，若与巴比妥类西药联用，可减轻此副作用。

79. 小柴胡汤、人参汤等与丝裂霉素 C 联用，能**减轻丝裂霉素对机体的副作用**。

80. 半夏泻心汤含漱，可以显著改善使用**靶向药舒尼替尼**治疗晚期肾癌导致口腔溃疡的患者因疼痛影响进食的状况。

81. 半夏泻心汤能减轻肺癌靶向治疗药物**阿法替尼**引起的严重腹泻。

82. **丹参注射液与庆大霉素**联用，可以使肾皮质 Na^+、K^+-ATP 酶活性保持在较高水平，降低因酶活性降低引起的肾损害作用。

83. 含钙、镁、铁等金属离子的中药，如**石膏、瓦楞子、牡蛎、龙骨、海螵蛸、石决明、赭石、明矾等及其中成药**，不能与四环素类抗生素联用，因金属离子可与此类西药形成络合物，而不易被胃肠道吸收，降低疗效。

84. **含钙、镁、铁等金属离子的中药及中成药**，不能与异烟肼联用，因异烟肼分子中含有肼类官能团，与上述中药同服后，既会产生螯合效应，生成异烟肼与钙、铝、镁、铁、铋的螯合物，妨碍机体吸收；又能影响酶系统发挥干扰结核杆菌代谢的作用，从而降低疗效。

85. **含钙、镁、铁等金属离子的中药或中成药**，不能与左旋多巴联用，因左旋多巴中有游离酚羟基，与上述中药合用后，遇金属离子则会产生络合反应，生成左旋多巴与钙、铝、镁、铁、铋的络合物，影响其吸收，从而降低左旋多巴的生物效应。

86. **含雄黄类的中成药**，不能与硫酸盐、硝酸盐、亚硝酸盐及亚铁盐类西药合服，因雄黄所含硫化砷具有氧化还原性，遇上述无机盐类后即生成硫化砷酸盐沉淀物，既阻止西药的吸收，又使含雄黄类的中成药失去原有的疗效，并有导致砷中毒的可能。

87. 碱性较强的中药及中成药，如**瓦楞子、海螵蛸、朱砂**等，不宜与酸性药物如胃蛋白酶合剂、阿司匹林等联用，以免因联用而使疗效降低。

88. **碱性较强的中药及中成药**，不能与四环素族抗生素、奎宁等同服，因其可减少四环素族抗生素及奎宁等在肠道的吸收，使其血药浓度降低。

89. **含碱性成分的中药及中成药**，不能与维生素 B_1 同服，因其能中和胃酸而促使维生素 B_1 的分解，从而降低维生素 B_1 的药效。

90. 含生物碱类中药如**陈香露白露片、健胃片、安胃片、红灵散**等，不宜与苯巴比妥联用，前者能使苯巴比妥离子化程度增强，减少肾小管的重吸收，降低血药浓度，致疗效降低。

91. 含生物碱类中药**陈香露白露片、健胃片、安胃片、红灵散**等，不宜与左旋多巴联用，可使左旋多巴分子迅速降解，生成无生物活性的黑色素，致疗效降低。

92. 含生物碱的中药如**黄连、黄柏、川乌、附子、**

贝母、麻黄、延胡索，不宜与苯丙胺联用，可产生拮抗作用，致疗效降低。

93. 酸性较强的中药，如**山楂、五味子、山茱萸、乌梅及中成药五味子糖浆、山楂冲剂**等，不可与磺胺类药物联用。因磺胺类药物在酸性条件下不会加速乙酰化的形成，从而失去抗菌作用。

94. **酸性较强的中药及中成药**，不可与碱性较强的西药如氨茶碱、复方氢氧化铝、乳酸钠、碳酸氢钠等联用，因与碱性药物发生中和反应后，会降解或失去疗效。

95. 含有机酸的中药及其制剂与**苯丙胺、罂粟碱**联用，能减少肾小管对**苯丙胺、罂粟碱**的吸收，致疗效降低。

96. 含鞣质较多的中药及其中成药，如**五倍子、地榆、诃子、石榴皮、大黄**等，不可与胃蛋白酶合剂、淀粉酶、多酶片等消化酶类药物联用。极易与鞣质结合发生化学反应，形成氢键络合物而改变其性质，不易被胃肠道吸收，从而引起消化不良、纳呆等症状。

97. 含鞣质较多的中药或中成药，不可与维生素 B_1 合用，因合用后会**在体内产生永久性结合物，并排出体外而丧失药效**。

98. **含鞣质较多的中药或中成药**，不可与西药索米痛片、克感敏片等同服,因同服后可产生沉淀而不易被机体吸收。

99. 含鞣质较多的中药或中成药,不可与四环素类抗生素及红霉素、利福平、灰黄霉素、制霉菌素、林可霉素、克林霉素、新霉素、氨苄西林等同时服用,因同服后可**生成鞣酸盐沉淀物,不易被吸收,从而降低药物的生物利用度与疗效**。

100. 含鞣质较多的中药或中成药,不可与**麻黄碱、小檗碱、士的宁、奎宁、利血平及阿托品类药物合用**,因鞣质是生物碱沉淀剂,同用后会结合生成难溶性鞣酸盐沉淀,不易被机体吸收而降低疗效。

101. 含鞣质较多的中药或中成药,不可与**含金属离子的西药如钙剂、铁剂、氯化钴等合用**,因同服后可在回盲部结合,生成沉淀,致使机体难于吸收而降低药效。

102. 含有皂苷成分的中药,如人参、三七、远志、桔梗等,不宜与酸性较强的药物合用。因在**酸性环境与酶的作用下,皂苷极易水解失效**。

103. 含有皂苷成分的中药,不宜与**含有金属离子的盐类药物如硫酸亚铁、碱式碳酸铋等合用**,因同服后可形成沉淀,致使机体难于吸收而降低疗效。

104. 含蒽醌类的中药,如**大黄、虎杖、何首乌等**,

不宜与碱性西药联用,因蒽醌类的化学成分在碱性溶液中易氧化失效。

105. 炭类中药及瓦楞子、牡蛎等,不宜与多酶片、胃蛋白酶等联用,因为**炭类中药等会吸附酶类制剂,从而降低疗效**。

106. 金银花、连翘、黄芩、鱼腥草等及其中成药,不宜与**菌类制剂如乳酶生、促菌生等联用**,因金银花、连翘、黄芩、鱼腥草等及其中成药具有较强抗菌作用,服用后在抗菌的同时,还能抑制或降低西药菌类制剂的活性。

107. 含槲皮苷和芸香苷的中药,如柴胡、桑叶、槐米、侧柏叶和山楂等,不宜与**抗惊厥药硫酸镁**联用,前者能水解生成槲皮素,联用后容易形成螯合物,致药物的生物利用度和疗效降低。

108. 蜂蜜、饴糖等含糖较多的中药及其制剂,不可与**胰岛素、格列本脲等治疗糖尿病的西药同用**,以免影响药效。

109. 含钙较多的中药或中成药,如**石膏、龙骨、牡蛎、珍珠、蛤壳及瓦楞子等**,不可与洋地黄类药物合用,因钙离子为应激性离子,能增强心肌收缩力,抑制Na^+,K^+-ATP 酶活性(也可以说与强心苷有协同作用),从而增强洋地黄类药物的作用和毒性。

110. 含汞类中药及其制剂，如**朱砂、轻粉、朱砂安神丸、仁丹、紫雪散、补心丹、磁朱丸等**，不能与溴化钾、三溴合剂、碘化钾、碘喉片等同服，因汞离子与溴离子或碘离子在肠中相遇后，会生成有剧毒的溴化汞或碘化汞，从而导致药源性肠炎或赤痢样大便。

111. 含汞的中药及其制剂，不能长期与含苯甲酸钠的咖溴合剂，或以苯甲酸钠作为防腐剂的制剂同服，因同服后可**产生可溶性苯汞盐，引起药源性汞中毒**。

112. 含汞的中药或中成药，不能与**具有还原性的西药如硫酸亚铁、亚硝酸异戊酯同服**，同服后能使 Hg^{2+} 还原成 Hg^+，毒性增强。

113. 含汞的中药及其制剂不能与巴比妥联用，同服后可产生**可溶性苯汞盐**，引起药源性汞中毒。

114. 含有机酸类的中药及中成药，不能与磺胺类西药同服，因同服后**易在肾小管中析出结晶，引起结晶尿、血尿，乃至尿闭、肾衰竭**。

115. 含大量有机酸的中药及其制剂，不可与**呋喃妥因、利福平、阿司匹林、吲哚美辛等同服**，因前者能增加后者在肾脏中的重吸收，从而加重对肾脏的毒性。

116. 含水合型鞣质而对肝脏有一定毒性的诃子、五倍子、地榆、四季青等，以及含有这些药物的中成药，不能与对肝脏有一定毒性的西药四环素、利福平、氯丙嗪、异烟肼、依托红霉素等联用，因联用后会**加重对肝脏的毒性，导致药源性肝病的发生**。

117. **含鞣质类中药如虎杖、大黄、诃子、五倍子等**，不能与磺胺类西药同服，因鞣质能与磺胺类药物结合，影响磺胺的排泄，导致血及肝内磺胺药浓度增高，严重者可发生中毒性肝炎。

118. 含碱性成分的中药及其制剂，不能与氨基糖苷类西药合用，因这些中药及其制剂能使机体对氨基糖苷类抗生素吸收增加，排泄减少，虽能提高抗生素的抗菌药力，但却增加了其**在脑组织中的药物浓度，使耳毒性作用增强，从而影响前庭功能，导致暂时或永久性耳聋及行动蹒跚**。

119. 含碱性成分的中药及其制剂，不能**与奎尼丁同用**，因其能使尿液碱化，增加肾小管对奎尼丁的重吸收，从而使排泄减少，血药浓度增加，引发奎尼丁中毒。

120. 含颠茄类生物碱的中药及其制剂，如**曼陀罗、洋金花、天仙子、颠茄合剂等；含有钙离子的中药，如石膏、牡蛎、龙骨等，均不可与强心苷类药物联用**，因颠茄类生物碱可松弛平滑肌，降低胃肠道的蠕动，与此同时也就增加了强心苷类药物的吸收和蓄积，故增加了毒性。

121. 含麻黄碱的中药及其中成药，**如复方川贝精片、莱阳梨止咳糖浆、复方枇杷糖浆等**，不可与强心药、降压药联用。因麻黄碱会兴奋心肌 β 受体、加强心肌收缩力，与洋地黄、地高辛等联用时，可使强心药的作用增强，毒性增加，易致心律失常及心衰等毒性反应，同时麻黄碱也有兴奋 α 受体和收缩周围血管的作用，使降压药作用减弱，疗效降低，甚至使血压失去控制，可加重高血压患者的病情。

122. 含麻黄的中药及其中成药，不宜与**有中枢兴奋作用的盐酸哌甲酯**联用，因可致失眠。

123. 含氰苷的中药，**如杏仁、桃仁、枇杷叶等**，不宜长期与镇咳类的西药如喷托维林等联用。因氰苷在酸性条件下，经酶水解后产生的氢氰酸虽有止咳功效，但在一定程度上抑制呼吸中枢，喷托维林等可加强其抑制作用，使呼吸功能受抑制。

124. 含氰苷的中药，不可与**巴比妥类药物如硫喷妥钠**联用，可加重后者的呼吸中枢抑制作用。

125. 含强心苷的中药如罗布麻、夹竹桃等，及其制剂如复方罗布麻片等，不宜与**噻嗪类利尿药**合用，利尿药可使机体失钾，增加心脏对强心苷的敏感性，导致不良反应增强。

126. 海藻、昆布等含碘类中药及其制剂，不宜与**治**

疗甲状腺功能亢进症的西药**联用。因其所含的碘能促进络氨酸的碘化，使体内甲状腺素的合成增加，不利于治疗。

127. 含钾高的中药及制剂如萹蓄、泽泻、白茅根、金钱草、丝瓜络等，不宜与**依拉普利以及保钾利尿剂螺内酯、氨苯蝶啶**等合用，有引起高血钾的危险。

128. 含乙醇的中成药如各种药酒等，不可与**镇静剂如苯巴比妥、苯妥英钠、安乃近等**联用，因联用后既可产生具有毒性的醇合三氯乙醛，又能抑制中枢神经系统，引起呼吸困难、心悸、焦虑、面红等不良反应，严重者可致死亡。

129. 含乙醇的中成药如各种药酒等，不可与**阿司匹林、水杨酸钠等抗风湿药**同服，因乙醇与水杨酸等对消化道均有刺激作用，同用后能增加对消化道的刺激性，严重者可导致胃肠出血。

130. 含乙醇的中成药如各种药酒等，不可与**三环类抗抑郁药丙米嗪、阿米替林、氯米帕明、多塞平等**同服，因前者可加快后者的代谢，从而增强三环类抗抑郁药毒性，甚至导致死亡。

131. 含乙醇的中成药如各种药酒等，不可与**抑制乙醇代谢的氯丙嗪、奋乃静、氟奋乃静、三氟拉嗪等吩噻类西药**同用，因后者能使前者分解缓慢，加重恶心、呕吐、头痛、颜面潮红等中毒症状。

132. 含乙醇的中成药如各种药酒等，不可与**胍乙啶、利血平、肼屈嗪、甲基多巴及妥拉唑啉等抗高血压药**联用，因同用后易产生协同作用引起体位性低血压。

133. 含乙醇的中成药如各种药酒等，不可与**对乙酰氨基酚**同服，因同用后二者的代谢产物对肝脏损害严重，有些患者对此类药极为敏感，从而可引起肝坏死及急性肾衰竭。

134. 含乙醇的中成药如各种药酒等，不可与**抗组胺类药如氯苯那敏等**联用，因同用后能增强对中枢神经系统的抑制，导致熟练技能障碍、困倦等不良反应等。

135. 含乙醇的中成药如各种药酒等，不可与**胰岛素及磺脲类降糖西药**同用或同服。因联用后会导致严重的低血糖，或头晕、呕吐，严重者可出现昏睡等酪酊反应，甚至出现不可逆性神经系统症状等。

136. 含乙醇的中成药如各种药酒等，不可与**磺胺及呋喃类抗生素**联用，因这两类西药均能抑制乙醇在体内的代谢，增加乙醇对机体的毒性作用，严重者亦可出现酪酊反应，而所含乙醇又能加重这两类西药对中枢神经的毒性。

137. 含乙醇的中成药如各种药酒等，不可与**硝酸甘**

油等扩张血管类西药同用,因所含乙醇对交感神经和血管运动中枢有抑制作用,致使心肌收缩力减弱,血管扩张,从而与硝酸甘油的扩张血管作用产生协同作用,导致血压明显降低。

138. **黄药子对肝脏有一定毒性**,不可与利福平、四环素、红霉素、氯丙嗪等本身也具有肝毒性的西药联用,以免引发药源性肝病。

139. 含格列本脲成分的中成药使用注意项之一:格列本脲可促进胰岛β细胞分泌胰岛素,抑制肝糖原分解和糖原异生,增加胰外组织对胰岛素的敏感性和糖的利用,**可降低空腹血糖与餐后血糖**。

140. 含格列本脲成分的中成药使用注意项之二:**常用量一般为2.5mg/次,3次/日**。

141. 含格列本脲成分的中成药使用注意项之三:磺胺过敏、白细胞减少患者禁用,孕妇及哺乳期妇女不宜使用,肝肾功能不全、体虚高热、甲状腺功能亢进者慎用。**服用过量易致低血糖**。

142. 含安乃近成分中成药的使用注意:安乃近多用于急性高热时退热,其退热作用强,易致患者大汗淋漓,甚至发生虚脱。长期应用可能引起**粒细胞缺乏症、血小板减少性紫癜、再生障碍性贫血**。

143. 乙酰氨基酚也称扑热息痛,是**乙酰苯胺类解热**

镇痛药，可用于感冒或其他原因引起的高热和缓解轻中度疼痛。

144. 氯苯那敏也称扑尔敏，常用其马来酸盐，用于各种过敏性疾病，并与解热镇痛药配伍用于感冒，但有**嗜睡、疲劳乏力等不良反应**。因此在服药期间，不得驾驶车船、登高作业或操作危险的机器。

历年考题

【A型题】1. 中西药联用能减少西药用量和副作用的药组是（　　）

　A. 桂枝汤与皮质激素类

　B. 复方川贝精片和降压药

　C. 防风通圣丸与解热镇痛药

　D. 大黄清胃丸与喹诺酮类

　E. 五味子糖浆与磺胺类

【考点提示】A。桂枝汤类、人参类方剂与皮质激素类药联用，可减少激素的用量和副作用。

【A型题】2. 中西药联用会降低疗效的药组是（　　）

　A. 参茸片和格列本脲

　B. 灵芝片与苯巴比妥

　C. 四逆汤与地高辛

　D. 小青龙合剂与氨茶碱

中药的合理应用 **第十二章**

E. 丹参注射液与多巴胺

【考点提示】A。

【A型题】3. 应慎用龙牡壮骨颗粒的是(　　)

A. 小儿脾虚证　　　　B. 小儿实热证

C. 小儿体弱多汗　　　D. 小儿夜惊不宁

E. 小儿食欲不振

【考点提示】B。龙牡壮骨颗粒，强筋壮骨，和胃健脾。用于治疗和预防小儿佝偻病、软骨病；对小儿多汗、夜惊、食欲不振、消化不良、发育迟缓等也有治疗作用。

【A型题】4. 可抑制胃蠕动及排空，延长某些药物在胃内滞留时间的中药是(　　)

A. 玫瑰花　　　　　　B. 旋复花

C. 金银花　　　　　　D. 合欢花

E. 洋金花

【考点提示】E。一些含生物碱的中药如麻黄、颠茄、洋金花、曼陀罗、莨菪等，可抑制胃蠕动及排空，延长红霉素、洋地黄类强心苷药物的滞留时间。

【A型题】5. 具有肝脏毒性的中药是(　　)

A. 使君子　　　　　　B. 黄药子

C. 女贞子　　　　　　D. 车前子

E. 牛蒡子

【考点提示】B。黄药子对肝脏有一定毒性，不可与利福平、四环素、红霉素、氯丙嗪等本身也具有肝毒性的西药联用，以免引发药源性肝病。

【A型题】6. 某男，因患慢性心衰，长期服用强心苷类药物，现咽喉红肿疼痛，音哑失声。下列中成药中，不宜与强心苷类药物同用的中成药是（　　）

　　A. 清音丸　　　　　　B. 金果饮
　　C. 六神丸　　　　　　D. 黄氏响声丸
　　E. 牛黄解毒片

【考点提示】C。六神丸、救心丹等含有蟾酥、罗布麻、夹竹桃等强心苷成分的中成药，不宜与洋地黄、地高辛、毒毛花苷K等强心苷类同用。

【A型题】7. 中西药联用得当，相互为用，可取长补短，使疗效增强，病程缩短，药物的毒副作用减少。如与西药解痉药联用，既能提高疗效，又能消除西药腹胀、便秘等不良反应的方剂是（　　）

　　A. 补中益气汤　　　　B. 越婢加术汤
　　C. 芍药甘草汤　　　　D. 补阳还五汤
　　E. 苓桂术甘汤

【考点提示】C。芍药甘草汤等与西药解痉药联用，可提高疗效。

【B型题】（8～11题共用备选答案）

　　A. 疏风解表　　　　　B. 解表清热

C. 宣肺止咳　　　　　D. 益气解表

E. 解肌清热

8. 银翘解毒丸既能清热解毒，又能（　　）

9. 感冒清热颗粒既能疏风解表，又能（　　）

10. 葛根黄连丸既能止泻止痢，又能（　　）

11. 参苏丸既能疏风散寒、祛痰止咳，又能（　　）

【考点提示】A、E、E、E。银翘解毒丸疏风解表，清热解毒。用于风热感冒，症见发热头痛，咳嗽口干，咽喉疼痛。感冒清热颗粒疏风散寒，解表清热。用于风寒感冒，头痛发热，恶寒身痛，鼻流清涕，咳嗽咽干。葛根芩连片解肌，清热，止泻、止痢。用于湿热蕴结所致的泄泻，症见身热烦渴，下痢臭秽，腹痛不适。参苏丸益气解表，疏风散寒，祛痰止咳。用于体弱、感受风寒所致的感冒，症见恶寒发热、头痛鼻塞、咳嗽痰多，胸闷呕逆、乏力气短。

【B型题】（12～14题共用备选答案）

A. 散寒止痛　　　　　B. 泻火止痛

C. 活血止痛　　　　　D. 行气止痛

E. 缓急止痛

12. 天麻头痛片既能养血祛风，又能（　　）

13. 小建中颗粒既能温中补虚，又能（　　）

14. 复方黄连素片既能清热燥湿，止痢止泻，又

能(　　)

【考点提示】 A、E、D。天麻头痛片养血祛风,散寒止痛。用于风寒头痛,血虚头痛,血瘀头痛。小建中颗粒温中补虚,缓急止痛。用于脾胃虚寒,脘腹疼痛,喜温喜按,嘈杂吞酸,食少心悸及腹泻与便秘交替症状的慢性结肠炎,胃及十二指肠溃疡。复方黄连素片清热燥湿,行气止痛,止痢止泻。

【B型题】(15~17题共用备选答案)

 A. 健脾消食   B. 解表散热
 C. 疏肝解郁   D. 疏肝清热
 E. 消胀止痛

15. 柴胡舒肝丸既能疏肝理气,又能(　　)
16. 护肝片既能疏肝理气,又能(　　)
17. 小柴胡颗粒既能疏肝和胃,又能(　　)

【考点提示】 E、A、B。柴胡舒肝丸疏肝理气,消胀止痛。护肝片疏肝理气,健脾消食。小柴胡颗粒解表散热,疏肝和胃。

【B型题】(18~21题共用备选答案)

 A. 缩短疗程   B. 降低毒性
 C. 减少用量   D. 协同增效
 E. 改善体质

18. 真武汤与氢氯噻嗪合用,能(　　)

19. 香连化滞丸与呋喃唑酮合用,能(　　)
20. 贞芪扶正胶囊与环磷酰胺合用,能(　　)
21. 苓桂术甘汤与地西泮合用,能(　　)

【考点提示】D、D、B、C。香连化滞丸与呋喃唑酮联用,可增强治疗细菌性痢疾的效果。地西泮有嗜睡等不良反应,若与苓桂术甘汤合用,地西泮用量只需常规用量的1/3,嗜睡等不良反应也因为并用中药而消除。

【B型题】(22~23题共用备选答案)

　A. 影响药物吸收　　　B. 影响药物分布
　C. 影响药物代谢　　　D. 增加药物排泄
　E. 减少药物排泄

22. 麻仁丸与红霉素联用,能(　　)
23. 冰硼散与磺胺联用,能(　　)

【考点提示】A、D。含鞣质较多的中药有大黄、虎杖、五倍子、石榴皮等,因此中成药牛黄解毒片(丸)、麻仁丸、七厘散等不宜与口服的红霉素、士的宁、利福平等同用,因为鞣质具有吸附作用,使这些西药透过生物膜的吸收量减少,影响药物吸收。冰硼散可使尿液碱化,增加青霉素与磺胺类药物的排泄速度,降低药物有效浓度,抗菌作用明显降低。

【B型题】(24~25题共用备选答案)

　A. 山楂与磺胺嘧啶　　B. 金银花与青霉素

C. 山茱萸与林可霉素　　D. 五倍子与多酶片

E. 石麦汤与氯氮平

24. 具有协同增效作用的中西药联合用药组是(　　)

25. 能降低药物毒副作用的中西药联合用药组是(　　)

【考点提示】D、E。金银花能加强青霉素对耐药性金黄色葡萄球菌的杀菌作用。氯氮平治疗精神分裂症有明显疗效，但最常见的不良反应之一是流涎。应用石麦汤（生石膏、炒麦芽）30~60剂为1个疗程，流涎消失率为82.7%，总有效率达93.6%。

【B型题】（26~28题共用备选答案）

A. 乌梅与阿司匹林　　B. 乌贝散与头孢立定

C. 石膏与四环素　　　D. 麻黄与呋喃唑酮

E. 大黄与利福平

26. 能减少药物排泄的中西药联用药组是(　　)

27. 能发生酶抑反应的中西药联用药组是(　　)

28. 影响药物透过生物膜吸收的中西药联用药组是(　　)

【考点提示】A、D、E。有机酸成分的中药，如乌梅、山茱萸、陈皮、木瓜、川芎、青皮、山楂、女贞子等与磺胺类、大环内酯类药物及利福平、阿司匹林等酸性药物合用时，因尿液酸化，可使磺胺类和大环内酯类药物的溶解性降低，增加磺胺类药物的肾毒性，导致尿中析出结晶，引起结晶尿或血尿。增加大环内酯类药物的肝毒性，甚至可引起听觉障碍；可使利福平和阿司匹林的排泄减少，加重肾脏的毒副作用。含鞣质较多的中药有大黄、虎杖、五倍子、石榴皮等，因此中成药牛黄解毒片（丸）、麻仁丸、七厘散等不宜与口服的红霉素、士的宁、利福平等同用，因为鞣质具有吸附作用，使这些西药透过生物膜的吸收量减少。

【B型题】（29～31题共用备选答案）

A. 增加药物排泄　　B. 影响药物分布
C. 影响药物吸收　　D. 影响药物代谢
E. 减少药物排泄

中西药联用时会引起药动学上的相互作用，下列药组中

29. 煅龙骨和呋喃妥因联用能（　　）
30. 陈皮与利福平联用能（　　）
31. 藿香正气水与二甲双胍联用能（　　）

【考点提示】A、E、D。碱性中药如煅牡蛎、煅龙骨、红灵散、女金丹、痧气散、乌贝散、陈香露白露片等，与尿液酸化药物诺氟沙星、呋喃妥因、吲哚美辛、头孢类抗生素等联用时，酸性解离增多，排泄加快，使

作用时间和作用强度降低。含有机酸成分的中药，如乌梅、山茱萸、陈皮、木瓜、川芎、青皮、山楂、女贞子等与磺胺类、大环内酯类药物、利福平、阿司匹林等酸性药物合用时，可使利福平和阿司匹林的排泄减少。

【C型题】(32～34题共用题干)

某女，45岁。患有类风湿性关节炎，长期服用解热镇痛药，近期咽喉肿痛，牙痛，邻居介绍服用新癀片。患者购药时向药师咨询，希望了解该药的更多信息。药师询问患者一般情况和用药目的后，结合患者既往治疗情况，阻止了该患者购买新癀片。

32. 因为新癀片含有解热镇痛药，为防止重复用药，药师阻止了患者购药，新癀片所含的化学成分是( )

   A. 双氯芬酸　　　B. 对乙酰氨基酚
   C. 布洛芬　　　　D. 吲哚美辛
   E. 安乃近

33. 药师进一步说明，若加用新癀片，造成解热镇痛药重复使用，会加大不良反应发生的可能性。关于该药发生不良反应的说法，错误的是( )

   A. 有头痛、眩晕风中枢神经系统反应
   B. 发生过敏反应常见为皮疹
   C. 常具有肠胃道反应
   D. 可引起肝肾损害

E. 可引起粒细胞增高

34. 接着，药师向患者介绍服用该药的注意事项，正确的是(　　)

A. 孕妇慎用

B. 肝肾功能不全患者慎用

C. 哺乳期妇女慎用

D. 精神病患者慎用

E. 溃疡病患者慎用

【考点提示】D、E、B。含吲哚美辛的中成药不良反应有胃肠道反应；中枢神经系统反应；造血系统损害可有粒细胞、血小板减少，偶有再生障碍性贫血；过敏反应常见为皮疹、哮喘、呼吸抑制、血压下降等。可引起肝肾损害。溃疡病、哮喘、帕金森病、精神病患者及孕妇、哺乳期妇女禁用；14 岁以下儿童一般不用；老年患者及心功能不全、高血压病、肝肾功能不全、出血性疾病患者慎用。

【C 型题】（35～36 题共用题干）

某男，70 岁，患糖尿病 10 年，长期服用西药降糖药，血糖稳定。今日听人介绍，又自行加服了中成药消渴丸。2 日后，出现低血糖反应，遂去医院就诊。

35. 医师分析出现低血糖反应的原因，与过量服用降糖药有关。并告知患者，在其所服的消渴丸中因含有

降糖类化学药,会与原用的降糖药产生叠加作用,消渴丸中所含的化学药成分是( )

  A. 二甲双胍　　　　　B. 格列苯脲
  C. 阿卡波糖　　　　　D. 罗格列酮
  E. 瑞格列奈

36. 进入冬季,患者加服中药膏方调补,一段时间后,出现血糖波动,时有升高,分析其原因,是与其所服膏方中的某些中药有关,下列中药能使血糖升高的药组是( )

  A. 鹿茸、甘草　　　　B. 麦冬、沙参
  C. 天冬、赤芍　　　　D. 肉苁蓉、肉桂
  E. 制首乌、熟地黄

【考点提示】B、A。甘草、鹿茸具有糖皮质激素样作用,有水钠潴留和排钾效应,还能促进糖原异生,加速蛋白质和脂肪的分解,使甘油、乳酸等各种糖、氨基酸转化成葡萄糖,使血糖升高,从而减弱胰岛素、甲苯磺丁脲、格列本脲等降糖药的药效。

【X型题】37. 与氨茶碱合用会发生酸碱中和反应而降低或失去药效的中药有( )

  A. 乌梅　　　　　　　B. 木瓜
  C. 山楂　　　　　　　D. 麻黄
  E. 女贞子

中药的合理应用 第十二章

【考点提示】ABCE。含有机酸成分的中药如乌梅、山茱萸、陈皮、木瓜、川芎、青皮、山楂、女贞子等，与一些碱性药物如氢氧化铝、氢氧化钙、碳酸钙、枸橼酸镁、碳酸氢钠、氨茶碱、氨基糖苷类抗生素等合用时，会发生酸碱中和而降低或失去药效。

【X型题】38. 因富含鞣质，与乳酶生等含酶制剂联用时会产生抑酶作用的中药有（　　）

A. 诃子　　　　　　B. 麻黄
C. 女贞子　　　　　D. 地榆
E. 山茱萸

【考点提示】ADE。富含鞣质的中药大黄、山茱萸、诃子、五倍子、地榆、石榴皮、虎杖、侧柏叶等，在与淀粉酶、蛋白酶、胰酶、乳酶生等含酶制剂联用时，可与酶的酰胺键或肽键结合形成牢固的氢键缔合物，使酶的效价降低，影响药物的代谢。

【X型题】39. 与磺胺类药物合用，会使其在体内溶解性降低而引起结晶尿，导致肾毒性增加的中药有（　　）

A. 地榆　　　　　　B. 乌梅
C. 陈皮　　　　　　D. 木瓜
E. 女贞子

【考点提示】BCDE。含有机酸成分的中药，如乌梅、山茱萸、陈皮、木瓜、川芎、青皮、山楂、女贞子等与磺胺类、大环内酯类药物及利福平、阿司匹林等酸性药物合用时，因尿液酸化，可使磺胺类和大环内酯类药物的溶解性降低，增加磺胺类药物的肾毒性，导致尿中析出结晶，引起结晶尿或血尿；增加大环内酯类药物的肝毒性，甚至可引起听觉障碍；可使利福平和阿司匹林的排泄减少，加重肾脏的毒副作用。

第五节 特殊人群的中药应用

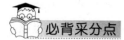

1. 老年人因各脏器的组织结构和生理功能退行性改变表现为：**细胞数减少、细胞内水分减少、组织局部血液灌流量减少、总蛋白减少**等"四少"现象。

2. 老年人肝肾功能、免疫功能均较成年人**减低1/3～1/2**。

3. 老年人合理应用中药的原则是：**①辨证论治，严格掌握适应证。②熟悉药品，恰当选择应用。③选择合适的用药剂量**。

4. 法莫替丁片为抗溃疡抗酸药，与含有多量黄酮类成分的银杏叶制剂同时服用可产生**络合效应，形成螯合物，影响疗效**。

5. 在服用抗酸类西药时应避免与含黄酮类的中药如复方丹参片、复方丹参滴丸、银杏叶片等同时应用，应分时应用，一般来讲，以**间隔1小时为宜**。

6. 含有糖皮质激素样物质的中药甘草、鹿茸应避免与阿司匹林合用，防止**加重对胃黏膜的损伤**。

7. 小活络丸用药剂量为**20～100mg/kg**，具有良好的镇痛作用，按传统用药方案给药（1丸/次，2次/日）一般不会中毒。

8. **甘草1～3g能调和药性，5～15g能益气养心**，大量服用或小量长期使用，患者可出现水肿、低血钾、血压升高等。

9. 大黄用量**1～5g泻下，小剂量0.05～0.3g收敛而便秘**。

10. 苏木**量小和血，量大破血**。

11. 长期使用含马兜铃酸制剂可导致**慢性肾功能衰竭**。

12. 长期使用黄花夹竹桃（含强心苷），会发生洋地黄样**蓄积中毒**。

13. 胖大海作为保健饮料长期泡服，易致**大便溏泻、饮食减少、脘腹痞闷、消瘦**。

14. 长期服用天王补心丸、朱砂安神丸、紫雪丹、至宝丹等，会因**蓄积而出现慢性汞中毒**等。

15. 中医讲究按季节时令使用滋补药,即"**春暖平补**""**夏暑清补**""**秋燥润补**""**冬寒大补**"。

16. 若孕妇出现发热(因感染性疾病等原因),体温<u>上升1.5℃</u>就可以导致胎儿畸形。

17. 新癀片含**吲哚美辛**,用于妊娠的后3个月时可使胎儿动脉导管闭锁,引起持续性肺动脉高压,孕妇禁用。

18. 对新生儿影响最大的是乳汁中<u>**浓度高于乳母血中浓度的药物**</u>;其次是乳汁中浓度与乳母血中浓度相似的药物;再次是乳汁中浓度小于乳母血中浓度的药物。

19. 如<u>**复方甘草口服液**</u>,这些药虽在乳汁中量小,但因哺乳量大,新生儿对这类药物特别敏感,以不用为好。

20. 婴幼儿患者合理应用中药的原则包括:**①用药及时,用量宜轻。②宜用轻清之品。③宜佐健脾和胃之品。④宜佐凉肝定惊之品。⑤不宜滥用滋补之品。**

21. 小儿若为风热表证,当以辛凉解散表邪,以<u>**银翘散、桑菊饮为主**</u>。

22. 小儿对外有表邪,内有火热之发热,仍以**辛凉解表**。顺其大热之势清而扬之,不宜用苦寒退热之品,以免闭遏邪气于里,攻伐正气。

23. 体虚夹湿热,而有口臭、便秘、舌苔黄腻的患儿应先用**清热除湿的藿香、黄芩、黄连、薏苡仁、陈皮**等，使热清湿化，然后再服调补中药。

24. 平时易感冒、多汗，属于气虚的儿童，可服用**补气固表的黄芪、太子参、白术**等。

25. 消瘦、面色萎黄、厌食、大便溏稀，属于脾虚，可选用健脾和胃消食的**山药、茯苓、白术、白扁豆、稻芽**等。

26. 若面色苍白、神疲乏力、夜寐不安、舌质淡，属于气血两虚的儿童，可给予**益气养血的黄芪、党参、当归、黄精、首乌、大枣**等。

27. 有些儿童生长发育迟缓、尿频、面色苍白、舌胖，属于肾虚，宜用**补肾的补骨脂、菟丝子、肉苁蓉、熟地黄**等。

28. 肾功能不全者用药基本原则和注意事项：**①明确疾病诊断和治疗目标。②忌用有肾毒性的药物。③注意药物相互作用，避免产生新的肾损害。④坚持少而精的用药原则。⑤定期检查，及时调整治疗方案。**

29. 雷公藤、草乌、益母草、蓖麻子、麻黄、北豆根等均可导致急性肾功能衰竭，含雷公藤类中成药有雷公藤片、雷公藤总苷、昆明山海棠片等，剂量稍大时即可出现血尿、蛋白尿、管型尿、腰痛和肾脏叩击痛。一般在服药数日后可出现**少尿型急性肾衰**。

30. **马兜铃、天仙藤、寻骨风**等均含**马兜铃酸**,中毒可致肾小管坏死出现面部浮肿,渐至全身水肿、尿频尿急,甚至出现急、慢性肾功能衰竭及尿毒症而死亡。

31. 部分芳香类药物的肾毒性可能与其挥发油类成分相关,如**土荆芥、藿香、茵陈、艾叶**等。

32. 柴胡(柴胡皂苷)、番泻叶(番泻苷)、杏仁(苦杏仁苷)等药物的肾毒性主要与其**苷类成分**有关。

33. 常见对肾功能有影响的动物类中药有**斑蝥、鱼胆、海马、蜈蚣、蜂毒等**。

34. 斑蝥的肾毒性极强,主要含有**斑蝥酸酐**,超量内服或外用或制药不慎均可引起中毒。

35. 鱼类的鱼胆含有胆汁毒素,可降低肝、肾、脑等脏器中细胞色素氧化酶活性,抑制细胞的氧化磷酸化,造成**肝、肾、脑的细胞广泛中毒坏死**。

36. 引起急性肾衰的含动物类中成药有**牛黄解毒片、安宫牛黄丸、蚂蚁丸、蛔虫散**。

37. 常见对肾功能有影响的含砷类中药及中成药有**砒石、砒霜、雄黄、红矾,以及中成药牛黄解毒片、安宫牛黄丸、牛黄清心丸、六神丸、砒枣散**等,均含砷元素。

38. 含砷类中药及中成药中毒表现:**剧烈恶心、呕吐、腹痛、腹泻等消化系统症状和转氨酶升高、黄疸、血尿、蛋白尿等肝肾功能损害**。

39. 常见对肾功能有影响的含汞类中药及中成药：**朱砂、升汞、轻粉、红粉，以及中成药安宫牛黄丸、牛黄清心丸、朱砂安神丸、天王补心丸、安神补脑丸、苏合香丸、人参再造丸、大活络丸、七厘散、梅花点舌丸、一捻金（胶囊）等，均含汞元素。**

40. 含汞类中药及中成药中毒，泌尿系统表现为**少尿、蛋白尿，严重者可致急性肾功能衰竭。**

41. 近年报道发生肾损伤的中成药有**龙胆泻肝丸、八正散、甘露消毒丹、导赤散、口炎宁、冠心苏合丸、妇科分清丸、朱砂安神丸**等。

42. 肾功能不全者禁用的中成药有**活血壮筋丸、白蚀丸、伸筋活络丸**等。

43. 肾功能不全者慎用的中成药有**通痹胶囊、小儿肺热平胶囊、脑清片、牛黄解毒片**等。

44. 肝功能不全者用药基本原则和注意事项：**①明确疾病诊断和治疗目标。②忌用有肝毒性的药物。③注意药物相互作用，避免产生新的肝损害。④坚持少而精的用药原则。⑤定期检查肝功能，及时调整治疗方案。**

45. 加重肝损害的诱因包括**空腹状态下服药；患者处于长期营养不良状态下服药；嗜酒者或饮酒后服药。**

46. 含皂苷的肝脏毒性中药：**三七、商陆、黄药子。**

47. 引起肝损伤的毒蛋白类中药主要存在于一些中

药的种子中，如**苍耳子、蓖麻子、望江南子、相思豆**等。

48. 蓖麻毒蛋白的作用机制是**阻断蛋白质的合成**，和相思豆毒蛋白机制相似，相思豆蛋白的毒性反应使肝脏坏死，淋巴充血。

49. 有一些毒性较大的活性肽，其中毒蕈植物中**毒蕈伞对肝脏损害最重**，其毒素为毒伞肽和毒肽，可损害细胞膜的功能，使肝细胞蛋白合成受到抑制引起肝脏损害。

50. 川楝子是含萜类肝脏毒性中药中最典型的一类药物，能引起**急性中毒性肝炎**，出现转氨酶升高、黄疸、肝肿大。

51. 五倍子、石榴皮、诃子等，长期大量应用可引起**肝小叶中央坏死、脂肪肝、肝硬化**。

52. 五倍子中含有大量可水解鞣质，进入机体后几乎全部被分解成倍酸与焦酸，极大量时可引起**灶性肝细胞坏死**。

53. 引起肝损伤的动物类中药：**蜈蚣、鱼胆、蟾蜍、斑蝥、猪胆**。

54. 鱼胆对肝脏损伤的肝脏病理表现为**肝细胞普遍水肿，部分细胞水样变性或胞浆嗜酸性增强，可见点状或灶状乃至较广泛坏死**。

55. 蟾蜍能产生强烈的**刺激性物质蟾蜍毒素**，能致使肝脏损害。

56. 斑蝥中的斑蝥素具有一定的肝脏毒性,致**肝细胞混浊肿胀,脂肪变性、坏死**。

57. 含铅矿物药铅丹、密陀僧等主要损害**神经、造血、消化和心血管系统**,致使肝损伤。

历年考题

【A 型题】1. 特别适于小儿的针具(　　)
A. 毫针　　　　　　B. 芒针
C. 三棱针　　　　　D. 皮肤针
E. 皮内针

【考点提示】D。

【A 型题】2. 婴幼儿脏腑娇嫩,形体未充。下列关于婴幼儿用药原则的表述,错误的是(　　)
A. 用量宜轻　　　　B. 宜用轻清之品
C. 宜佐滋补之品　　D. 宜佐凉肝定惊之品
E. 宜佐健脾和胃之品

【考点提示】C。婴幼儿患者合理应用中药的原则包括:①用药及时,用量宜轻。②宜用轻清之品。③宜佐健脾和胃之品。④宜佐凉肝定惊之品。⑤不宜滥用滋补之品。

【A 型题】3. 含有砷、汞等矿物类成分的中成药,长期服用可造成血尿、蛋白尿等,肾功能损害、肾功能

不全患者应慎用。同时含有砷、汞等矿物类成分的中成药是(　　)

A. 人参再造丸　　B. 苏合香丸

C. 安宫牛黄丸　　D. 天王补心丸

E. 牛黄解毒丸

【考点提示】C。常见对肾功能有影响的中药——矿物类：①含砷类（砒石、砒霜、雄黄、红矾），以及中成药牛黄解毒片、安宫牛黄丸、牛黄清心丸、六神丸、砒枣散等，均含砷元素，被服用后可水解生成3价砷离子，3价砷离子对机体的毒性是多方面的，首先危害神经细胞，使中枢神经中毒，产生一系列中毒症状，临床表现有剧烈恶心、呕吐、腹痛、腹泻等消化系统症状和转氨酶升高、黄疸、血尿、蛋白尿等肝肾功能损害。②含汞类（朱砂、升汞、轻粉、红粉），以及中成药安宫牛黄丸、牛黄清心丸、朱砂安神丸、天王补心丸、安神补脑丸、苏合香丸、人参再造丸、大活络丸、七厘散、梅花点舌丸、一捻金（胶囊）等，均含汞元素。被服用后可水解生成2价汞离子，2价汞离子被机体吸收后迅速弥散到各个器官和组织，并可通过血-脑屏障进入脑组织，过量服用可产生各种中毒症状。泌尿系统表现为少尿、蛋白尿，严重者可致急性肾功能衰竭。

【A型题】4. 鞣质可分为缩合鞣质和可水解鞣质。研究表明，缩合鞣质的毒性较低，对肝脏无毒或只有轻度损害；可水解鞣质的毒性较高，长期大量应用可引起肝小叶中央坏死、脂肪肝、肝硬化。因含有大量可水解鞣质，进入机体后几乎全部被分解成倍酸与焦酸，极大量时可引起灶性肝细胞坏死的中药是（　　）

A. 川楝子　　　　B. 五倍子
C. 苍耳子　　　　D. 黄药子
E. 蓖麻子

【考点提示】B。鞣质广泛存在于各种植物中，一般分为缩合鞣质和可水解鞣质。研究表明，缩合鞣质的毒性较低，对肝脏无毒或只有轻度损害，而可水解鞣质的毒性较高，是直接肝脏毒，长期大量应用可引起肝小叶中央坏死、脂肪肝、肝硬化。包括五倍子、石榴皮、诃子等，其中五倍子中含有大量可水解鞣质，进入机体后几乎全部被分解成倍酸与焦酸，极大量时可引起灶性肝细胞坏死。

【B型题】（5~7题共用备选答案）

A. 麝香保心丸　　B. 六味地黄丸
C. 人参鹿茸丸　　D. 银杏叶制剂
E. 柴胡舒肝丸

5. 老年人服用地高辛时不宜同时服用的中成药是（　　）

6. 老年人服用法莫替丁时不宜同时服用的中成药是（　　）

7. 老年人服用二甲双胍时不宜同时服用的中成药是(　　)

【考点提示】A、D、C。麝香保心丸与地高辛等强心类药物联合用药，由于麝香保心丸中所含蟾酥的基本化学结构与强心苷相似，在化学结构上有相似之处，故具有与强心苷类药物地高辛相似的强心作用，联合应用势必会造成相同或相似功效的累加，产生拟似效应，诱发强心苷中毒，出现频发性早搏等心律失常不良反应。法莫替丁片为抗溃疡抗酸药，与含有多量黄酮类成分的银杏叶制剂同时服用可产生络合效应，形成螯合物，影响疗效。因此，在服用抗酸类西药时应避免与含黄酮类的中药如复方丹参片、复方丹参滴丸、银杏叶片等同时应用，应分时应用，一般来讲，以间隔1小时为宜。患有糖尿病的心脑血管患者用培元通脑胶囊、益心通脉颗粒、活血通脉片等含有甘草、人参、鹿茸等成分的中成药可使降糖药的疗效降低。因为，甘草、人参、鹿茸具有糖皮质激素样作用，可以促进糖原异生，升高血糖，与降糖药二甲双胍、消渴丸、阿卡波糖和胰岛素产生拮抗作用，导致降糖效果降低。

【B型题】(8~10题共用备选答案)

A. 人参归脾丸　　　　B. 六味地黄丸
C. 人参健脾丸　　　　D. 龟龄集
E. 龟鹿二仙膏

中药的合理应用 第十二章

老年人因脏腑生理功能衰退,常感体力不济,神疲健忘,想服用滋补药增强体质,但选药时需辨别证候,合理使用。

8. 肾阴虚者宜选用(　　)
9. 心脾两虚者宜选用(　　)
10. 肾阳虚者宜选用(　　)

【考点提示】B、A、D。肾阴虚老人宜服用六味地黄丸。心脾两虚老人宜服人参归脾丸。偏于阳虚的应服用温补型滋补剂,如龟龄集。

【X型题】11. 老年人长期泡胖大海导致的不良反应有(　　)

A. 清瘦　　　　　　B. 饮食减少
C. 大便溏泄　　　　D. 尿赤短痛
E. 脘腹痞闷

【考点提示】ABCE。老年人长期泡胖大海导致的不良反应有大便溏泻、饮食减少、脘腹胀闷、消瘦。

【X型题】12. 肝功能不全患者,因肝功能减退,药物代谢受到严重影响,在肝脏的作用时间延长。故此类患者应该在医师的指导下慎重选药,用药时执业药师可给予的合理用药指导有(　　)

A. 服药初始宜从小剂量开始
B. 不能使用有毒中药
C. 服药期间定期检查肝功能

D. 选择肝毒性小的药物

E. 注意观察用药后的反应

【考点提示】ACE。有肾毒作用中药不一定影响肝，肝功能不全患者忌用有肝毒性的药物。

第十三章 中药用药安全

第一节 中药药物警戒

1. 世界卫生组织（WHO）将药物警戒定义为：**发现、评价、认识和预防药品不良作用**或其他任何与药物相关问题的科学研究和活动。

2. 根据 WHO 的指南性文件，药物警戒涉及的范围已经扩展到**草药、传统药物、辅助用药、生物制品、血液制品、医疗器械及疫苗**等。

3. 中药不良反应是指在中医药理论指导下应用合格中药预防、诊断、治疗疾病时，在**正常用法用量下出现的与用药目的无关**的有害反应。

4. 我国传统中医药对药物安全性的认识主要包括**配伍禁忌、妊娠禁忌、毒性分级、中毒解救及炮制减毒思想**等。

5. 魏晋时期的《名医别录》，首次将中药分为**大毒、有毒、小毒**三个等级。明代《本草纲目》则将毒性中药分为**大毒、有毒、小毒、微毒**四个等级。

6. "**十八反**""**十九畏**"仍然是中药配伍禁忌思想理论体系的核心内容。

7. 《妊娠用药禁忌歌》："**蚖斑水蛭及虻虫，乌头附子配天雄**；野葛水银并巴豆，牛膝薏苡与蜈蚣；三棱芫花代赭麝，大戟蝉蜕黄雌雄；牙硝芒硝牡丹桂，槐花牵牛皂角同；半夏南星与通草，瞿麦干姜桃仁通；硇砂干漆蟹爪甲，地胆茅根都失中。"

第二节 中药药物不良反应/事件

1. 我国《药品不良反应报告和监测管理办法》将**合格药品在正常用法用量下出现的与用药目的无关的有害反应**定义为药品不良反应。

2. 中药不良反应/事件是指**在中医药理论指导下预防、诊断、治疗疾病或调节生理功能过程中，患者接受正常剂量的药物时出现的任何有伤害的和与用药目的无关**的反应。

3. 与药物剂量有关的中药不良反应包括**药物的副作用、毒性作用,以及继发反应、首剂效应、后遗作用**等。

4. 具有止咳平喘作用的苦杏仁,主要成分苦杏仁苷,含量约为 3.0%,治疗量的苦杏仁苷在体内消化分解会产生少量的氢氰酸,对呼吸中枢呈轻度的抑制作用,从而达到止咳平喘的疗效,但是当大剂量服用时,产生的大量**氢氰酸**能够抑制细胞内的呼吸循环,使细胞内的氧化反应停止,形成"细胞内窒息"、组织缺氧,由于中枢神经系统对缺氧最为敏感,故脑部首先受到损害,呼吸中枢麻痹常为氰化物中毒致死的原因。

5. 与药物剂量无关的中药不良反应与药物固有的正常药理作用无关,而与**药物变性(如药物有效成分降解产生有害物质)和人体特异体质(指患者的特殊遗传素质)**有关。

6. 与药物剂量无关的中药不良反应分为**特异质反应、变态反应**。

7. 功能性改变系指**药物引起人体的器官或组织功能发生改变**。

8. 器质性改变系指**药物引起人体器官或组织出现病理性器质改变**。

9. 中药不良反应包括:**副作用、毒性作用、变态反应、后遗作用、药物依赖性、特异反应性、致癌作用、致畸作用、致突变作用**等。

10. 与药物剂量有关的中药不良反应具有**剂量依赖性和可预测性**，个体易感性差异大，并受年龄、性别、病理状态等因素影响，一旦发生，后果十分严重，甚至可导致死亡。

11. **呼吸中枢麻痹**常为氰化物中毒致死的原因。

12. 利用麻黄宣肺平喘的功效治疗哮喘，其所含的**麻黄碱**具有升压作用，因而在用药过程中就可能导致患者血压出现波动。

13. 毒性反应可能在用药后立即发生，即急性毒性，如大量服用**乌头、附子**，可即刻出现口舌及全身麻木、呕吐、头昏、神志不清、手足抽搐、呼吸困难或衰竭、心律失常、血压下降和中枢神经系统功能紊乱等症状。

14. 长期用药蓄积中毒，即慢性毒性，如长期服用**朱砂、雄黄**等中药，即可导致汞、砷等重金属蓄积中毒，出现恶心、呕吐、腹痛腹泻等胃肠道症状及血尿、蛋白尿等肾损害。

15. 中药引起的变态反应包括多种类型，如**五味子、白芍、当归、丹参**等可引起荨麻疹；**虎杖、两面针**等可引起药疹；**蟾酥、苍耳子、蓖麻子**可引起剥脱性皮炎；**槐花、南沙参**可引起丘状皮疹；**黄柏、天花粉、大黄**等可引起湿疹样药疹；**清开灵注射液、双黄连注射液、参麦注射液、生脉注射液、香丹注射液、喜炎平注射液、丹参注射液、柴胡注射液**等中药注射液可引起皮疹等过敏样反应、过敏性哮喘、过敏性休克。

16. 药物的后遗作用指**停止用药后遗留下来的生物学效应**。

17. 遗留的效应分可逆和不可逆两种情况，如长期大量服用**关木通**造成的肾损害，就是不可逆的，无法恢复；服用小金丸、西黄丸等引起的皮肤红肿、瘙痒等过敏反应，停药后即可逐渐消失。

18. 药物的特异质反应指**少数患者服用某些药物后出现的一些与一般人群不同**的反应。

19. 细辛、土槿皮、桂皮、八角茴香中含有**黄樟醚和细辛醚**等致癌物质。

20. 药物致畸作用的发生机制包括两个方面：一是**导致胚胎的生长发育停止，引起胚胎死亡**；二是**影响胚胎的正常生长发育，导致畸形**。

21. 中药不良反应常见的消化系统毒性反应有**恶心、呕吐、食欲不振、腹痛、腹泻，甚至呕血、便血及肝脏损害**等。

22. 中药不良反应常见的神经系统毒性反应有**口唇麻木或全身麻木、眩晕、头痛、失眠或嗜睡，严重时出**

现意识模糊、言语不清或障碍，甚至抽搐、惊厥、昏迷、呼吸抑制等。

23. 中药不良反应常见的心血管系统毒性反应有**心慌、胸闷、面色苍白、心率加快或减慢、心律失常、血压下降或升高、传导阻滞**等。

24. 中药不良反应常见的造血系统毒性反应有**溶血性贫血、血小板减少性紫癜、再生障碍性贫血**等。

25. 中药不良反应常见的呼吸系统毒性反应有**呼吸急促、咳嗽、呼吸困难、发绀，甚至引发急性肺水肿、呼吸衰竭或麻痹**等。

26. 中药不良反应常见的泌尿系统毒性反应有**少尿或多尿、蛋白尿、管型尿、血尿、腰痛或肾区叩击痛、肾功能降低或衰竭、氮质血症、酸中毒、电解质平衡失调，甚至尿毒症**等。

27. 中药引起肝损害的临床表现主要为**全身症状和急性肝损害**。

28. 中药引起肝损害的全身症状为**纳差、乏力、恶心、厌油腻、尿黄等消化道症状及皮肤、巩膜黄染等**体征，也可有肝区疼痛、肝脏压痛、肝肿大；肝功能的改变，可有血清总胆红素升高、转氨酶异常升高，甲、乙、丙、丁、戊肝炎病毒检验全阴性，可有急性肝炎、慢性肝炎、脂肪变性而致的中毒性肝炎、急性亚急性黄色肝萎缩的表现。

29. 急性肾功能衰竭时可表现为服药后肾功能在**短时期内急剧地进行性下降**，氮质代谢废物积聚和电解质紊乱，可出现少尿或无尿，或非少尿性急性肾功能衰竭。常伴有肾性糖尿、低渗尿、低比重尿。

30. 肾小管性酸中毒，可有蛋白尿，尿中可见红细胞、白细胞、颗粒管型，尿 NAG 酶及溶菌酶升高。并可演变为慢性肾功能不全，患者可见**神昏、头痛、嗜睡、发热、全身浮肿、心慌气急**等。

31. 中药药物不良反应的药物相关因素有**基原与品种、药材产地、采集时间、炮制工艺、贮藏条件、药物的成分、药品质量**。

32. 五加皮分为南五加和北五加，二者均有祛风湿、强筋骨的作用，但北五加皮（香加皮）还具有**强心作用，有毒**，《中国药典》限定用量为 3～6g，二者不可混用。

33. 大戟分为京大戟和红大戟，京大戟为大戟科植物大戟的干燥根，主要**含大戟苷等，毒性较大**；红大戟为茜草科植物红大戟的干燥块根，主要含蒽醌类成分，毒性较小，二者不可混用。

34. 人参皂苷以**8月份**含量最高；青蒿素在**7～8月花蕾出现前**含量最高；槐米中芦丁含量高达23.5%，而开花后芦丁含量降至13%。

35. 毒性药物中的钩吻以**春夏时所采的嫩芽**毒性最大；乌头中乌头碱的含量以**春季**最高，夏季最低。

36. 巴豆、千金子等毒性峻烈，通过炮制去油制霜，可**减缓其毒性和泻下之力**。

37. 半夏辛温有毒，生用能使人呕吐、咽喉肿痛或失音，使用**白矾、石灰、甘草、生姜**等辅料炮制，可降低或消除其毒性作用。

38. 如**斑蝥、蕲蛇**等有毒动物药材，贮存过程中被虫蛀就可能失去疗效和毒性作用。

39.《中国药典》收载的**桃仁、陈皮、胖大海、酸枣仁、白僵蚕、柏子仁、莲子、使君子、槟榔、麦芽、肉豆蔻、决明子、远志、薏苡仁、大枣、地龙、蜈蚣、水蛭、全蝎**等项下均增加了"黄曲霉毒素"检查项目。

40. 马钱子中的**番木鳖碱**、乌头中的**乌头碱**、斑蝥中的**斑蝥素**、巴豆中的**巴豆油**，都具有一定的毒性。

41. 关木通、青木香、朱砂莲等药材中的**马兜铃酸**可导致药物性肾损害。

42. 用硫黄熏制药材，饮片中掺入**硫酸镁**增重，以南五味子冒充北五味子等。

43. 中医学认为老年人体虚，对药物的耐受力较弱，故用攻病祛邪药物时宜减量使用；幼儿稚阳之体不能峻补，故小儿不宜用**参、茸骤补**。

44. **定坤丹、调经丸、乌鸡白凤丸**适用于妇科；而**催吐药、峻泻药**则禁用于孕妇。

45. 人群中的差异超过1%即称为**基因多态性**，它可以使药物代谢受到影响，表现出个体差异。

46. 肝、肾功能减退时**会延长中药在体内的停留时间**，容易引起中药不良反应或蓄积中毒。

47. 中药药物不良反应的临床使用因素有**剂量过大、疗程过长、辨证不准、配伍失度**。

48. **肉桂**过量会发生血尿，**麻黄**过量出现心率加快、血压升高、心律失常等。

49. 热者用**热药**，火上加油；寒者用**寒药**，雪上加霜，易引发不良反应。

50. 药品不良反应监测方法：**①自愿呈报系统。②集中监测系统。③记录联结。④记录应用**。

51. 自愿呈报系统优点是**监测覆盖面大，监测范围广，时间长，简单易行**。

52. 自愿呈报系统缺点是**存在资料偏差和漏报现象**。

53. 集中监测系统，在一定时间、一定范围内根据研究的目的不同分为**病源性和药源性监测**。

54. 病源性监测是**以患者为线索**，了解患者用药及药物不良反应情况。

55. 药源性监测是**以药物为线索**，对某一种或几种药物的不良反应的监测。

56. 我国集中监测系统采用**重点医院监测和重点药物监测系统相结合**。

57. 重点医院监测方法**覆盖面虽然较小，但针对性强、准确性高**。

58. 安定药与交通事故之间存在相关性，证实安定类药有**嗜睡、精力不集中的不良反应**，建议驾驶员、机器操作者慎用含有此类药物的中成药。

59. **阿司匹林与脑出血**间也存在相关性等。

60. 记录联结的优点是**能监测大量的人群，有可能发现不常用药物的不常见不良反应**。可以计算不良反应发生率，能避免回忆和访视时的主观偏差，能发现延迟性不良反应。

61. 药品不良反应的监测报告范围包括**新药监测期内的药品和进口药品**。

62. 新药监测期内的药品应报告该药品发生的所有不良反应；新药监测期已满的药品应报告该药品**引起的新的和严重的不良反应**。

63. 进口药品不良反应的监测报告，自首次获准进口之日起**5年内**，报告该进口药品发生的所有不良反应；**满5年的**，报告该进口药品发生的新的和严重的不良反应。

中药用药安全 **第十三章**

64. 我国《药品不良反应报告和监测管理办法》中要求对新的或严重的药品不良反应病例需用有效方式快速报告，必要时可以越级报告，最迟不超过**15个工作日**。

65. 中药饮片香加皮的消化系统不良反应为**恶心、呕吐、腹泻等胃肠道症状**。

66. 中药饮片香加皮的心血管系统不良反应为**心律失常，如心率减慢、早搏、房室传导阻滞**等。

67. 中药饮片香加皮中毒解救措施之一：**甘草15g、绿豆30g，水煎服**。

68. 中药饮片香加皮中毒解救措施之二：**心律失常时，干姜6g、附子12g、甘草6g、葱白2节，煎服**。每2~4小时服1次。禁用钙剂、拟肾上腺素药。

69. 中药饮片香加皮中毒解救措施之三：**心跳过缓时注射阿托品0.5~1mg，必要时重复注射**。

70. 中药饮片香加皮中毒解救措施之四：**呼吸困难时，可用山梗菜碱、尼可刹米**等。

71. 蓖麻毒素经呼吸道吸入、消化道摄入和肌内注射均可致人中毒，潜伏期一般为**4~8小时**。

72. 中药饮片蓖麻子的消化系统不良反应有**口麻、咽部烧灼感、恶心、呕吐、腹痛、腹泻、出血性胃肠炎、黄疸及中毒性肝病**等。

73. 中药饮片蓖麻子的呼吸、循环系统不良反应为：

呼吸、循环衰竭。

74. 中药饮片蓖麻子的网状内皮系统不良反应为：**严重脱水、低蛋白血症、水肿、毒血症、高热**。

75. 中药饮片蓖麻子的血液、泌尿系统不良反应是**溶血；血便、血尿、少尿、尿闭等中毒性肾病**。

76. 中药饮片蓖麻子的神经系统不良反应是**四肢麻木、步态不稳、烦躁不安、精神错乱、手舞足蹈、昏迷、幻觉、癫痫样发作**。

77. 中药饮片蓖麻子有时可伴发过敏反应如**口唇青紫、荨麻疹**。

78. 中药饮片蓖麻子中毒解救措施是用**1:4000 高锰酸钾或 2%~3% 药用炭洗胃，口服 5mg 酒石酸锑钾催吐，用 50% 硫酸镁或硫酸钠导泻**。而后口服牛奶、蛋清、冷米汤等保护胃黏膜。

79. 伴有惊厥的蓖麻子中毒不良反应治疗时，可给予**镇静剂苯巴比妥钠或水合氯醛**等。

80. 伴有剧烈呕吐、腹泻的蓖麻子中毒不良反应治疗时，可**静脉滴注葡萄糖氯化钠注射液和乳酸钠注射液**，并给予止吐剂，心力衰竭时用强心剂。

81. 出现溶血的蓖麻子中毒不良反应治疗时，可用**激素，并给予补血药**。有心律失常时，可给利多卡因抗心律失常。

82. 蓖麻子中毒不良反应治疗，出现过敏休克时，**皮下注射肾上腺素，静脉输入10%葡萄糖注射液、多巴胺、地塞米松、维生素C**。然后用5%葡萄糖注射液加氢化可的松、间羟胺、山梗菜碱、氨茶碱抢救。

83. 中药饮片蓖麻子不良反应的中药治疗方法有：**①仙人掌30g，捣烂如泥，加适量肥皂水灌肠。②甘草30g、沙参15g、金银花15g、黄连9g、云茯苓3g，水煎，分2次，早晚服。③防风30g、甘草15g，水煎至200mL，1次服**。

84. 常见中药饮片雷公藤中毒的消化系统反应症状为**腹痛、腹泻、恶心、呕吐，食欲不振，肝损害**，少数可致伪膜性肠炎，严重者可致消化道出血。

85. 常见中药饮片雷公藤中毒的血液系统反应症状为**血小板、白细胞、血红蛋白减少，严重者可发生急性粒细胞减少、再生障碍性贫血**等。

86. 常见中药饮片雷公藤中毒的生殖系统反应症状为**男性患者表现为精子数量显著减少，长期用药还会导致性欲减退、睾丸萎缩；女性患者表现为月经紊乱、经量减少、卵巢早衰**。

87. 常见中药饮片雷公藤中毒的神经系统反应症状为**头晕、乏力、失眠、听力减退、嗜睡、复视，还可引起周围神经炎**。

88. 常见中药饮片雷公藤中毒的泌尿系统反应症状为急性肾功能衰竭,服药后迅速出现或逐渐发生**少尿、水肿、血尿、蛋白尿、管型尿、腰痛或伴肾区叩击痛**,常常发生于过量中毒时。

89. 常见中药饮片雷公藤中毒的心血管系统反应症状为**心悸、胸闷、心动过缓、气短、心律失常、心电图改变(ST-T段改变)**,严重者可见血压急剧下降,个别出现室颤、心源性休克而死亡。

90. 常见中药饮片雷公藤中毒的皮肤黏膜损害反应症状为**皮肤糜烂、溃疡、斑丘疹、荨麻疹、瘙痒**等。

91. 常见中药饮片雷公藤中毒的解救紧急处理:**中毒后立即停药、催吐、洗胃、导泻、灌肠、静脉输液**。

92. 中药饮片雷公藤中毒治疗时,如出现急性肾衰竭时,应用**渗透性利尿剂,如20%甘露醇**,或低分子右旋糖酐,快速输入,给药后仍无尿,可静脉滴注呋塞米。

93. 中药饮片雷公藤中毒治疗时,如**有急性溶血,可用碳酸氢钠碱化尿液**。

94. 中药饮片雷公藤中毒治疗时,如有**继发感染,及时应用抗生素**。

95. 黄药子不良反应一般常见症状为**乏力、纳差、尿黄、头晕、厌油腻**,有的伴有巩膜、皮肤黄染,瘙痒,大便灰白等,严重者表现为急性肝炎等,有的患者伴有胆囊炎。大剂量服用可引起恶心、呕吐、脱发等症状。

96. 黄药子中毒解救首先用**1∶5000 的高锰酸钾洗胃，用硫酸镁导泻，再口服药用炭、牛奶、蛋清**等。

97. 黄药子中毒解救应用保肝药如**葡醛内酯、维生素 C、消炎利胆和降低转氨酶的药物**等。如出现肝昏迷时，精氨酸加入 5％葡萄糖注射液中静脉滴注。

98. 黄药子中毒解救时，如腹痛、腹泻、呼吸困难、瞳孔缩小，应**皮下注射阿托品**。

99. 黄药子中毒中药治疗方法：**①生姜 30g 榨汁，加白米醋 60g、甘草 9g，水煎服。②岗梅 250g，清水 5 碗煎至 2 碗饮服。大量服绿豆汤。也可应用茵栀黄注射液**。

100. 吴茱萸不良反应有**腹痛、腹泻、视力障碍、错觉、脱发、胸闷、头痛、眩晕或皮疹、流产**等症状。

101. 常见中药饮片吴茱萸中毒解救措施是用**1∶5000 的高锰酸钾洗胃，用硫酸镁导泻，内服牛奶、蛋清**等。腹痛时应用阿托品或颠茄合剂，视力障碍时可补充 B 族维生素等，其他对症治疗。

102. 中药饮片吴茱萸中毒中药治疗，剧烈腹痛、腹泻时，可用**地锦 24g、延胡索 9g、黄柏 9g、秦皮 12g、甘草 15g，水煎，每 4 小时服 1 次，两次服完，连服 3～6 剂**。

103. 中药饮片吴茱萸中毒中药治疗，视力障碍、毛发脱落时，用**石斛 15g、黄芩 9g、谷精草 15g、菊花 12g、枸杞子 15g、生地黄 9g、甘草 6g，水煎，早晚各服 1 次**。

104. 中药饮片鸦胆子不良反应的消化道症状为**恶心、呕吐、食欲不振、腹痛、腹泻、便血、胃肠道充血**等。

105. 中药饮片鸦胆子不良反应的神经系统症状为**头昏、乏力、体温增高、四肢麻木或瘫痪、昏迷、抽搐**等。

106. 中药饮片鸦胆子不良反应的泌尿系统症状为**尿量减少，双肾刺痛**。

107. 中药饮片鸦胆子不良反应的心血管系统症状为**心率增快，严重者可心律失常致死**。

108. 中药饮片鸦胆子中毒解救，**有剧烈腹痛时，皮下注射硫酸阿托品**。如有昏睡、呼吸困难时可吸氧，酌情先用中枢兴奋剂等，必要时进行人工呼吸。如有便血给予止血药。

109. 中药饮片鸦胆子中毒中药治疗时，胃肠出血用**甘草 30g、远志 9g、沙参 15g、焦地榆 9g、血余炭 9g、三七 1.5g（冲服）**，水煎 2 次，合在一起，早晚分服。或用熟大黄 10g、白及 12g，水煎，每日 3 次服。

110. 白矾不良反应急性中毒的症状为大剂量内服可引起**口腔、喉头烧伤，呕吐腹泻，虚脱，甚至死亡**。

111. 白矾慢性中毒神经毒性症状为**阿尔茨海默病、**

中药用药安全 第十三章

痴呆和认知功能障碍。

112. 白矾慢性中毒骨骼症状为**骨软化和骨营养不良**。

113. 白矾慢性中毒肝脏症状为**肝肾功能损伤**。

114. 白矾慢性中毒血液系统症状为**非缺铁性的小细胞低色素性贫血**等。

115. 白矾中毒解救措施有：**①口服中毒者可用乳汁洗胃，内服镁盐作为抗酸剂。②服用阿拉伯胶浆或西黄芪胶浆，以保护消化道黏膜，减少毒物吸收。③静脉输入5%葡萄糖氯化钠注射液，以补充体液，稀释毒素**。

116. 白矾中毒中药治疗方法有：**①陈皮9g、半夏9g、云苓9g、甘草6g、白及15g，水煎，早晚服。②地榆炭15g、白及30g、藕节15g、黄连9g，共研为细末，每4小时冲服6g。③绿豆30g、甘草9g、法半夏9g、牡蛎21g、龙骨21g，水煎，早晚分服**。

117. 中药饮片胆矾不良反应的消化系统症状为**流涎、恶心、呕吐、腹痛、腹泻、呕血、便血等，口涎、呕吐物、粪便多呈蓝绿色，口中有特殊金属味；黄疸、中毒性肝炎等症状**。

118. 中药饮片胆矾不良反应的血液系统症状为**溶血性贫血**。

119. 中药饮片胆矾不良反应的泌尿系统症状为**蛋白**

尿、血尿、少尿、无尿、氮质血症、急性肾功能衰竭或尿毒症等。

120. 中药饮片胆矾不良反应的循环系统症状为血管麻痹、血压下降。铜离子对心脏损害可引起中毒性心肌炎，表现心动过速、心律失常及心力衰竭。

121. 中药饮片胆矾不良反应的神经系统症状为头痛头晕、全身乏力，严重者出现脑水肿、痉挛、神经麻痹、谵妄、意识障碍等中毒性脑炎症状。

122. 中药饮片胆矾中毒治疗，有溶血时可用氢化可的松、碳酸氢钠，必要时输血。血压下降或心力衰竭时，给予抗休克治疗。

123. 中药饮片胆矾中毒，中药治疗方法是乌豆衣30g、当归15g、黄芪30g、阿胶12g（烊化）、茵陈15g、三七末3g（冲水服），水煎服。

124. 中药饮片蜈蚣不良反应的消化道症状为恶心、呕吐、腹痛、腹泻、十二指肠溃疡、黄疸、急性肝损害等。

125. 中药饮片蜈蚣不良反应的循环系统症状为胸闷、气短、心律失常、血压下降等。

126. 中药饮片蜈蚣不良反应的泌尿系统症状为急性肾功能损害、尿量减少等。

127. 中药饮片蜈蚣不良反应的血液系统症状为溶血性贫血、酱油尿、黑便等。

128. 中药饮片蜈蚣不良反应的神经系统症状为**抽搐、面神经损害等**。

129. 中药饮片蜈蚣不良反应的过敏反应症状为**过敏性皮疹、口唇肿胀、鼻黏性分泌物大量流出、呼吸困难等，严重者可致过敏性休克**。

130. 被蜈蚣咬伤后，立即用**火罐拔出毒液，并迅速用3%氨水或5%~10%碳酸氢钠液，或用肥皂水清洗伤口。局部冷湿敷**。

131. 蜈蚣中毒解救时，内服中毒后，用**2%~3%碳酸氢钠液洗胃，然后服药用炭，吸附毒素。输入5%葡萄糖氯化钠注射液或10%葡萄糖注射液并加入维生素C**。

132. 蜈蚣中毒解救时，**如有过敏性休克，可将氢化可的松加入液体中静滴，并皮下注射肾上腺素。如呼吸困难时，可选用山梗菜碱等呼吸兴奋剂**。

133. 蜈蚣中毒中药治疗时，脉搏缓慢，呼吸困难时，用**人参9g（先煎）、附子12g、五味子9g、甘草9g，水煎2次，合在一起，2次服完，每次间隔4小时，连续服2~4剂**。

134. 细辛急性毒性对**肺脏**的病理损害最为严重。

135. 细辛中毒时，常可出现**头痛、呕吐、烦躁、出汗、口渴、烦躁不安、面赤、呼吸急促、脉数、瞳孔散大、体温血压均升高**，严重者可出现牙关紧闭、角弓反张、意识不清、四肢抽搐、尿闭，最后因呼吸麻痹而死亡。

136. 细辛不良反应有惊厥、痉挛等症状时，可给**地西泮或安宫牛黄丸治疗**。

137. 细辛不良反应，尿闭时进行**导尿或口服氢氯噻嗪**。

138. 细辛中毒中药治疗，中药导泻可用**枳壳9g、厚朴9g、菖蒲9g、芒硝9g（冲）、大黄15g（后下），水煎2次合在一起，每4小时1次，2次服完**。

139. 细辛中毒中药治疗，呼吸困难时用**半边莲15g、茶叶15g、甘草9g，水煎2次，合在一起，每小时服1次，2次服完**。

140. 细辛中毒中药治疗，出现意识不清、昏迷时，**用安宫牛黄丸1粒，加水50mL，烊化鼻饲**。

141. 细辛中毒中药治疗，清醒后继续解毒用**金银花15g、连翘15g、生石膏12g、西洋参粉3g（冲服）、生甘草30g、生地黄9g、牡丹皮9g，水煎至400mL，分上下午2次服**。

142. 苍耳子不良反应的消化系统症状为**恶心、呕吐、腹痛、腹泻，重者可见黄疸、肝肿大、消化道出血**等。

143. 苍耳子不良反应的神经系统症状为**头痛、头晕**等。

144. 苍耳子不良反应的循环系统症状为**胸闷、心慌气短、血压下降、心律失常、房室传导阻滞**等。

145. 苍耳子不良反应的呼吸系统症状为**呼吸困难、呼吸节律不整、肺水肿**等。

146. 苍耳子不良反应的泌尿系统症状为**水肿、少尿、尿闭、血尿、尿失禁、肾功能异常、急性肾功能衰竭**等。

147. 苍耳子无胃肠道出血时的中毒解救,可催吐,**用1:5000高锰酸钾液洗胃,内服硫酸镁导泻,若服大量超过4小时者,应及早用1%~2%食盐水做高位灌肠**。

148. 苍耳子出血时的中毒解救,给以**维生素K等止血剂,必要时输血**。

149. 苍耳子肝脏明显损害时的中毒解救,**给糖皮质激素及维生素 B_1、维生素 B_{12}、维生素 C 等保肝药物**。在治疗期间暂禁脂肪类食物,其他对症治疗。

150. 苍耳子有肠胃道出血症状时,中药治疗方法是用**甘草30g、远志9g、沙参15g、血余炭9g、三七粉1.5g(冲服),水煎2次,合并一起,每4小时1次,2次服完,连服2~6剂**。

151. 苦杏仁不良反应的表现为**眩晕、心悸、恶心、呕吐等中毒反应,重者出现昏迷、惊厥、瞳孔散大、对**

152. 罂粟壳不良反应表现为**昏睡或昏迷**，抽搐，呼吸浅表而不规则，恶心，呕吐，腹泻，面色苍白，发绀，瞳孔极度缩小呈针尖样，**血压下降**等。

153. 罂粟壳中药中毒治疗方法有：①**甘草 30g、防风 15g，水煎，分 2 次服**。②**半边莲 9g，万年青 6g，水煎，早晚各服 1 次**。③**人参 9g（先煎），五味子 6g，麦冬 12g，水煎服**，或肌内注射或静脉注射生脉注射液，用于心力衰竭、低血压、呼吸麻痹、心源性休克。

154. 何首乌不良反应表现为**全身乏力、消化道症状（食欲不振、厌油等）、黄疸表现（尿黄、目黄、皮肤黄染等）**、实验室检查异常（胆红素及转氨酶升高等）。

155. 何首乌所含**蒽醌类成分**可能是其重要的肝毒性成分之一，同时也提示服用何首乌药酒应该保持一定的警惕性。

156. 可能增加肝损伤风险的情况：①**超剂量、长期连续用药**。②**生何首乌较之制何首乌可能更易导致肝损伤**。③**有服用何首乌及其成方制剂引起肝损伤个人史的患者**。④**同时使用其他可导致肝损伤的药品**。

157. 服用何首乌及含何首乌的复方中药期间，应注意与**肝损伤**有关的临床表现。

158. 服用何首乌及含何首乌的复方中药期间，如发现肝生化指标异常或出现**全身乏力、食欲不振、厌油、恶心、尿黄、目黄、皮肤黄染**等可能与肝损伤有关的临床表现时，或原有肝生化检查异常、肝损伤临床症状加重时，应立即停药并就医。

159. 中成药壮骨关节丸的不良反应有**皮疹，瘙痒，恶心，呕吐，腹痛，腹泻，胃痛，血压升高，肝损害**。

160. 中成药壮骨关节丸不良反应的用药指导：**30天为一疗程，长期服用者每疗程之间间隔10~20天**。

161. 中成药克银丸不良反应有**肝损害、剥脱性皮炎**。

162. 中成药克银丸用药指导是：**①患者必须在医生指导下使用，严格控制剂量和疗程，避免超量、长期使用。②在治疗过程中注意肝功能监测。③儿童、老年人、孕妇及哺乳期妇女慎用；有克银丸过敏史、肝功能不全患者禁用；对其他药物过敏者慎用**。

163. 中成药白蚀丸不良反应是**肝损害**。

164. 中成药白蚀丸用药指导是：**①患者必须在医师指导下使用，严格掌握适应证和禁忌证。②使用过程中，严格控制剂量和疗程，避免超剂量、长期服用；同时，在治疗过程中注意肝功能监测。③儿童、老年人及哺乳期妇女慎用；孕妇、肝功能不全患者禁用**。

165. 中成药痔血胶囊不良反应以**肝损害**为主，另有腹痛、皮疹、过敏样反应、头晕、头痛。

166. 中成药痔血胶囊用药指导：①患者应严格遵医嘱用药，避免大剂量、长期连续用药；一旦出现纳差、尿黄、皮肤黄染等症状应及时停药就医。②用药过程中密切监测肝功能，肝功能异常或特异体质者慎用。③服药期间勿食辣椒等刺激性食物。

167. 中成药鼻炎宁颗粒不良反应有过敏性休克、全身过敏反应、皮疹。

168. 中成药鼻炎宁颗粒用药指导：①患者应在医师指导下严格按照说明书用药，对有药物过敏史或过敏体质的患者应避免使用。②首次用药及用药后30分钟内加强用药监护，出现面色潮红、皮肤瘙痒等早期症状应引起重视并密切观察，必要时及时停药并对症治疗。

169. 中成药雷公藤制剂不良反应有药物性肝炎、肾功能不全、粒细胞减少、白细胞减少、血小板减少、闭经、精子数量减少、心律失常等；严重者有肝肾功能异常、肾功能衰竭、胃出血等。

170. 患者服用中成药雷公藤制剂时，必须在医师的指导下使用，用药初期从最小剂量开始。

171. 雷公藤制剂使用过程中，严格控制用药剂量和疗程，一般连续用药不宜超过3个月。

172. 雷公藤制剂用药期间应定期随诊并注意检查**血、尿常规,加强心电图和肝肾功能监测**。

173. 雷公藤制剂儿童、育龄期有孕育要求者、**孕妇和哺乳期妇女禁用;心、肝、肾功能不全者禁用;严重贫血、白细胞和血小板降低者禁用;胃、十二指肠溃疡活动期及严重心律失常者禁用。老年有严重心血管病者慎用**。

174. 维 C 银翘片不良反应,皮肤及附属器损害,表现为**全身发疹型皮疹伴瘙痒、严重荨麻疹、重症多形红斑型药疹、大疱性表皮松解症**。

175. 维 C 银翘片不良反应,消化系统损害,表现为**肝功能异常**。

176. 维 C 银翘片不良反应,全身性损害,表现为**过敏性休克、过敏样反应、昏厥**。

177. 维 C 银翘片不良反应,泌尿系统损害,表现为**间质性肾炎**。

178. 维 C 银翘片不良反应,血液系统损害,表现为**白细胞减少、溶血性贫血**。

179. 维 C 银翘片为中西药复方制剂,本品含**马来酸氯苯那敏、对乙酰氨基酚、维生素 C**。对本品所含成分过敏者禁用,过敏体质者慎用。

180. 服用维 C 银翘片期间不得**饮酒或饮用含有酒精**

的饮料；不得同时服用与本品成分相似的其他抗感冒药。

181. 珍菊降压片不良反应，消化系统表现为**肝功能异常、黄疸、胰腺炎**等。

182. 珍菊降压片不良反应，精神神经系统表现为**头晕、视物模糊、运动障碍、麻木**。

183. 珍菊降压片不良反应，皮肤及附件损害表现为**剥脱性皮炎、全身水疱疹伴瘙痒**等。

184. 珍菊降压片不良反应，代谢和营养障碍表现为**低钾血症、低氯血症、低钠血症**。

185. 珍菊降压片与含有**盐酸可乐定、氢氯噻嗪和芦丁成分的药品联合使用时，应分别计算各药品中相同组分的用量**，以避免药物过量。

186. 停用珍菊降压片时应在**2~4天缓慢减量**，以避免本品组分盐酸可乐定的撤药反应。

187. 复方青黛丸（胶丸、胶囊、片）不良反应，症状为**腹泻、腹痛、肝炎、肝功能异常、头晕**等；严重者临床主要表现为药物性肝损害和胃肠出血。

188. 使用复方青黛丸（胶丸、胶囊、片）的患者在医师指导下严格按照说明书用法用量用药，用药期间注意**监测肝生化指标、血象及患者临床表现，若出现肝脏生化指标异常、便血及腹泻等，应立即停药**，及时就医。

189. 孕妇和对复方青黛丸（胶丸、胶囊、片）过敏者禁用，**肝脏生化指标异常、消化性溃疡、白细胞低者禁用**。

190. 仙灵骨葆胶囊不良反应表现包括**恶心、呕吐、皮疹、瘙痒、腹痛、腹泻、腹胀、心悸、胸闷、肝功能异常、肝细胞损害**等。

191. 医务人员在使用仙灵骨葆口服制剂前应详细了解患者疾病史及用药史，避免**同时使用其他可导致肝损伤**的药品，对**有肝病史或肝生化指标异常**的患者，应避免使用仙灵骨葆口服制剂。

192. 患者服用仙灵骨葆胶囊期间应定期监测肝生化指标；若出现**肝生化指标异常或全身乏力、食欲不振、厌油、恶心、上腹胀痛、尿黄、目黄、皮肤黄染**等可能与肝损伤有关的临床表现时，应立即停药并到医院就诊。

193. 感冒通片不良反应表现主要有**上消化道出血、鼻衄、血尿、全身皮肤出现散在瘀斑、过敏反应**等。

194. 感冒通片的用药指导：①**建议感冒通的临床应用应在医师指导下进行，避免大剂量、长疗程服用。②老年人、儿童、肝肾功能下降者、有出血倾向及对非甾体抗炎药及抗组胺药过敏的患者尤应谨慎。**

195. 清开灵注射液严重过敏反应包括**过敏性休克、急性喉头水肿、过敏性哮喘、过敏性间质性肾炎**。

196. 清开灵注射剂**禁忌与其他药品混合配伍**。

197. 双黄连注射液全身性损害主要表现为**过敏性休克、过敏样反应、高热、寒战**等。

198. 双黄连注射液呼吸系统损害主要表现为**呼吸困难、呼吸急促、喉头水肿、支气管痉挛**等。

199. 双黄连注射液皮肤及其附件损害表现为**药疹、血管神经性水肿、剥脱性皮炎、重症多形性红斑**等。

200. 使用双黄连注射液，除临床必须使用**静脉输液外，尽量选择相对安全的口服双黄连制剂，或采用肌内注射方式给药**。

201. **有咳喘病、心肺功能疾病、血管神经性水肿、静脉炎的患者**避免使用双黄连注射液。

202. 建议双黄连注射剂**单独使用**，禁忌与其他药品混合配伍。

203. 参麦注射液不良反应：过敏反应如**心慌、气短、胸闷、颜面潮红**等；**严重过敏性反应如过敏性休克、呼吸困难**。

204. 参麦注射液含人参，不宜与**含藜芦、五灵脂的药物同时使用**。

205. 莲必治注射液不良反应表现为**急性肾功能损**

害、皮疹、头晕、胃肠道反应、过敏样反应等。

206. 莲必治注射液避免与**氨基糖苷类等有肾毒性药物联合使用**。

207. 患者用莲必治注射液后出现腰痛、腰酸等症状，应立即到医院就诊，检查**肾功能情况**。

208. 穿琥宁注射液不良反应，全身性损害主要表现为**过敏性休克、过敏样反应、发热、寒战**等。

209. 穿琥宁注射液不良反应，呼吸系统损害主要表现为**呼吸困难、胸闷、气促**等。

210. 穿琥宁注射液不良反应，皮肤黏膜损害表现为**重症药疹**等。

211. 炎琥宁注射液不良反应，全身性损害主要表现为**过敏性休克、过敏样反应、高热、乏力**等。

212. 炎琥宁注射液不良反应，呼吸系统损害主要表现为**呼吸困难、窒息、呼吸衰竭**等。

213. 炎琥宁注射液不良反应，皮肤及其附件损害表现为**剥脱性皮炎、重症药疹**等。

214. 生脉注射液不良反应，全身主要表现为**发热、寒战、过敏性休克、过敏样反应**等。

215. 生脉注射液不良反应，呼吸系统主要表现为**呼吸困难、胸闷、憋气、喉头水肿**等。

216. 生脉注射液不良反应，心血管系统主要表现为发绀、心律失常、高血压等。

217. 生脉注射液不良反应，皮肤及其附件损害主要表现为**皮疹、剥脱性皮炎**等。

218. 生脉注射液静脉输注时不应与其他药品混合使用，并**避免快速输注**。

219. 香丹注射液不良反应，全身性损害主要表现为**过敏样反应、过敏性休克、发绀、发热、寒战、晕厥**等。

220. 香丹注射液不良反应，呼吸系统损害主要表现为**呼吸困难、咳嗽、喉头水肿**等。

221. 香丹注射液不良反应，心血管系统损害主要表现为**心悸**等。

222. 香丹注射液不良反应，中枢及外周神经系统损害主要表现为**头晕、头痛**等。

223. 香丹注射液不良反应，皮肤及其附件损害主要表现为**皮疹、瘙痒**等。

224. 香丹注射液不良反应，胃肠系统损害主要表现为**恶心、呕吐**等。

225. 香丹注射液首次用药开始 30 分钟**发现异常，立即停药**，采用积极救治措施救治患者。

226. 脉络宁注射液不良反应，呼吸系统损害表现为**呼吸困难、憋气、喉头水肿**等。

227. 脉络宁注射液不良反应，全身性损害表现为**过敏样反应、寒战、发热、过敏性休克**等。

228. 脉络宁注射液不良反应，心血管系统损害表现为**胸闷、发绀、低血压、高血压**等。

229. 喜炎平注射液不良反应，全身性损害表现为**过敏样反应、过敏性休克**等。

230. 喜炎平注射液不良反应，呼吸系统损害表现为**呼吸困难**等。

231. 喜炎平注射液不良反应，皮肤及其附件损害表现为**全身皮疹**等。

232. 喜炎平注射液不良反应，心血管系统表现为**发绀**等。

233. 对**穿心莲类药物过敏者及孕妇**禁用喜炎平注射液。

234. 红花注射液不良反应表现为**呼吸困难、胸闷、过敏样反应、过敏性休克、寒战、发热、心悸**等。

235. 使用红花注射液时，对红花注射液或含红花的制剂有过敏或严重不良反应病史者禁用，**凝血功能不正常及有眼底出血的糖尿病患者禁用**，孕妇、哺乳期妇女及儿童禁用。

236. 鱼腥草注射液不良反应表现：**头晕、心悸、恶心、呕吐、视物不清、烦躁不安、面色苍白、呼吸困**

难、**面色青紫、面部出现皮疹**,严重者可出现过敏性休克。

237. 鱼腥草注射液用药指导:**①为防止其严重不良反应的重复发生,临床应用时务必加强用药监护,并严格按照本品适应证范围使用。②有药物过敏史或过敏体质的患者应避免使用。③静脉输注时不应与其他药品混合使用,并避免快速输注。**

238. 葛根素注射液的不良反应表现:**皮疹、过敏(严重者可出现过敏性休克)、寒战、发热、腰痛、腹痛、黄疸和尿色改变(严重者呈酱油色)**,该药所导致的急性血管内溶血发病急、进展快,病情危重,如不及时发现、治疗,会危及生命。

239. 葛根素注射液用药指导:①广大医务人员应严格掌握适应证,加强临床用药监护,防止严重不良反应的发生。②急性血管内溶血的预后与诊断、治疗及时与否有关,故建议医生在用药过程中**仔细询问患者尿色变化,并定期监测胆红素、网织红细胞、血红蛋白及尿常规,一旦患者出现寒战、发热、黄疸、腰痛、尿色加深等症状立即停药**。③对本药过敏或过敏体质者禁用,对老年体弱患者,应注意血常规、肝、肾功能等方面的监测,并注意疗程不宜过长。

240. 莪术油注射液的不良反应表现:**过敏样反应、**

皮疹、呼吸困难，严重者可出现过敏性休克甚至死亡。

241. 莪术油注射液用药指导：①建议临床医师严格掌握适应证，用药过程中避免给药速度过快，加强临床用药监护。②对此药过敏者禁用，过敏体质者慎用。③禁忌与**头孢曲松、头孢拉定、头孢哌酮、庆大霉素、呋塞米**配伍使用。

242. 细辛脑注射液的不良反应表现主要为全身性损害，表现为过敏性休克、过敏样反应等；呼吸系统损害，表现为呼吸困难、胸闷、喉头水肿等；心血管系统损害表现为**心悸、心动过速、心律失常、发绀**等；皮肤及其附件损害，表现为面部水肿。

243. 细辛脑注射剂易发生过敏反应，建议医护人员在用药前应详细询问患者的过敏史，对**本品所含成分过敏**者禁用，**过敏体质**者慎用。在给药期间应对患者密切观察，一旦出现过敏症状，则应立即停药或给予适当的救治措施。

244. 鉴于细辛脑注射剂严重病例报告中儿童患者较多，尤其是**6岁以下儿童**，建议**6岁以下**儿童慎用。

245. 使用细辛脑注射剂时，医护人员应**严格按照说明书规定的用法用量给药，不得超剂量**使用，并在使用细辛脑注射剂时**尽量单独用药**，以减少严重不良反应的发生。

中药学综合知识与技能

历年考题

【A 型题】1. 过量服用会发生血尿的中药(　　)
A. 麻黄　　　　　B. 肉桂
C. 黄芪　　　　　D. 石斛
E. 人参

【考点提示】B。大多数中药不良反应的发生,都与超剂量使用有关,如肉桂过量会发生血尿,麻黄过量出现心率加快、血压升高、心律失常等。

【A 型题】2. 国家药品不良反应监测中心病例报告显示,莲必治注射液不良反应表现为急性肾功能损害、皮疹、头晕、胃肠道反应、过敏样反应等,并在药品不良反应信息通报中进行了相关报告。关于莲必治注射液相关用药指导的说法,错误的是(　　)
A. 有肾脏疾患的患者应避免使用该药
B. 老年人、儿童、哺乳期妇女禁用
C. 应避免与氨基糖苷类等有肾毒性药物联合使用
D. 严格掌握适应证,加强对用药患者肾功能的监测
E. 如患者用药后出现腰痛、腰酸等,应立即到医院就诊检查肾功能情况

【考点提示】B。莲必治注射液用药指导:①临床医生严格掌握适应证,加强对用药患者肾功能的监测。②避

免与氨基糖苷类等有肾毒性药物联合使用。③对于老年人、儿童、孕妇、哺乳期妇女以及有肾脏疾患的患者应避免使用。④患者用药后出现腰痛、腰酸等症状,应立即到医院就诊,检查肾功能情况。

【A型题】3. 因含有马来酸氯苯那敏,司机和登高作业者感冒时不宜服用的中成药是(　　)

  A. 强力感冒片   B. 金羚感冒片
  C. 抗感灵片   D. 感冒清热颗粒
  E. 舒肺糖浆

【考点提示】B。金羚感冒片含有马来酸氯苯那敏成分,含马来酸氯苯那敏成分的中成药有嗜睡、疲劳、乏力等不良反应,因此在使用期间,不得驾驶登高作业。

【A型题】4. 因服用过量而发生药物不良反应,可致呼吸麻痹而死亡的中药是(　　)

  A. 细辛   B. 使君子
  C. 胆矾   D. 雷公藤
  E. 香加皮

【考点提示】A。细辛中的挥发油直接作用于中枢神经系统,最终可因呼吸中枢完全麻痹而致死。细辛中毒严重者可出现牙关禁闭、角弓反张、意识不清、四肢抽搐、尿闭,最后因呼吸麻痹而死。

【A型题】5. 近年来,涉及中药注射剂不良反应的

报道较多,执业药师应高度关注。中药注射剂临床使用中最常见的不良反应是(　　)

A. 生殖毒性　　　　B. 致癌作用
C. 过敏反应　　　　D. 消化道反应
E. 血液系统损害

【考点提示】C。中药注射剂临床使用中最常见的不良反应为过敏反应。

【A型题】6. 临床使用清开灵注射液应特别监护的严重不良反应是(　　)

A. 肝损害　　　　　B. 过敏性休克
C. 骨髓抑制　　　　D. 肾损害
E. 脑卒中

【考点提示】B。清开灵注射液不良反应以各种类型过敏反应为主,严重过敏反应包括过敏性休克、急性喉头水肿、过敏性哮喘、过敏性间质性肾炎。

【A型题】7. 某女,57岁。因上呼吸道感染,给予10%葡萄糖注射液250mL,加入注射用双黄连3.6g静脉滴注。约输入150mL时,患者出现皮肤瘙痒,继之全身出现红色皮疹,呼吸困难,大汗,血压75/50mmHg,立即停用注射用双黄连,给予生命体征监护,并经静脉推注地塞米松,皮下注射肾上腺素,3小时后症状逐渐消失。根据《药品不良反应报告和监测管理办法》要求,

报告该病例不良反应最迟应不超过( )

A. 5个工作日　　　　B. 15个工作日
C. 10个工作日　　　 D. 20个工作日
E. 30个工作日

【考点提示】B。我国《药品不良反应报告和监测管理办法》中要求对新的或严重的药品不良反应病例需用有效方式快速报告，必要时可以越级报告，最迟不超过15个工作日。

【B型题】(8~10题共用备选答案)

A. 出现各种出血症状，严重脱水，低蛋白血症
B. 呼吸麻痹，昏迷惊厥，瞳孔散大，对光反射消失
C. 急性肾功能衰竭，粒细胞减少，再生障碍性贫血
D. 呼吸浅表不规则，面色苍白、发绀，瞳孔极度缩小呈针尖样
E. 四肢麻木，谵妄，痉挛，脑水肿，意识障碍，精神错乱

8. 罂粟壳中毒，严重者主要表现为( )
9. 雷公藤中毒，严重者主要表现为( )
10. 苦杏仁中毒，严重者主要表现为( )

【考点提示】D、C、B。罂粟壳中毒临床表现为昏睡或昏迷，抽搐，呼吸浅表而不规则，恶心、呕吐、腹泻，面色苍白、发绀，瞳孔极度缩小呈针尖样，血压下

降等。雷公藤中毒血液系统表现为血小板、白细胞、血红蛋白减少，严重者可发生急性粒细胞减少、再生障碍性贫血等。苦杏仁中毒临床表现为眩晕、心悸、恶心、呕吐等中毒反应，重者出现昏迷、惊厥、瞳孔散大、对光反应消失，最后因呼吸麻痹而死亡。

【C型题】（11~12题共用题干）

某女，56岁。因患类风湿关节炎，服用壮骨关节丸，每日服2次，每次6g。服药月余后，出现纳差、乏力，尿黄如浓茶色，皮肤黄染、瘙痒，大便呈灰白色。遂收入院治疗。入院后进行各项检查，化验检查：ALT 316U/L，ALP 276U/L，GGT 231U/L，TbiL 171μmol/L，DbiL 105μmol/L，各项肝炎病毒学标志物检测均呈阴性。医师综合分析病情，考虑系药物不良反应，给予系统治疗。

11. 根据上述临床治疗，该患者发生的不良反应是（　　）

A. 消化性溃疡　　　　B. 胆汁淤积型肝炎
C. 病毒性肝炎　　　　D. 急性胰腺炎
E. 急性胆囊炎

12. 上述案例提示，为避免或减少壮骨关节丸不良反应的发生，在患者用药前，药师应进行用药指导，重点强调服药疗程、间隔时间及相关检查。关于该药服用方法的描述，正确的是（　　）

A. 疗程30天，间隔5天
B. 疗程30天，间隔7天
C. 疗程30天，间隔15天
D. 疗程60天，间隔7天
E. 疗程60天，间隔15天

【考点提示】B、C。壮骨关节丸的不良反应有皮疹，瘙痒，恶心，呕吐，腹痛，腹泻，胃痛，血压升高，肝损害。在不良反应的报告中，服用30天后出现乏力，尿黄如浓茶色，皮肤黄染，伴明显皮肤瘙痒，大便呈灰白色。甲、乙、丙、丁戊型肝炎病毒学标志均呈阴性。属于胆汁淤积型肝炎。用药30天为1个疗程，长期服用者每疗程之间间隔10~20天。

【X型题】13. 导致发生中药不良反应的药物因素和使用因素有（　　）

A. 用错品种　　　　　B. 炮制不当
C. 剂量过大　　　　　D. 配伍失度
E. 辨证错误

【考点提示】ABCDE。导致发生中药不良反应的药物因素和使用因素有：①品种混乱。②炮制不当。③剂量过大。④疗程过长。⑤辨证不准。⑥配伍失度。

【X型题】14. 临床使用双黄连注射剂应特别监护的严重不良反应（　　）

A. 过敏性休克 　　B. 血管神经性水肿
C. 剥落性皮炎 　　D. 重症多形性红斑
E. 支气管痉挛

【考点提示】ABCDE。临床使用双黄连注射剂应特别监护的严重不良反应：全身性损害主要表现为过敏性休克、过敏样反应、高热、寒战等，呼吸系统损害主要表现为呼吸困难、呼吸急促、喉头水肿、支气管痉挛等；皮肤及其附件损害表现为药疹、血管神经性水肿、剥脱性皮炎、重症多形性红斑等；其他损害包括肝功能损害、血尿、肾功能损害、过敏性紫癜、血压下降、视觉异常、听觉异常、抽搐、惊厥、昏迷等。

第三节　中药用药错误

必背采分点

1. 我国卫生部 2011 年颁布的《医疗机构药事管理规定》将用药错误定义为：<u>合格药品在临床使用全过程中出现的任何可以防范的用药不当</u>。

2. 中药用药错误是指<u>在药物治疗过程中，医疗专业人员或患者不恰当地使用合格中药而造成患者损伤的、可预防的事件</u>。

中药用药安全 第十三章

3. 如在给药过程中,用药错误指**药物、时间、患者、途径、剂量**的错误。

4. 根据用药错误发生的程度和发生后可能造成危害的程度,将用药错误分为**A~I 九级**,并可归纳为**4 个层级**。

5. 用药错误 B 级是指**发生差错但未发给患者,或已发给患者但未使用**。

6. 用药错误 D 级是指**患者已使用,需监测差错对患者造成的后果,并根据后果判断是否需要采取措施预防和减少伤害**。

7. 用药错误 I 级是指**差错导致患者死亡**。

8. 发生用药错误的风险因素包括**管理因素、流程因素、环境因素、人员因素、药品因素**。

9. 根据美国安全用药研究所 6 个层级实施用药错误防范策略,其有效性**由强到弱**。

10. 用药错误的防范策略第一级:强制功能和约束,包括**规范处方行为,部分药品如特殊管理级别抗菌药物需具备相应资质的医师方可开具,并在调配和用药过程中认真核对处方;明确药品调剂权限,规定符合管理资质要求的药师方可从事药品的验收、调剂和检验工作;使用特殊管理标识,对看似、听似等药品设置特殊标识加以区分;开展处方前置审核,对不合理用药及时纠正**

并反馈。

11. 用药错误的防范策略第二级：自动化和信息化，包括使用自动摆药机、自动发药机、电子智能药柜等自动化机器，并采用现代信息化技术进行流程维护和系统管理，如在 His 系统中对毒麻药、高风险药品及特殊管理级别抗菌药等进行标注，对出现错误的医嘱条目予以即时提醒等。

12. 用药错误的防范策略第三级：标准化和协议，包括严格执行 5R 原则，即确保正确的病人、正确的药物、正确的剂量、正确的途径、正确的给药时间；制定标准化操作流程，确保医生、护士和药师之间的交接标准合规，避免疏漏；制定标准化的指南、共识、技术规范等并遵照执行，规范医疗行为。

13. 用药错误的防范策略第四级：项目清单和复核系统，包括建立多重核对流程，在处方开具、药品调配、核对、发药等各环节进行多重核对；同时建立 PDCA 循环制度，对可能发生用药错误的环节进行讨论分析和总结改进，以减少用药错误的发生。

14. 用药错误的防范策略第五级：规章制度，包括制定标准化工作制度与流程，并确保有效执行；建立用药错误管理制度，对发生的用药错误及时上报，并查找原因，对用药各环节中的疏漏和流程缺陷进行及时改进；进行合理的人员配置，做到责权利明确，工作强度适宜；改善工作环境，减少不良干扰等。

15. 用药错误的防范策略第六级：教育/信息，对医疗机构中的信息化系统进行持续改进和维护，使之适应临床安全合理用药的需求；并通过教育培训，使医务人员提高对用药错误的认知水平和重视程度。

第四节　医疗用毒性中药的中毒反应和基本救治原则

1. 乌头类中药材有川乌、草乌、附子、雪上一枝蒿等。

2. 乌头类药物的中成药有追风丸、追风透骨丸、三七伤药片、附子理中丸、金匮肾气丸、木瓜丸、小金丸、风湿骨痛胶囊、祛风止痛片、祛风舒筋丸、正天丸、右归丸等。

3. 乌头类药物有毒成分为乌头碱，一般中毒量为0.2mg，致死量为**2～4mg**。

4. 乌头类药物中毒神经系统中毒表现为口舌、四肢及全身麻木，头痛，头晕，精神恍惚，语言不清或小便

419

失禁，继而四肢抽搐，牙关紧闭，呼吸衰竭等。

5. 乌头类药物中毒循环系统中毒表现为**心悸气短、心律失常、血压下降、面色苍白、口唇发绀、四肢厥冷**等。

6. 乌头类药物中毒消化系统中毒表现为**流涎、恶心、呕吐、腹痛、腹泻、肠鸣音亢进**。

7. 乌头类药物中毒原因有：**①过量服用为主要原因。②用法不当，如煎煮时间太短或生用。③泡酒服用。④个体差异引起蓄积性中毒。**

8. 乌头类药物中毒解救措施之一：清除毒物，**在无惊厥及严重心律失常情况下，反复催吐、洗胃。**

9. 乌头类药物中毒解救措施之二：**肌注阿托品 0.5～1.0mg**，根据病情可注射数次。如未见症状改善或出现阿托品毒性反应，可改用利多卡因静注或静滴。

10. 乌头类药物中毒解救措施之三：**对呼吸衰竭、昏迷及休克等垂危患者，酌情对症治疗。**

11. 乌头类药物中毒解救措施之四：**绿豆、甘草、生姜、蜂蜜等煎汤内服。**

12. 含马钱子的中成药有**九分散、山药丸、舒筋丸、疏风定痛丸、伤科七味片**等。

13. 马钱子含番木鳖碱即士的宁，毒性大。成人服用 **5～10mg 即可中毒**，一次服用 30mg 即可致死。

14. 马钱子中毒表现：**初期出现头晕、头痛、烦躁不安、面部肌肉紧张、吞咽困难；进而伸肌与屈肌同时做极度收缩，发生典型的士的宁惊厥、痉挛，甚至角弓反张，可因呼吸肌痉挛窒息或心力衰竭而死亡**。

15. 马钱子中毒解救措施之一：**患者需保持安静，避免声音、光线刺激（因外界刺激可引发惊厥痉挛），吸氧**。

16. 马钱子中毒解救措施之二：**清除毒物，洗胃、导泻**。较大量的静脉输液，以加快排泄。

17. 马钱子中毒解救措施之三：对症治疗，**痉挛时可静注苯巴比妥钠 0.2～0.3g**。

18. 马钱子中毒解救措施之四：**肉桂煎汤或甘草煎汤饮服**。

19. 含蟾酥的中成药有**六神丸、六应丸、喉症丸、梅花点舌丸、麝香保心丸、麝香通心滴丸**等。

20. 含蟾酥的中成药主要毒性成分是**强心苷（蟾酥毒素）**。

21. 含蟾酥的中成药中毒循环系统表现为**胸闷、心律失常、脉缓慢无力、心电图显示房室传导阻滞等。严重时面色苍白、口唇发绀、四肢厥冷、大汗虚脱、血压下降、休克，甚至心搏骤停而死亡**。

22. 含蟾酥的中成药中毒消化系统表现为**恶心呕吐、腹痛、腹泻**等。

23. 蟾酥及含蟾酥的中成药中毒解救措施之一：清除毒物，如洗胃、灌肠、导泻、较大量静脉输液。服用蛋清、牛奶保护胃黏膜并大量饮水或浓茶。

24. 蟾酥及含蟾酥的中成药中毒解救措施之二：对症治疗，如注射阿托品、服用颠茄合剂等。

25. 蟾酥及含蟾酥的中成药中毒解救措施之三：甘草、绿豆煎汤饮用，或以生姜捣汁、鲜芦根捣汁内服。

26. 含雄黄的中成药有牛黄解毒丸（片）、六神丸、喉症丸、安宫牛黄丸、牛黄清心丸、牛黄镇惊丸、牛黄抱龙丸、牛黄至宝丸、追风丸、牛黄醒消丸、紫金锭（散）、三品等。

27. 含雄黄的中成药中毒解救措施之一：清除毒物，如催吐、洗胃、导泻、输液，服用牛奶、蛋清、豆浆、药用炭等吸附毒物，保护黏膜，必要时可应用二巯基丙醇类。

28. 含雄黄的中成药中毒解救措施之二：纠正水液代谢和电解质紊乱，抗休克、肾透析等对症治疗。

29. 含雄黄的中成药中毒解救措施之三：甘草、绿豆煎汤饮用，也可用中医对症治疗。

30. 含朱砂、轻粉、红粉的中成药有牛黄清心丸、牛黄抱龙丸、抱龙丸、朱砂安神丸、天王补心丸、安神补脑丸、苏合香丸、人参再造丸、安宫牛黄丸、牛黄千金散、牛黄镇惊丸、紫雪、梅花点舌丸、紫金锭（散）、磁朱丸、更衣丸、复方芦荟胶囊。

31. 含朱砂、轻粉、红粉的中成药中毒消化系统表现为恶心呕吐、腹痛腹泻、口中有金属味、流涎、口腔黏膜充血、牙龈肿胀溃烂等。

32. 含朱砂、轻粉、红粉的中成药中毒泌尿系统表现为少尿、蛋白尿，严重者可发生急性肾功能衰竭。

33. 含朱砂、轻粉、红粉的中成药中毒解救措施之一：清除毒物，如催吐、洗胃、导泻、输液，服用牛奶、蛋清等。也可用二巯基丙醇类、硫代硫酸钠等解毒。

34. 含朱砂、轻粉、红粉的中成药中毒解救措施之二：纠正水液代谢和电解质紊乱，抗休克、肾透析等对症治疗。

35. 含朱砂、轻粉、红粉的中成药中毒解救措施之三：甘草、绿豆煎汤饮，或以土茯苓煎汤饮。

历年考题

【A 型题】1. 因含有朱砂，如过量服用，可致急性肾功能衰竭的中成药是（　　）

A. 牛黄上清丸　　　B. 天王补心丸
C. 牛黄降压丸　　　D. 冠心苏合丸
E. 牛黄解毒丸

【考点提示】B。含朱砂、轻粉、红粉的中成药有牛黄清心丸、牛黄抱龙丸、抱龙丸、朱砂安神丸、天王补心丸、安神补脑丸、苏合香丸、人参再造丸、安宫牛黄丸、牛黄千金散、牛黄镇惊丸、紫雪、梅花点舌丸、紫金锭（散）、磁朱丸、更衣丸、复方芦荟胶囊等。

【B型题】（2~4题共用备选答案）

  A. 口舌、四肢及全身麻木，头痛，头晕，精神恍惚，牙关紧闭

  B. 头晕，头痛，烦躁不安，面部肌肉紧张，吞咽困难，伸肌与肌同时收缩

  C. 咽喉干痛、烧灼感，口中金属味，流涎，腹痛腹泻，出现各种出血症状，黄疸

  D. 胸闷，心悸，心律不齐，四肢厥冷，血压下降，心电图显示房室传导阻滞

  E. 严重脱水，低蛋白血症，水肿，精神错乱，幻觉，癫痫样发作

2. 马钱子中毒的主要临床表现为（　　）
3. 雄黄中毒的主要临床表现为（　　）
4. 蟾酥中毒的主要临床表现为（　　）

【考点提示】B、C、D。马钱子中毒的主要临床表现为：初期出现头晕、头痛、烦躁不安、面部肌肉紧张、吞咽困难；进而伸肌与屈肌同时做极度收缩，发生典型的士的宁惊厥、痉挛，甚至角弓反张，可因呼吸肌痉挛窒息或心力衰竭而死亡。雄黄中毒的主要临床表现

为：①消化系统表现为口腔咽喉干痛、烧灼感、口中有金属味、流涎、剧烈恶心呕吐、腹痛腹泻，严重时类似霍乱。②各种出血症状，如吐血、咯血、眼结膜充血、鼻衄、便血、尿血等。③肝肾功能损害而引起转氨酶升高、黄疸、血尿、蛋白尿等。④严重者因心力衰竭、呼吸衰竭而死亡。⑤长期接触可引起皮肤过敏，出现丘疹、疱疹、痤疮样皮疹等。蟾酥中毒的主要临床表现有：循环系统表现为胸闷、心律失常、脉缓慢无力、心电图显示房室传导阻滞等；严重时面色苍白、口唇发绀、四肢厥冷、大汗虚脱、血压下降、休克，甚至心搏骤停而死亡。消化系统表现为恶心呕吐、腹痛、腹泻等。

【B型题】（5～8题共用备选答案）

A. 木瓜丸　　　　　　B. 舒筋丸
C. 醒消丸　　　　　　D. 苏合香丸
E. 独活寄生丸

5. 内含雄黄的中成药是（　　）
6. 内含乌头的中成药是（　　）
7. 内含朱砂的中成药是（　　）
8. 内含马钱子的中成药是（　　）

【考点提示】C、A、D、B。含雄黄的中成药有牛黄解毒丸（片）、六神丸、喉症丸、安宫牛黄丸、牛黄清心丸、牛黄镇惊丸、牛黄抱龙丸、牛黄至宝丸、追风丸、牛黄醒消丸、紫金锭（散）、三品等。内含乌头的中成药有追风丸、追风透骨丸、三七伤药片、附子理中丸、金匮肾气丸、木瓜丸、小金丸、风湿骨痛胶囊、祛风止痛片、祛风舒筋丸、正天丸、右归丸等。含朱砂、轻粉、红粉的中成药有牛黄清心丸、牛黄抱龙丸、抱龙丸、朱砂安神丸、天王补心丸、安神补脑丸、苏合香丸、人参再造丸、安宫牛黄丸、牛黄千金散、牛黄镇惊丸、紫雪、梅花点舌丸、紫金锭（散）、磁朱丸、更衣丸、复方芦荟胶囊。内含马钱子的中成药包括九分散、山药丸、舒筋丸、疏风定痛丸、伤科七味片等。

【X型题】9. 使用乌头类药物引起中毒的原因有（　　）
A. 过量服用　　　　　　B. 泡酒服用
C. 使用生品　　　　　　D. 煎煮时间太短
E. 个体差异引起蓄积性中毒

【考点提示】 ABCDE。乌头类药物引起中毒的原因有：①过量服用为主要原因。②用法不当，如煎煮时间太短或生用。③泡酒服用。④个体差异引起蓄积性中毒。